微针系统诊疗全书

贾春生　李晓峰　孙彦辉　主　编

全国百佳图书出版单位

中国中医药出版社

·北 京·

图书在版编目（CIP）数据

微针系统诊疗全书 / 贾春生，李晓峰，孙彦辉主编 . —北京：中国
中医药出版社，2023.7
ISBN 978 – 7 – 5132 – 7856 – 0

Ⅰ . ①微⋯ Ⅱ . ①贾⋯ ②李⋯ ③孙⋯ Ⅲ . ①针灸疗法
Ⅳ . ① R245

中国版本图书馆 CIP 数据核字（2022）第 193868 号

中国中医药出版社出版

北京经济技术开发区科创十三街 31 号院二区 8 号楼
邮政编码　100176
传真　010 – 64405721
万卷书坊印刷（天津）有限公司印刷
各地新华书店经销

开本 787×1092　1/16　印张 22　字数 445 千字
2023 年 7 月第 1 版　2023 年 7 月第 1 次印刷
书号　ISBN 978 – 7 – 5132 – 7856 – 0

定价　128.00 元
网址　www.cptcm.com

服 务 热 线　010-64405510
购 书 热 线　010-89535836
维 权 打 假　010-64405753

微信服务号　zgzyycbs
微商城网址　https://kdt.im/LIdUGr
官 方 微 博　http://e.weibo.com/cptcm
天猫旗舰店网址　https://zgzyycbs.tmall.com

如有印装质量问题请与本社出版部联系（010 – 64405510）

前　言

　　微针系统诊疗学，是近几十年迅速发展起来的一门新兴学科。泛指采用针刺等方法刺激人体相对独立的特定部位，以诊断和治疗全身疾病的各种针灸疗法。因其刺激部位有别于传统经穴，且偏于短针的应用而得名。微针系统疗法众多，包括如耳针、头针、眼针、腕踝针、面针、口针、鼻针、人中针、手针、第二掌骨侧针法、腹针、足针等十余种。这些不同的微针疗法在理论、操作、治疗作用和主治范围上各有特点，在临床上可以根据病证性质、证候类型及治疗要求等具体情况，分别选择应用。与传统经穴应用相比，微针系统疗法具有穴位集中、操作简便、疗效独特等特点。这些疗法均是众多医家在长期的医疗实践中发现并逐步完善的，随着其内容的不断充实，逐渐形成了相对完善的理论体系，为本学科的发展奠定了坚实的基础。

　　对微针系统的研究是我们团队多年来的重要研究方向之一。我们首次将"微针系统诊疗学"的概念引入教材，先后出版了两版《微针系统诊疗学》创新教材。对微针系统的数据挖掘研究得到国家自然科学基金项目（编号：81473773）的支持。我们系统梳理了微针系统疗法的众多文献，挖掘整理出多个疗法的应用规律，有效指导于临床。在这些研究成果的基础上，将全部内容汇集成册，出版这本《微针系统诊疗全书》。

　　需要指出的是，微针系统疗法体系本身仍有诸多不完善之处，各疗法本身有一些问题尚存疑待解。加之限于时间紧迫，经验不足，书中的缺点和错误在所难免，恳请同道在使用过程中提出宝贵意见和建议，以便进一步修正和提高，在此致谢！

　　本书得到了国家自然科学基金面上项目（编号：81473773）和贾春生全国名老中医药专家传承工作室的资助。

本书编委会

2023 年春

目　录

上篇　总　论

第一章　绪　论

微针系统，或称微针疗法，泛指采用针刺等方法刺激人体相对独立的特定部位，以诊断和治疗全身疾病的各种针灸疗法。因其刺激部位有别于传统经穴，且偏于短针的应用而得名。与传统经穴应用相比，微针系统疗法具有穴位集中、操作简便、疗效独特等特点。

微针系统诊疗学中的诊疗方法大多数是在继承中医诊法、针灸疗法、推拿疗法的基础上发展而成的。近几十年微针系统诊疗法迅速发展，形成了相对完善的理论体系，成为在临床诊断与治疗方面应用广泛的一门新兴学科。

第一节　微针系统诊疗学发展简史

一、古代中医理论的奠基

早在三千多年以前，古人就对机体局部（特定部位）与整体之间的联系有所认识，如《周礼·天官》载："面之以九窍之变，参之以九脏之动。"意即通过观察体表某些器官的变化，可测知内脏的病变。

在《内经》中就详细记载了五脏六腑、头面、胸腹、上肢、下肢等在面部的投影部位，并且根据这些部位的色泽变化，诊断与其相关脏腑、肢体的病症。如《灵枢·五色》曰："庭者，首面也。阙上者，咽喉也。阙中者，肺也。下极者，心也。直下者，肝也。肝左者，胆也。下者，脾也。方上者，胃也。中央者，大肠也。扶大肠者，肾也。当肾者，脐也。面王以上者，小肠也。面王以下者，膀胱子处也。颧者，肩也。颧后者，臂也。臂下者，手也。目内眦上者，膺乳也。扶绳而上者，背也。循牙车以下者，股也。中央者，膝也。膝以下者，胫也。当胫以下者，足也。巨分者，股里也。巨屈者，膝髌也。此五脏六腑肢节之部也，各有部分。"论述了躯体、内脏、器官在面部的投影关系。

《灵枢·论疾诊尺》记述了古人把前臂作为一个整体的缩影，通过前臂的变化去了解不同部位疾病的内容，其曰："肘所独热者，腰以上热；手所独热者，腰以下热。肘前独热者，膺前热；肘后独热者，肩背热。臂中独热者，腰腹热；肘后粗以下三四寸热者，肠中有虫。掌中热者，腹中热；掌中寒者，腹中寒。鱼上白肉有青血脉者，胃中有寒。"

《灵枢·大惑》云："五脏六腑之精气，皆上注于目而为之精，精之窠为眼，骨之精为瞳子，筋之精为黑眼，血之精为络，其窠气之精为白眼，肌肉之精为约束。"在此基础上，后世发展起来的眼部五轮、八廓学说，是将眼部分为五轮或八个方位，分别对应相应的脏腑。

脉诊是中医四诊之一，脉诊法即是通过脉口局部来测知人整体生理病理变化的。《素问·脉要精微论》也指出："尺内两旁，则季胁也，尺外以候肾，尺里以候腹。中附上，左外以候肝，内以候膈；右外以候胃，内以候脾。上附上，右外以候肺，内以候胸中；左外以候心，内以候膻中。前以候前，后以候后。上竟上者，胸喉中事也；下竟下者，少腹腰股膝胫足中事也。"论述了寸口脉以候脏腑的观点。其后《难经》提出"独取寸口以决五脏六腑死生吉凶之法"，即以膈、脐为界，将躯体分为上、中、下三段，分候寸、关、尺三部。晋代王叔和著《脉经》，对寸口脉与脏腑的对应关系规范为"肝心出左，脾肺出右，肾与命门俱出尺部"，即左手心肝肾，右手肺脾命门。此后，取寸口脉以诊断全身疾病的中医独特方法，一直沿用至今。

《灵枢·经脉》从经络联系角度阐述了耳郭与全身相应的观点："小肠手太阳之脉，其支者……却入耳中。""三焦手少阳之脉，其支者……从耳后至耳中，出走耳前。""胆足少阳之脉，其支者……从耳后入耳中，出走耳前。""手阳明之别……入耳，会于宗脉。""胃足阳明之脉……上耳前。""膀胱太阳之脉……其支者，从巅至耳上角。"

唐代名医孙思邈不仅认识到耳郭与经络有密切关系，而且在实践中还发现，当机体有病时能够在耳郭上产生反应。他在所著的《备急千金要方》中记载："耳大小、高下、厚薄、扁圆则肾应之。""正黑色小理者，则肾小，小即安难伤。"

宋代钱乙的《小儿药证直诀》，除提出简要的小儿脉法外，尤其重视望色和局部诊察，他对通过诊视小儿眼部测知全身疾病有较详细的论述。

明清时期，如《审视瑶函》载眼部五轮学说，分属五脏，曰："夫目之有轮，各应乎脏，脏有所病，必现于轮……肝有病则发于风轮，肺有病则发于气轮，心有病则发于血轮，肾有病则发于水轮，脾有病则发于肉轮。"《银海指南》则将眼分为八轮，分属于脏腑。《石室秘录》记载鼻部为整体的缩影，认为两目之间为明堂，属心部；明堂下面，鼻的中端为肝部；肝部两侧为胆部；鼻的两侧为小肠部。《望诊遵经》搜集历代有关望诊的资料，将机体面、耳、口、唇、齿、腹、背、手、足等视为相对独立的部分，论述了通过诊察这些相对独立部分的异常推测全身疾病的所在。《厘正按摩要术》提出了耳背分属五脏的理论，并绘制了耳背图。同时期，日趋成熟的舌诊，则根据舌部的不同部位与不同脏腑相关，进行望舌诊病。自17世纪初开始，有的望诊专书和小儿推拿专书，又记载了五脏在耳郭的反应部位，开创了耳诊法。

由此可见，古代中医早已认识到身体的某些局部同全身各部分有着投影或关联，并以这种理论指导诊断及治疗。

二、近现代的迅速发展及成形

19世纪中叶出现了利用虹膜变化诊断疾病的Vega虹膜分区表，虹膜诊断点发展到30个左右。这说明眼睛的每一细部与人体整体存在着的密切联系。匈牙利的Peezely以《用眼作诊断的操作引论》发表了他对虹膜的研究结果，确信眼睛与整体有连带关系。20世纪初，Lean Vannier对各器官系统与虹膜的关系进行了较系统的研究。他阐述了机体各部的状态、陈旧性损害和功能紊乱在眼睛上都有特异性改变。Craston Verdier自1930年以后一直热衷于虹膜诊断学的研究，他将原有的30多个虹膜诊断点发展到160个左右。

20世纪初，英国医生菲特兹格拉德提出了人体区带反射理论和人体反射区带图，并进一步创立了足反射疗法。实践中他发现在鼻腔内部也有像足那样与内脏相关的穴位。此发现促使他开始系统地研究人体各部与内脏器官的密切联系，在其所著《区带治疗法》中，将人体纵向分为10个区带，每个区带都是人体的缩影。其后，他又与美国按摩医师莫哈姆密切合作，绘制出足部全息图，将人体的各器官系统投射到足反射区带内。1940年莫哈姆著成《足会说话》一书，意即足部某处的反应是相关内脏器官的"呼叫"，充分体现了其对足部是整体缩影的认识。之后，德国的玛尔卡、日本的吉元昭治及我国台湾的吴若石等，都致力于足部反射疗法的研究。

面诊及反馈疗法于20世纪70～80年代在国外盛行，对此研究颇为深入者，当属法国的Tran Van Sen等，其曾在《美国针灸杂志》上做过总结，指出面诊及反馈疗法是以人体各部在颜面具有投影理论为依据的。面诊是通过观察患者颜面的异常"疵点"（包括骨骼和肌肉的形态、张力、弹性的变化，皱纹、瘢痕、皮肤色泽变化及皮温变化、局部充血、皮下小动脉、雀斑、粉刺、白斑、痣，患者自觉的疼痛、痒感、烧灼感，以及仪器测得的局部温度、电阻、电磁等的变化）来诊断疾病；反馈疗法则是在此基础上作用于相应"疵点"治病的一种方法。同时他们还绘制了面部投影图，人体各器官系统反射到面部，都有特定的位区。在探讨面诊及反馈疗法的理论基础时，他们提出了一整套的理论基础，其中最重要的理论之一便是反射理论。此理论认为宇宙、社会和人体为一个完整的整体，人体是宇宙的缩影，面部存在于整体之中，是整体的一部分，即颜面代表了整个人体，因此人体任何心理、生理和病理状况都会反应于面部。颜面犹如一面镜子，对内脏变化的反应映既全面又有特异性。

现代意义的微针系统诊疗法，最初出现于 20 世纪 50 年代。耳针疗法为其先导。法国外科医生诺杰尔（P.Nogier）博士偶然发现一位患顽固性坐骨神经痛的妇女在同侧耳郭被烧灼后症状完全消失，然后经过长达 6 年的系统研究发现："外耳并非单纯为一弯曲软骨，它与内脏器官存在着密切关系，内脏疾患时在耳郭上有相应的反应点出现。"并提出了形如胚胎倒影式的耳穴分布图。其后，耳针疗法迅速在世界范围内流传、使用和研究。1958 年，叶肖麟把 P.Nogier 博士的耳穴介绍到国内，很快受到国内学者的重视，广泛开展耳穴临床诊治实践，对已有耳穴从临床治疗到作用原理等方面做了验证、筛选和补充，逐渐形成了目前国内广为医用的耳穴图谱。为适应学术交流，世界卫生组织亚太区办事处于 1980 年委托我国制定了"耳穴标准化方案"，并于 1987 年在韩国举办的"国际耳穴标准化工作会议"上通过。这标志着耳穴诊疗研究又进入了一个新的时期。

在不断的探索和实践中，我国学者以中医学理论为指导，又相继发现了相对独立的面穴、鼻穴、口周穴、手穴、头皮针穴区、眼针穴区等微针穴位系统，并分别创立了相应的针刺疗法，在临床上取得了很好的效果，受到人们重视，并相继传到国外，引起了国外学者的关注。微针系统诊疗法体系逐渐完善，成为一门相对独立的学科。现在的微针系统诊疗学主要包括耳针、头针、腹针、眼针、舌针、腕踝针、面针、口唇针、鼻针、人中针、手针、第二掌骨侧针法及全息律针法、足针与足底反射区疗法、脐针等十余种诊疗法，在临床上发挥着越来越重要的作用。

三、微针系统概念的提出和命名

1976 年美国学者 Dale 提出了微针系统说，以与他认为的巨针系统（指经典的十四经穴系统，现流行的体针系统说法）相区别，一时间不少人沿用此说，并衍生出"微针疗法""微诊疗系统""微诊疗学系统"等词组，有的专著对"微针疗法"下了定义：微针疗法即特定部位针刺疗法，是通过针刺全身各部的微小的经络藏象系统缩影部位用来治疗疾病的新疗法。由此可看出其实际意义都是指身体某一特定部位（如头、面、鼻、眼、耳、手、足等）能反映机体各脏腑、经络的生理、病理状态，按全息医学的观点，各局部均反映整体的信息，成为整体的各项全息元。

"微针系统"这个词组中的"针"字是针刺之意，这是由于微针系统治疗疾病大多采取针刺疗法的缘故。但是随着微针系统诊疗法的发展，治疗方法已不限于针刺，还有艾灸疗法、热度疗法、贴压疗法、指压疗法、按摩疗法、低频声波疗法、电刺激疗法、磁疗法、激光照射疗法、穴位注射疗法、药物贴敷疗法等。何况微针系统不只用于治疗，而且用于诊断，可见"微针系统"这个词组已经同实际情况大相径庭。再者，

"微针系统"的"微"字，本是针对"系统"二字而言，意即可供针刺的微小系统。有人误将"微针"当作一个词，而与《灵枢经》所说的"微针"（即小针）相混淆。

由于上述原因，著名中医针灸专家王雪苔教授曾提出"微针系统"词组理应加以改换，用一个概念更准确的词组来代替。可供选用的新词组有三：一为"微针灸系统"，"针灸"二字比单一"针"字概念广泛，不只包括针刺疗法、艾灸疗法，还包括各种腧穴特种疗法；二为"微穴系统"，"穴"字更符合微针系统所使用的刺激与反应部位的特征，近年来人们逐渐将"耳针疗法"改为"耳穴诊疗法"就是实践证明；三为"全息区"，这是借鉴全息生物学的词汇，加一个"区"字，取代"系统"二字，也很贴切。姜瑞兰等曾提出"微经穴诊疗系统"来代替"微针系统"，也极力主张将全息理论引入此类系统中，用"耳全息穴群"、"头全息穴群"来简称。

第二节 微针系统诊疗学的理论基础

一、经络学说

经络是经脉和络脉的总称，是人体内运行气血的通道。经络学说是阐述人体经络系统的循行分布、生理功能、病理变化及其与脏腑相互关系的一门学说。它是中医理论体系的重要组成部分，贯穿于中医学的生理、病理、诊断、治疗等方面，几千年来一直指导着中医各科的临床实践，与针灸学科的关系尤为密切。《灵枢·经别》说："夫十二经脉者，人之所以生，病之所以成，人之所以治，病之所以起。学之所始，工之所止也。"说明经络对生理、病理、诊断、治疗等方面具有重要意义，从而为历代医家所重视。

人体的五脏六腑、四肢百骸、五官九窍、皮肉筋骨等组织器官，之所以能保持相对的协调和统一，完成正常的生理活动，是依靠经络系统的联络沟通而实现的。经络系统密切联系周身的组织和脏器，在生理功能和病理变化方面都起着重要的作用。由于十二经脉及其分支纵横交错、入里出表、通上达下联系了脏腑器官，奇经八脉沟通于十二经之间，经筋皮部联结了肢体筋肉皮肤，从而使人体的各脏腑组织器官有机地联系起来，正如《灵枢·海论》云："夫十二经脉者，内属于脏腑，外络于肢节。"脏腑居于内，肢节居于外，其间是通过经络系统相联系的。

经络具有运行气血、协调阴阳和营养全身的作用。在疾病的情况下，经络具有抗御病邪、反映证候的作用，在正虚邪乘的情况下，经络又是病邪传注的途径，当体表受到病邪侵犯时，可通过经络由表及里，由浅入深。此外，经络也是脏腑之间、脏腑与体表组织部位之间相互影响的渠道，内脏病变又可通过经络反映到体表组织部位，如《灵枢·邪客》说："肺心有邪，其气留于两肘；肝有邪，其气留于两腋；脾有邪，其气留于两髀；肾有邪，其气留于两腘。"说明经络是病邪传注的途径。

由于经络有一定的循行部位和脏腑属络，它可以反映经络本身及所属脏腑的病证，因而在临床上，根据疾病所出现的症状，结合经脉循行的部位及所联系的脏腑，作为辨证归经的依据。通过观察全身经络穴位的色泽、形态变化，如皮肤的皱缩、隆陷、松弛，以及颜色的变异、光泽的阴晦、色素的沉着和斑疹的有无等可诊断疾病。《灵枢·背腧》记载："欲得而验之，按其处，应在中而痛解，乃其腧也。"就是说脏腑有病，就会在体表相应部位出现反应，按压反应部位，疼痛也随之缓解。

微针系统诊疗学的穴位和刺激部位，均通过经络与人脏腑和组织有密切联系，这种局部和整体的密切联系，与经络系统的作用是密不可分的。经络学说是微针系统诊疗学的理论基础。

二、生物全息学说

全息（holography）一词，最早始于物理学，是"全部信息"的简称。1948年，物理学家盖伯（D.Gabor）发明了全息摄影术，这是一种利用光的干涉原理记录物像并在激光照射下显像的全新技术。通过这种摄影术得到的图像如果在一定程度上被破坏，任何一块小的碎片仍然能够显示出物体原来的完整影像，而并不会因为底片的碎裂使影像残缺不全，只是比例的缩小。全息照片所反映的实质，是局部包含着整体的信息，是整体比例的缩小。

随着"全息"一词运用到生命科学的研究中，30余年来国内外学者在生物学界开辟了一个新兴的研究领域，即全息生物学。全息生物学的核心理论是生物全息律。微针系统的诊疗学正是在这些理论的指导下迅速发展起来的。

1. 生物全息现象

生物全息律是由我国学者张颖清教授首先发现和提出的。张氏通过对自然界生物的大量观察和研究发现，无论植物体还是动物体，都存在全息相关现象，如在整个植物体中，叶、果等作为相对独立的部分，其形状总是与植株的形状极为相似，是整个植株的缩影。1973年，张氏发现了第二掌骨桡侧的全息穴位群，相关穴位在第二掌骨节肢的分布规律与它们对应部位在人体整体上的分布规律基本相同，恰似整体的缩影。在第二掌骨桡侧，根据压痛点的有无和位置，就能判断整个机体有无疾病及病变的位置；在压痛点进行相应的刺激（针刺或按摩），就可治疗整体对应部位的疾病。由此而扩展，张氏认为第二掌骨桡侧的穴位分布规律不应只是此处所独有，而在全身的其他节肢也应有相同的穴位排布规律，不论是股骨、还是指骨，都有着与第二掌骨侧相同的穴位的分布规律，都是人体的整体缩影，进而提出了头部、躯干、四肢等各相对独立的部分全息穴位群。张氏把观察到的这种局部与整体的关系称为全息相关性，把这些生物学现象称为全息生物现象（图1-1）。

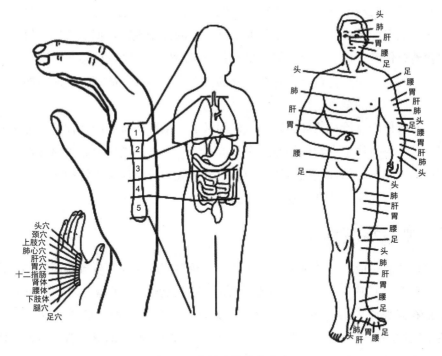

图 1-1　人体穴位全息分布

2. 全息元

在一个生物体内，功能或结构与其周围部分有相对明显边界的相对独立部分，称为全息元，也称全息胚。如一片叶片，一个果实、一个茎块、一根长骨、一只眼睛、一个鼻子、一只手、一只脚等，都是独立的全息元。

一个全息元各部位的生物学特性是大致相似的。但是同时又必须看到，一个全息元的各部位在生理、病理、生化、遗传等生物学特性上又是有差别的，即每一个生物全息元具有相对独立性，如人体的眼睛、鼻子、耳朵、手、脚与周围组织都有明显界限，植物的叶子、果实等，更是独立存在。

生物体是一个人系统，构成整体的全息元分属于不同的层次，人全息元中又包含着小全息元，即全息元具有层次级别性。整体以下的全息元的级由高向低、由大向小依次称为第 1 级、第 2 级……第 n 级全息元。在全息元之间的关系上，就有同级全息元（如眼睛与鼻子、左手和右手等）和异级全息元（如足和虹膜、手与第二掌骨桡侧等）的区别，同级全息元生物学特性相似程度较大，异级全息元生物学特性差异较大。全息元与整体、全息元与全息元之间具有如上所述的全息对应关系被称为全息相关性，全息相关性的程度称为全息相关度。

3. 生物全息律

生物体一个全息元上的每个位区（点），都分别在整体或其他全息元上有各自的对应部位；全息元上的某个位区（点）相对于该全息元其他位区（点），与整体或其他全息元上其所对应的部位生物学特性相似程度较大；各位区（点）在一全息元上的分布规律与其对应部位在整体上或其他全息元上的分布规律相似。这样，每一个全息元就包含着整体各部位的以及其他全息元各位点的生物学特性的信息，这与一幅全息照片的每一碎裂的小片都包含着整个生物的信息十分相似，故把生物体结构的这一法则称为生物体结构的全息定律，简称生物全息律。

第二掌骨侧全息诊疗法和生物全息律问世后，微针系统中的多种诊疗方法便与之联系起来，并将生物全息学说的原理作为这些诊疗方法的穴位分布规律和作用原理的一种解释理论之一。如耳穴形似倒置胎儿的分布规律、焦氏头皮针的穴位分布、眼针穴位分布规律等均完全符合生物全息律的原理。

三、神经反射学说

对微针系统相应穴位的刺激可以起到调节相对应脏腑器官生理功能的作用，它是以人体"刺激－反应"这一生理现象为基础的，也就是说机体对内外环境的刺激都能在中枢神经系统的参与下，及时地给予规律性的应答。而"刺激－反应"这一生理现象是以神经系统固有的反射方式——反射弧来完成的，即感受器→传入神经→神经中枢→传出神经→效应器。

人体表面和内部有无数的神经末梢感受器，当机体内外环境发生改变，首先刺激感受器，引起神经冲动，沿传入神经到达中间神经元，再将冲动传到高级中枢效应神经元或传出神经到达效应器，传至相关的细胞、组织，发生生理变化。刺激微针系统的相应穴位，就是通过上述神经反射方式调动机体内各种系统保持不断联系、合作与协调，从而使其相关的脏腑器官的生理功能得以调节，达到防治疾病目的。

脑内神经元的全息联系学说指出，机体任一相对独立部分的每一位区在中枢内投射，都与其所对应的整体部位在中枢内的投射存在着双向突触联系，如耳穴信息的传递就是由脑内全息联系的神经元作为反射中枢而形成的全息反射路。反射弧是神经元传递信息的通路。全息反射中枢所存在的基本部位是在脑干，从脑干到大脑皮层的各级中枢，都有神经细胞参与了这一反射过程的控制。对微针系统穴位刺激作用的发生，即是通过大脑皮层高级神经中枢和自主神经系统反射引起的。

第二章　微针系统常用诊断及治疗方法

第一节　诊断方法

由于微针系统的穴位（穴区）均为整体的缩影，当整体组织器官发生病变时，在微针系统的相应穴位（穴区）就会出现一些异常的改变。利用微针系统相应穴位所出现的这些异常变化，可以帮助我们诊断整个机体的病变。

微针系统在诊断学方面的研究较多，如耳穴诊断的内容已经较为系统（详见各论）。临床上常用到的微针系统诊断方法包括望诊法、触诊法、电阻测定法、染色法等。

一、直接观察法

直接观察法是指通过肉眼观察或借助放大镜观察不同微针系统穴位出现的异常变化来诊断整体组织器官疾病的方法。这些异常变化包括相应穴位的变形、变色、凹陷、隆起、丘疹、脱屑、条索、血管改变等，均为具有诊断意义的阳性反应点。

望诊时需让患者采取适当的体位，让被观察部位充分暴露，在相应区域按一定的顺序（如从上至下、从左至右等，避免遗漏）仔细观察，寻找阳性反应点。如发现阳性反应时，用手指先绷紧阳性反应处皮肤，然后放松，再慢慢绷紧、慢慢放松，以便仔细观察和鉴别阳性反应物的大小、形状、色泽及类型，同时与周围及对侧穴位进行对比观察，以鉴别反应的真伪及类型。阳性反应物常有强烈压痛反应，而一些常见的如痣、疣、白色结节、小脓疱、冻疮、瘢痕等假象则无压痛。对于发现的皮下或皮内可疑结节或条索隆起，应用手指按、压或用探棒试探其大小、硬度、可否移动、有无压痛、边缘是否整齐等。

反应区出现红色改变提示相应器官的急性炎症，白色反应是慢性疾病的征象，灰色多为陈旧性疾病和肿瘤；结节、凹陷、隆起、皱褶等多提示相应器官的慢性器质性改变；出现线条状、白色半圆形或灰色瘢痕等多见于手术及外伤；点状丘疹或疱疹样丘疹多提示相应组织器官的急性或慢性器质性病变、过敏性疾病、皮肤病等；皮肤脱屑，多见于皮肤病、消化不良、妇科炎症等。

二、切按法

切按法是通过用探笔、毫针针柄或手指指腹触摸、按压相应穴位，探查其形态改变或压痛敏感程度而诊察疾病的方法。

按压时需以均匀的压力顺序按压，并观察患者的疼痛反应，寻找出压痛最敏感的穴位。按压要保持压力大小和方向一致性，过程中避免暗示患者，以增强结果可靠性。尽可能减少对同一穴区按压的次数，反复按压同一部位会使该部位感觉灵敏度降低，降低结果的可靠性。亦可以手指指腹仔细寻按，感知相应穴区是否存在隆起、凹陷、结节、软骨增生及水肿等阳性反应，并以适宜的压力上下左右捻动，仔细体会阳性反应物的边缘、界限、光滑度及是否移动等。

三、电测定法

当人体出现病理变化时，相应微针系统反应点的电学特性亦会发生改变，运用电测定仪可以测定其电阻、电位、电容的变化，从而帮助我们诊断疾病。

探测时，患者手握电极，医者手执探测头，先放在某一基准穴上，以确定患者的基础电阻。然后在相应的微针系统位区按顺序探测，当探到电阻低的敏感点（良导点）时，可以通过电测定仪的指示信号、音响或仪表数据等显示出来。

由于电测定仪种类繁多，使用前必须熟悉所选仪器的性能，并严格按产品的使用规定操作。探测时用力要均匀，既不能太轻也不能太重，以不出现凹陷为度，在各穴位停留时间要一致。由于皮肤电阻值的个体差异较大，因此不宜运用测得的穴位电阻绝对值来分析结果，最好是先测得基础电阻值，再计算穴位电阻值与基础值的比值来进行对比分析。

四、染色法

目前染色法主要用于耳穴的染色诊断，是使用染色液和活体染色技术使相应穴区着色来观察的方法。

管遵信首创了管式染色液，由特殊的着色物质为主配制而成，其后有所改进。染色前先用 $NaHCO_3$ 液、高锰酸钾液、草酸液、蒸馏水逐次清洗耳郭并吸干，然后用棉球蘸饱和染色液在耳郭上均匀涂抹进行着色，最后用脱色液进行清洗，凡不能被洗去的耳穴即为着色阳性点。

第二节　治疗方法

一、术前准备

1. 体位

针刺时患者体位选择是否得当，对穴位的定位、施术操作、持久的留针及防止晕针、滞针、弯针甚至折针等都有很大影响。因此，根据施术部位，以利于医者取穴、操作和患者舒适为原则选择适当的体位，如因治疗要求和某些腧穴定位的特点而必须采用两种不同体位时，应根据患者的体质、病情等具体情况灵活掌握。对初诊、精神紧张或年老、体弱、病重的患者，有条件时，应尽量采取卧位，以防患者感到疲劳或晕针等。

2. 取穴

治疗点的准确与否直接关系到疗效。治疗前医者必须将相应穴位或反应点的位置定准。要熟悉治疗部位的解剖特征，如进行针刺，须掌握进针角度、方向、深浅，避免进针和行针时的疼痛，防止针刺出血、血肿、滞针、弯针等意外出现。

3. 消毒

术前的消毒范围应包括针具器械、医者的双手、患者的施术部位、治疗室用具等。使用毫针针刺，除一次性使用的无菌针灸针外，普通毫针如果不消毒或消毒不严，都有可能造成病毒交叉感染，轻者可引起局部红肿，形成脓疡，重者会出现全身症状等不良后果。因此，针刺治病要有严格的无菌观念，切实做好消毒工作。针后皮肤针孔不要立即接触水和污染物品。

二、选穴原则

1. 辨证取穴

根据中医的脏腑、经络学说辨证选用相关穴位。如皮肤病，按"肺主皮毛"的理论，选用肺穴；目赤肿痛患者，除选用相应的部位外，可按"肝开窍于目"的理论，选用肝穴。

2. 对症取穴

根据中医或现代医学的生理、病理知识，针对临床症状选用有关穴位。如采用耳穴治疗胃痛，取耳穴胃为主穴，如同时兼见腹胀，可选腹穴。

3. 对应取穴

直接选取病变部位或组织器官在相应微针穴区的对应穴位，如腰痛，可取耳穴腰骶椎、手针腰腿区、足针腰穴等。

4. 经验取穴

根据临床实践经验取穴，如耳穴外生殖器穴治疗腰腿痛效果良好，耳穴神门具有良好的止痛效果，头针顶颞前斜线治疗中风有奇效等。

三、刺激方法

1. 毫针刺法

针具一般选用 28 ～ 30 号粗细的 0.5 ～ 1.5 寸长的毫针。确定相应穴区及常规消毒后，快速刺入穴位皮肤，根据穴位局部特点采用相应的针刺角度刺入一定的深度，刺激的强度和手法应视患者的病情、体质和耐痛度等综合决定。留针时间一般为

20 ～ 30 分钟，慢性病、疼痛性疾病留针时间可适当延长，儿童、老年人不宜多留。其间可间歇运针，治疗结束后按常规方法出针，并用消毒干棉球压迫针孔，以免出血。

2. 电针法

电针法是将毫针法与脉冲电流刺激相结合的一种方法。利用不同波形的脉冲电刺激以强化效应，达到增强疗效的目的。凡适宜毫针刺法的疾病均可应用，临床上常对神经系统、运动系统疾病、内脏痉挛及一些疼痛性疾病效果较好。操作时先按毫针刺法的操作将毫针刺入相应穴位并使之得气，然后将电针仪的两根导线接在两根毫针针柄上，然后打开电源开关，选好波型，慢慢调高至所需输出电流量。通电时间一般在 5 ～ 20 分钟，如感觉弱时，可适当加大输出电流量，或暂时断电 1 ～ 2 分钟后再行通电。当达到预定时间后，先将输出电位器退至"0"位，然后关闭电源开关，取下导线，最后按一般起针方法将针取出。

3. 埋针法

埋针法是将皮内针埋于相应穴位内以治疗疾病的一种方法，此法适用于一些疼痛性疾病和慢性病，可起到持续刺激、巩固疗效或防止复发的功用。使用时，消毒局部皮肤，左手固定埋针处皮肤，右手用镊子夹住消毒的皮内针柄，轻轻刺入所选穴位皮内，一般刺入针体 2/3，再用胶布固定。每日自行按压 3 次，留针 3 ～ 5 天。如埋针处痛甚而影响睡眠时，应适当调整针尖方向或深浅度。埋针处不宜淋湿浸泡，夏季埋针时间不宜过长，以免感染。局部有胀痛不适需及时检查，如针眼处皮肤红肿有炎症时应立即出针，并采取相应措施。

4. 压丸法

压丸法又称压籽法，是利用某种压丸贴于相应穴位以取得治疗效果的一种简易刺激方法。本法能起到持续刺激的作用，可治疗常见病症，不仅能收到毫针法、埋针法同样的疗效，而且安全无痛，副作用少，适用于老年、儿童及惧痛的患者。压丸法所选材料有王不留行籽、油菜籽、小米、莱菔子等，将其贴于 0.5cm×0.5cm 小方块胶布中央，然后贴敷于相应穴位上。一般每天患者可自行按压数次，3 ～ 5 天更换 1 次。使用中应防止胶布潮湿或污染，以免引起皮肤炎症。个别患者可能对胶布过敏，局部出现红色粟粒样丘疹并伴有痒感，可改用毫针法治疗。一般孕妇用本法时按压宜轻，但习惯性流产者须慎用。局部皮肤有炎性病变、冻疮等不宜采用。

5. 灸法

灸法是指利用艾叶等易燃材料或药物，点燃后在穴位上或患处进行烧灼或熏熨，借其温热性刺激和药物的药理作用，以达到防病治病目的的一种外治方法。本法多用于虚证、寒证、痹证等，灸的材料可用艾条、灯心草、线香等。操作时，既可用艾条点燃间隔穴位一定距离施灸，也可把艾炷直接或隔垫物品放在穴位皮肤上施灸。对精神紧张者、患有严重心脏病的患者、孕妇等均应慎用；颜面、耳鼻等部位不宜用艾炷直接灸；眼、唇、舌等部位不宜用灸法；施灸后局部若出现水疱，应注意护理，防止感染。

6. 刺血法

刺血法是用三棱针在相应穴位处刺血的一种治疗方法。凡属瘀血不散所致的疼痛，邪热炽盛所致的高热抽搐，肝阳上亢所致的头晕目眩、目赤肿痛等症，均可采用刺血法。本法具有祛瘀生新、清热泻火的作用，临床应用较多。操作前常规消毒，持三棱针或毫针对准穴位或络脉迅速刺入 1～2mm，随即退出，用手挤压局部放血 3～5 滴，然后以消毒干棉球压迫针孔止血。隔日 1 次，急性病可 1 日 2 次。虚弱、孕妇及患出血性疾病或凝血功能障碍者不宜用本法。

7. 穴位注射法

穴位注射法是用微量药物注入相应穴位内，通过注射针对穴位的刺激及注入药物的药理作用达到治疗疾病目的的方法。根据病情选用相应的注射药液，所用针具为 1mL 注射器和 26 号注射针头，将抽取的药液缓慢地注入皮下，每次 1～3 穴，每穴注入 0.1～0.3mL，隔日 1 次，7～10 次为 1 个疗程。

8. 磁疗法

磁疗法是用磁场作用于穴位而治疗疾病的方法，具有镇痛、消炎、止痒、催眠、止喘和调整自主神经功能等作用，适用于各类痛症、哮喘、皮肤病、神经衰弱、高血压病等。如用直接贴敷法即把磁珠放置在胶布中央直接贴于穴位上（类似压丸法），或用磁珠或磁片异名极在患部前后相对贴，可使磁力线集中穿透穴位，更好地发挥作用。间接贴敷法则是用纱布或薄层脱脂棉把磁珠（片）包起来，再固定在穴位局部，这样可减少磁珠（片）直接接触皮肤而产生的某些副作用。

9. 其他

如推拿治疗、激光照射法、生物电治疗等法。

四、适应范围

目前我国用微针系统诊疗学的各种治疗方法治疗的病症已达 200 多种，病种涉及内、外、妇、儿、神经、五官、皮肤各科。根据临床应用情况，概括起来有以下几个方面。

1. 各种疼痛性病症

对头痛、偏头痛、三叉神经痛、肋间神经痛、带状疱疹、坐骨神经痛等神经性疼痛，扭伤、挫伤、落枕等外伤性疼痛，五官、颅脑、胸腹、四肢各种外科手术后所产生的伤口痛，胆绞痛、肾绞痛、胃痛等内脏痛，麻醉后头痛、腰痛等手术后遗痛，均有较好的止痛作用。

2. 各种炎症性病症

对急性结膜炎、中耳炎、牙周炎、咽喉炎、扁桃体炎、腮腺炎、气管炎、肠炎、风湿性关节炎、面神经炎、末梢神经炎等有一定的消炎止痛作用。

3. 功能紊乱性病症

对心律不齐、高血压、多汗症、肠功能紊乱、月经不调、神经衰弱、癔症等具有良好的调节作用，促进病症的缓解和痊愈。

4. 过敏与变态反应性疾病

对过敏性鼻炎、支气管哮喘、过敏性结肠炎、荨麻疹等能消炎、脱敏，改善免疫功能。

5. 内分泌代谢性疾病

对单纯性肥胖症、甲状腺功能亢进、绝经期综合征等，微针系统诊疗法有减肥、改善症状、减少常规服药量等辅助治疗作用。

6. 传染病

对菌痢、疟疾等，能恢复和提高机体的免疫力，从而加速疾病的痊愈。

除上述病症外，微针系统诊疗法还可以用于预防感冒、晕车、晕船，治疗输液反应，还可用于戒烟、戒毒等。

五、禁忌证

微针系统诊疗学的禁忌证，因刺激部位及刺激方法的不同而各异。总体概括起来包括以下几个方面。

1. 过饥、过饱、过劳、醉酒、年老体弱及精神紧张或畏针者，不宜用毫针刺法，以避免出现晕针等异常反应。

2. 有严重器质性病变，伴有高度贫血者，有严重心脏病史者，刺激量不宜过强或不宜针刺。

3. 孕妇下腹部所对应的微针系统穴位及易引起子宫收缩的相应穴位，应慎用或禁用。

4. 皮肤有开放性感染、溃疡、冻疮、肿瘤等部位，禁用针刺或其他刺激方法。

5. 对不同刺激方法有其不同的禁忌证，亦须严格遵守。

六、常见异常情况及处理

微针系统治疗方法多为简便安全的疗法，但由于种种原因如操作不慎，疏忽大意，或触犯针刺禁忌，或针刺手法不适当，或对人体解剖部位缺乏全面的了解，有时也会出现某种不应有的异常情况，如晕针、滞针、弯针、折针、针后异常感、损伤内脏等。一旦出现上述情况，应立即进行有效的处理，不然，将会给患者造成不必要的痛苦，甚至危及生命。因此，针灸工作者应引以注意，加以预防。

1. 晕针

晕针是在针刺过程中患者发生的晕厥现象。此多见于初受针刺治疗的患者，可因情绪紧张、素体虚弱、劳累过度、饥饿，或大汗后、大泻后、大失血后；也有的是因体位不当，施术者手法过重，或因诊室内空气闷热、过于寒冷、临时的恶性刺激等，而致针刺时或留针过程中患者发生此症。患者轻者感觉精神疲倦，头晕目眩，恶心欲吐；重者突然出现心慌气短，面色苍白，出冷汗，四肢厥冷，脉细弱而数或沉伏。甚而神志昏迷，卒然仆倒，唇甲青紫，大汗淋漓，二便失禁，脉细微欲绝。

此时应立即停止针刺，或停止留针，退出全部已刺之针，扶患者平卧，头部放低，松解衣带，注意保暖。轻者静卧片刻，给饮温茶或温开水，即可恢复。不能缓解者，在行上述处理后，可指按或针刺急救穴，如人中、素髎、合谷、内关、足三里、涌泉、太冲等。也可灸百会、关元、气海。若仍人事不省、呼吸细微、脉细弱者，可采取现代急救措施。患者在病情缓解后，仍需适当休息。

对初次接受针治者，要做好解释工作，消除恐惧心理，对体质虚弱或年迈者应采取卧位，且体位适当、舒适，少留针；取穴宜适当，不宜过多；手法宜轻，切勿过重。对过累、过饥、过饱的患者，推迟针刺时间，应待其体力恢复、进食后再进行针刺。注意室内空气流通，消除过热、过冷因素。医者在针刺过程中应密切观察患者的神态变化，询问其感觉。

2. 滞针

滞针是指在行针时或留针后医者感觉针下涩滞，捻转、提插、出针均感困难，而患者则感觉疼痛的现象。患者精神紧张，或因病痛或当针刺入腧穴后，引起局部肌肉强烈疼挛；或行针手法不当，捻针朝一个方向角度过大，肌纤维缠绕于针体；或针后患者移动体位所致。若留针时间过长，有时也可出现滞针。

如因患者精神紧张，或肌肉痉挛而引起的滞针，应做耐心解释，消除紧张情绪，延长留针时间，或用手在邻近部位做按摩，以求松解，或在邻近部位再刺一针，或弹动针柄，以宣散气血，缓解痉挛；如因单向捻转过度，需向反方向捻转；如因患者体位移动，需帮助其恢复原来体位。滞针切忌强力硬拔。

对初次接受针治者和精神紧张者，做好针前解释工作，消除紧张情绪。进针时应避开肌腱，行针时手法宜轻，不可捻转角度过大，切忌单向捻转。选择较舒适体位，避免留针时移动体位。

3. 弯针

弯针是指进针和行针时，或当针刺入腧穴及留针后，针身在体内形成弯曲的现象。术者进针手法不熟练，用力过猛且不正；或针下碰到坚硬组织；或进针后病者体位有移动；或外力碰撞、压迫针柄；或因滞针处理不当，而造成弯针。

出现弯针后，不要再行任何手法。弯曲度较小的，可按一般拔针法，将针慢慢拔出；针身弯曲度较大的，可顺着弯曲方向慢慢将针退出；体位移动所致的弯针，先协助患者恢复进针时的体位，之后始可退出；针体弯曲不止一处者，须结合针柄扭转倾斜的方向逐次分段外引。总之要避免强拔猛抽而引起折针、出血等。

故术者手法要轻巧，用力适当，不偏不倚；患者体位适当，留针过程中不可移动体位；针刺部位和针柄要防止受外物碰压。

4. 折针

折针又称断针，是指针体折断在人体内。主要原因是针前检查工作遗漏，用了质量低劣或有隐伤之针具。其次进针后患者体位有移动；或外力碰撞、压迫针柄；再次是遇有弯针、滞针等异常，处理不当，并强力抽拔；或针刺时将针身全部刺入，强力提插、捻转，引起肌肉痉挛。

术者应头脑冷静，态度沉着。交代患者不要恐惧，保持原有体位，以防残段隐陷。如皮肤尚露有残端，可用镊子钳出。若残段与皮肤相平，折面仍可看见，可用左手拇、食两指在针旁按压皮肤，使之下陷，相应地使残段露出皮肤，右手持镊子轻巧地拔出。如残段没于皮内，须视所在部位，采用外科手术切开寻取。

故针前必须仔细检查针具，特别是针根部分，更应认真刮拭。凡接过电针仪的毫针，应定期更换淘汰。针刺时不应将针体全部进入腧穴，绝对不能进至针根，体外应留一定的长度。行针和退针时，如果发现有弯针、滞针等异常情况，应按上述方法处理，不可强力硬拔。

5. 针后异常感

针后异常感是指出针后患者遗留酸痛、沉重、麻木、酸胀等不适的感觉，多半是由于行针手法过重，或留针时间过长，或体位不适。一般出针后让患者休息片刻，不要急于离去。用手指在局部上下循按，或可加艾条施灸，即可消失或改善。

6. 出血和皮下血肿

出血是指出针后针刺部位出血；皮下血肿是指针刺部位出现的皮下出血而引起肿痛的现象。出血、青紫多是刺伤血管所致，有的则为凝血功能障碍。

出血者，可用棉球按压较长的时间和少施按摩。若微量的皮下出血而引起局部小块青紫，一般不必处理，可自行消退。若局部肿胀疼痛较剧，青紫面积大而且影响活动功能时，可先做冷敷止血后，再做热敷，以促使局部瘀血消散吸收。

应仔细检查针具，熟悉人体解剖病位，避开血管针刺。行针手法要匀称适当，避免手法过强，并嘱患者不可随意改变体位。出针时立即用消毒干棉球按压针孔。

第三章　基于数据挖掘的微针系统诊疗法研究

不同微针系统疗法是相对独立的疗法体系，均以穴位集中、操作简便、疗效独特为特点。因临床及实验研究日益增多，而逐步形成了相对完善的理论体系，成为针灸临床治疗的重要选择。国家标准化管理委员会组织制定并发布的《中华人民共和国国家标准：针灸技术操作规范》涉及特定部位针法中头针、耳针、眼针、鼻针、口唇针、腕踝针的规范化操作。然而，针对不同特定部位针法的优势病种及用穴规律，尚缺乏全面、系统的研究。

我们前期依托国家自然科学基金项目，利用现代计算机数据挖掘技术，通过建立刺灸法文献数据仓库，对来源于中国期刊全文数据库（CNKI）、万方数据库及维普数据库（VIP）中自 1958 年 1 月 1 日至 2017 年 12 月 31 日的关于特定部位针法的文献数据进行录入、提取和挖掘，先后研究了耳针、头针、腹针、眼针、腕踝针、手针、第二掌骨侧针法、面针、口针的临床应用规律。然而，在研究中不乏多种疗法指向同一病症的结果，即在两种或两种以上特定部位针法的适应证中均有同一病症，致使临床医师在面临某一临床问题的解决时，虽有多种特定部位针法可供选择，仍然难以迅速选取最佳方案。

通过对耳针、头针、腹针、眼针、腕踝针、手针、第二掌骨侧针法、面针、口针、鼻针的临床文献中报道较多的病症进行提取，找出不同特定部位针法所适用的相同病症，横向比较不同微针疗法对同一病症的临床应用规律及差异，以期更加精准地指导临床医生进行微针疗法的应用选择。

通过微针疗法的刺灸法文献数据仓库提取微针疗法治疗病症的临床报道频次，结合不同疗法报道的总频次和总病症数均差异较大的实际情况，我们对每种针法报道频次排在总病症数前 20% 且报道频次不低于 1% 的病症进行了整理与排序，见表 3-1。

表 3-1　不同微针疗法治疗病症频次表

微针疗法	总病症数	总频次	报道频次排在前 20% 且不低于 1% 的疾病
耳针	211	1777	不寐（182）、近视（96）、便秘（67）、眩晕（64）、粉刺（60）、经行腹痛（59）、呃逆（58）、郁证（52）、头痛（51）、肥胖（47）、胁痛（47）、癃闭（45）、术后疼痛（45）、小儿遗尿（37）、麦粒肿（30）、绝经前后诸症（28）、鼻渊（28）、扁瘊（24）、戒烟综合征（22）、外科疼痛（22）、肝斑（21）、瘾疹（21）、伤筋（20）

（续表）

微针疗法	总病症数	总频次	报道频次排在前 20% 且不低于 1% 的疾病
头针	102	587	中风及后遗症（217）、腰腿痛（18）、小儿脑瘫（18）、头痛（17）、痴呆（17）、眩晕（16）、颈椎病（15）、呃逆（13）、面瘫（13）、不寐（11）、颤证（11）、喑痱（11）、小儿遗尿（10）、遗尿（9）、癃闭（8）、肩周炎（7）、慢惊风（6）、癫痫（6）、失音（6）、中风后郁证（6）
腹针	91	647	颈椎病（78）、腰腿痛（61）、中风及后遗症（56）、膝骨关节炎（35）、眩晕（33）、不寐（30）、肩周炎（26）、经行腹痛（23）、肥胖（21）、面瘫（16）、绝经前后诸症（15）、慢性盆腔炎（13）、头痛（13）、虚劳（12）、便秘（10）、不孕症（10）、痹证（9）、癃闭（8）、腰痛（8）
眼针	42	178	中风及后遗症（54）、腰腿痛（13）、头痛（9）、呃逆（8）、不寐（7）、郁证（7）、眩晕（6）、面瘫（6）
腕踝针	83	328	伤筋（34）、肩周炎（24）、腰腿痛（21）、不寐（17）、外科疼痛（17）、中风及后遗症（14）、头痛（13）、痹证（12）、颈椎病（11）、蛇串疮（10）、面瘫（8）、经行腹痛（8）、小儿遗尿（6）、落枕（5）、心悸（5）、牙痛（4）、瘾疹（4）
手针	43	199	伤筋（75）、腰腿痛（18）、小儿遗尿（15）、哮喘（9）、颈椎病（8）、足跟痛（7）、便秘（6）、痛症（5）、落枕（5）
第二掌骨侧针法	24	54	急性腰扭伤（9）、踝关节损伤（4）、膝关节损伤（4）、颈椎病（3）、腓肠肌损伤（3）、便秘（3）、流行性结膜炎（3）
面针	12	17	黄褐斑（4）、痤疮（2）、产后缺乳（2）
口针	10	22	肠易激综合征（5）、坐骨神经痛（5）
鼻针	18	39	急性腰扭伤（5）、肩周炎（5）、外科疼痛（5）、呃逆（5）

　　将表 3-1 中治疗同一疾病可选择的 2 种或 2 种以上不同微针系统疗法进行归纳梳理，得出常见疾病的不同微针系统疗法选择，见表 3-2。

表 3-2　常见疾病的不同微针疗法选择

科属	常见疾病	不同微针系统疗法
内科	头痛	耳针、头针、腹针、眼针、腕踝针
	不寐	耳针、头针、腹针、眼针、腕踝针
	眩晕	耳针、头针、腹针、眼针
	面瘫	头针、腹针、眼针、腕踝针
	中风及后遗症	头针、腹针、眼针、腕踝针
	便秘	耳针、腹针、手针、第二掌骨侧针法
	肥胖	耳针、腹针
	癃闭	耳针、头针、腹针
	呃逆	耳针、头针、眼针、鼻针
	郁证	耳针、头针、眼针

（续表）

科属	常见疾病		不同微针系统疗法
外科	痹证	颈椎病	头针、腹针、腕踝针、手针、第二掌骨侧针法
		肩周炎	头针、腹针、腕踝针、鼻针
		腰腿痛	头针、腹针、眼针、腕踝针、手针、口针
		膝骨关节炎	腹针
		腰痛	腹针
	伤筋	落枕	腕踝针、手针
		急性腰扭伤	第二掌骨侧针法、鼻针
		踝关节损伤	第二掌骨侧针法
		膝关节损伤	第二掌骨侧针法
		腓肠肌损伤	第二掌骨侧针法
	外科疼痛 / 术后疼痛		耳针、腕踝针、鼻针
妇科	经行腹痛		耳针、腹针、腕踝针
	绝经前后诸症		耳针、腹针
儿科	小儿遗尿		耳针、头针、腕踝针、手针
皮肤科	瘾疹		耳针、腕踝针

近几十年以来，微针系统疗法发展迅速，疗法种类增加，应用范围扩大，研究也逐渐深入。由于每种微针系统疗法的穴位分布区域相对集中，不同疗法的刺激区域相对独立，取穴、配穴及操作等也具有各自的特点，加之多数微针疗法对其适应证的描述比较模糊，或可用于治疗临床各科病症，或局限于某个病症或症状。这种现状给初学者及经验尚不丰富的临床医生带来了现实问题，当面对某一病症时，如何才能从十余种微针系统疗法中选取最适宜的方法？如何才能运用特定部位针法取得最快、最佳的疗效？

不同微针系统疗法对疾病的作用不同，如果能够选择最佳方法，就能够最大程度发挥治疗作用。综合研究结果，头痛、不寐、眩晕等内科病症首选耳针、头针和腹针治疗。此三种针法主要可通过调整人体脏腑功能达到治疗疾病的作用。另外部分内科病症还可以眼针、腕踝针治疗为辅。伤筋及颈、肩、腰、腿痹证等外科病症可首选腕踝针、第二掌骨侧针法或手针治疗。外科疼痛及针刺麻醉多选择耳针、腕踝针和鼻针，表明这些针法针对疼痛类疾病时具有较好的镇痛作用。经行腹痛、绝经前后诸症等妇科病症可首选耳针、腹针调整脏腑功能，针对经期疼痛也可配合擅长治疗痛症的腕踝针治疗。儿科患者具有多动的特点，不易配合体针留针治疗，可考虑特定部位针法，小儿遗尿多选择耳针、头针、腕踝针和手针，小儿脑瘫可选择头针治疗。另外，近视、麦粒肿等五官科病症可选择耳针治疗。皮肤科瘾疹首选耳针、腕踝针治疗，粉刺可选择耳针，蛇串疮可选择腕踝针治疗。

分析上述研究结果，虽然纳入研究的这些针灸方法同属微针系统疗法，但在对机体的作用上存在一定差异。以上所述各种微针系统疗法虽理论系统相对独立，但均符合全息医学的基本理论，通过研究生物体局部与整体、局部与局部之间的全息对应性，按照有关部位有序的全息分布形式，达到刺激机体某一局部治疗全身或机体其他部分的目的。但在针灸刺激特定部位的某一特定穴位后，有些针法偏向于某一部位与另一部位之间的局部对应的治疗关系，有些针法偏向于通过调整脏腑功能对整体进行干预，也有些针法则二者兼而有之。

耳穴的分布状态形似倒置在子宫内的胎儿，是整个人体的缩影，其每一耳穴的位置均与人体的特定部位相对应。关于耳针疗法相关的理论基础有《灵枢》中"耳者，宗脉之所聚也"及"十二经脉，三百六十五络，其血气皆上于面而走空窍"，还有《证治准绳》所言"肾为耳窍之主，心为耳窍之客"，又表明耳与各经络、脏腑有着密切的联系。因此，耳针疗法既能对应治疗人体某一局部的病症，又能内调脏腑，宣通气血，协调阴阳。与之相似的还有头针疗法和腹针疗法。头针是在传统针灸学及现代解剖学、神经生理学、生物全息论的基础上发展形成的。头针的理论依据既有传统的脏腑经络理论，也包含根据大脑皮层的功能定位在头皮的投影，选取相应的头穴线。因此，头针的应用不仅与人体脏腑器官有密切联系，还对应着一定的皮层功能区。针刺头部相应的穴位，既能调节某一部位的功能，又能调节脏腑经络功能，调节全身的气血。而由薄智云教授创立的腹针疗法，以神阙布气学说为核心，以腹部全息为基础，通过针刺腹部浅、中、深的不同层次，实现对应某一部位及调节经络、脏腑功能的不同作用。因此，耳针、头针、腹针三种针法均可达到既能对应某一局部病症，又调理脏腑经络功能、治疗全身疾病的目的，主要应用以内科病症为主，兼用于其他各科疾病。

而彭静山教授基于《黄帝内经》观眼识病、中医脏腑经络学说及五轮八廓学说所创立的眼针疗法则偏于调整脏腑功能，因此在内科病症的诊疗中多有应用。

腕踝针和手针疗法均建立在经络理论基础之上。腕踝针主要将身体分区与经络理论中的十二皮部分区相对应，腕部和踝部各有3条阴经和3条阳经通过，并与身体各部分相联系，因此各针刺点主治病症与十二经脉的主治病症相一致，腕踝针的针刺点还可起到特定穴的治疗作用。手针则因于手三阴经与手三阳经在手部的衔接而与全身经脉相连。故而，此两种针法主要应用于经络层面失调的各科病症。

最后，第二掌骨侧针法、面针、口针、鼻针多以外科痹证和伤筋为主，通过针刺与损伤、疼痛部位相对应的穴位，起到良好的通经活络止痛的作用。

当然，根据数据挖掘的结果所给出的以上建议是在微针系统疗法的范畴内，但在临床上应结合非微针系统的多种其他针灸方法灵活运用，方可取得最快、最佳的疗效。

中　篇　微针系统诊疗法

第四章　耳　针

第一节　概述

　　耳针是以毫针针刺或其他方法刺激耳部特定穴位，以诊断和治疗疾病的方法。

　　耳针操作方法简单易行，治疗范围广泛，且对于疾病的诊断具有明确的临床意义，成为目前临床应用最为广泛的特定部位针法之一。

一、耳针发展概况

　　早在《阴阳十一脉灸经》中就提到了与上肢、眼、颊、咽喉相联系的"耳脉"。这是中医学关于耳部与整体联系的最早记载。

　　其后中医经典著作《黄帝内经》详细记载了耳郭与全身的经络联系，如"小肠手太阳之脉，其支者……却入耳中""三焦手少阳之脉，其支者……从耳后至耳中，出走耳前""胆足少阳之脉，其支者……从耳后入耳中，出走耳前"等，并有"视耳好恶，以知其性""耳轮焦枯，如受尘垢者，病在骨""厥头痛，头痛甚，耳前后脉涌有热，泻其出血""邪在肝，则两胁中痛……取耳间青脉以去其掣"等以耳诊断、治疗疾病的记载。

　　唐代孙思邈的《备急千金要方》中记载："耳大小、高下、厚薄、扁圆则肾应之。""正黑色小理者，则肾小，小即安难伤。"亦载有灸耳以治疗疾病。

　　到清代，出现了耳部与整体的对应关系的明确论述。清代汪宏在《望诊遵经》一书中专辟"望耳诊法提纲"讨论耳郭望诊，对望耳识病加以概括和阐发，将耳部色泽变化分属五行，对应五脏。同时代的《厘正按摩要术》一书最早提出了耳背分属五脏的理论。这一理论也成为现代耳穴中耳背分区法的重要指导。

　　现代意义的耳穴体系，最初出现于 20 世纪 50 年代。1946 年，美国人 Potter.F.L

曾报道先天两肾的发育情况与耳壳形态有某种对应关系，但当时并未引起世人的注意。20世纪50年代，法国外科医生P.Nogier博士偶然发现，一位患顽固性坐骨神经痛的妇女在同侧耳郭被烧灼后症状完全消失，然后P.Nogier经过多年的系统研究发现，内脏发生疾患时在耳郭上有相应的反应点出现，并提出了形如胚胎倒影式的耳穴分布图。

其后，耳针疗法迅速在世界范围内流传、使用和研究。1958年，叶肖麟把P.Nogier博士的耳穴介绍到国内，很快受到国内学者的重视，广泛开展耳穴临床诊治实践，对已有耳穴从临床治疗到作用原理等方面做了验证、筛选和补充，逐渐形成了目前国内广为医用的耳穴图谱。

为适应学术交流，世界卫生组织亚太区办事处于1980年委托我国制定了"耳穴标准化方案"，并于1987年在韩国举办的"国际耳穴标准化工作会议"上通过。这标志着耳穴诊疗研究又进入了一个新的时期。为促进耳穴应用的发展与研究，国家质量检测检疫总局和国家标准化管理委员会分别于1992年和2008年两次颁布和实施了《耳穴名称与定位》的国家标准。

迄今为止，采用耳针法治疗的疾病种类已达200余种，涉及内、外、妇、儿、五官、皮肤、骨伤等临床各科，不仅对功能性病变、变态反应性疾病、炎症性疾病有较好的疗效，对部分器质性病变和某些疑难杂症也具有一定的疗效。

二、耳郭解剖

1.耳郭的软骨、肌肉、皮肤

耳郭的表皮由生发层、颗粒层、透明层和角质层组成，除耳垂外均有耳软骨为支架，并附有韧带、脂肪、结缔组织和数块退化的耳部肌肉。

耳部主要肌肉有耳内肌、耳外肌。耳外肌分为耳上肌、耳后肌、耳前肌，耳内肌有耳轮小肌、耳轮匝肌、耳屏肌、对耳屏肌、耳郭横肌、耳郭斜肌。

2.耳郭的神经分布

神经入耳后，贴近软骨循行，不断分支，分支相互吻合，有的交织成网，形成浅、深神经丛，因此各部神经的支配范围错综交叉，很难划出明显的界限。耳郭神经大致的分布情况：耳垂、耳轮、耳舟及对耳轮等区主要有脊神经 – 耳大神经与枕小神经分布，部分人有枕大神经；在耳腔区为脑神经 – 耳颞神经与迷走神经、舌咽神经、面神经之混合支分布，极少数人还有副神经参与分布；三角窝内神经分布极为丰富，几乎所有支配外耳的神经都有分支到三角窝内。此外，耳郭上还有沿血管分布的交感神经。

3.耳郭的血管分布

（1）动脉

耳郭的动脉血主要由颞浅动脉和耳后动脉供给，两者各分上、中、下三支，分别供应耳郭上、中、下段的内外侧皮肤。耳郭外侧面上段（包括对耳轮上下脚、三角窝和耳舟部分）主要由耳后动脉上支或中支与颞浅动脉上支供给，中段（包括耳甲腔、耳甲艇、对耳轮和耳舟部分）主要由耳后动脉中支供给。耳郭内侧面上段主要由耳后动脉上支供给，中段由耳后动脉中支供给，下段（包括耳垂与对耳屏）主要由耳后动脉下支或与颞浅动脉下支共同供给或单由颞浅动脉下支供给。耳郭前缘的耳屏有颞浅动脉中支供给，部分耳轮由颞浅动脉上支供给，部分耳垂由颞浅动脉下支供给。

（2）静脉

耳郭的静脉起于皮肤浅层，前面最后汇成 2～3 支较大的静脉，并有耳轮和耳垂较大的吻合支连接，经颞浅静脉及其他的头皮静脉汇入颈外静脉。应注意耳郭的静脉分布存在着一定的个体差异。

4. 耳郭的淋巴分布

耳郭的淋巴管分布丰富，多呈网状，淋巴注入周围的淋巴结，按流向分为前、后、下三组。

前组：耳郭外侧面的淋巴汇入耳前及腮腺淋巴结。

后组：耳郭内侧面的淋巴汇入耳后淋巴结。

下组：耳垂、外耳道下壁、下颌关节及腮腺上部表面皮肤的淋巴结流入耳下淋巴结、颈前淋巴结与颈深淋巴结。

第二节 理论基础

一、耳与全息理论的关系

全息理论认为每个生物个体中的具有生命功能又相对独立的局部（又称全息元），均包含了整体的全部信息，全息元在一定程度上即是整体的缩影。

耳郭就是一个相对独立的全息元，从形式上成为人体整体的缩影，并包含了人体各部分的主要信息。根据生物全息律，耳郭与脑内全息联系的神经元（反射中枢）、躯体（内脏）形成了全息反射路，并通过脑内神经元的全息联系起作用。脑内神经元的全息联系，是指机体的任一相对独立部分的每一位区在中枢内的投影，都与其相应的整体部分在中枢内的投射存在着双向突触联系。故每个耳穴在中枢内的投射也必然存在着这种联系。

从某种意义上说，这种"躯体（内脏）-中枢-耳郭"间的双向反射径路是耳穴刺激疗法的生理学基础。全身各部位的异常，通过全息反射路会在耳部引起相应的改变，从而为耳穴诊断疾病提供生理学的依据。对耳穴实施的各种刺激，也会通过全息反射路传达给身体相应的器官，从而调节相应组织器官的状态，使其恢复正常状态，从而达到治疗疾病的目的。

二、耳与经脉脏腑的关系

耳与经脉的关系密切。十二经脉循行中，有的经脉直接入耳中，有的分布在耳郭周围。如手太阳小肠经、手少阳三焦经、足少阳胆经等经脉、经筋分别入耳中，或循耳之前、后；足阳明胃经、足太阳膀胱经则分别上耳前，至耳上角；手阳明大肠经之别络入耳合于宗脉。六条阴经虽不直接联系耳郭，但均可借助经别与阳经相合而达于耳。故《灵枢·口问》曰："耳者，宗脉之所聚也。"《灵枢·邪气脏腑病形》亦云："十二经脉，三百六十五络，其血气皆上于面而走空窍。其精阳气上走于目而为睛，共别气走于耳而为听。"刺激耳郭上的耳穴，具有疏通经络、运行气血的功能，从而达到防治疾病的目的。

耳与五脏六腑的关系密切。其论述散见于历代医典，如《素问·金匮真言论》载："南方赤色，入通于心，开窍于耳，藏精于心。"《灵枢·脉度》载："肾气通于耳，肾和则耳能闻五音矣。"《备急千金要方》载："……神者，心之脏……心气通于舌，非窍也，其通于窍者，寄见于耳，荣华于耳。"《证治准绳》载："肾为耳窍之主，心为耳窍之客。"《厘正按摩要术》中进一步将耳背分为心、肝、脾、肺、肾五部，其云："耳珠属肾，耳轮属脾，耳上轮属心，耳皮肉属肺，耳背玉楼属肝。"又如《素问·玉机真脏论》云："（脾）不及，则令人九窍不通。"《素问·脏气法时论》云："肝病者……虚则耳无所闻……气逆则头痛，耳聋不聪。"这说明耳与脏腑在生理方面相互联系，病理方面相互影响。

临床有研究者用针刺耳穴胃区观察对人体胃电的影响，试验结果表明，针刺耳穴胃区对胃电的波幅和频率，其效应呈良性双向性调整作用，即针前胃电波幅和频率偏低者，针后可提高；针前偏高的针后则能降低。这提示针刺耳穴胃区对病理状态下的胃、十二指肠具有良好的改善功能，有恢复其机能正常的作用，说明针刺耳穴胃区对胃功能调整有相对的特异性，更加证实了耳穴和内脏之间存在着密切的联系。因此，针刺或贴压耳穴可调节脏腑和器官的功能活动，从而治疗疾病。

三、耳与神经的关系

耳郭的神经很丰富，有来自脊神经颈丛的耳大神经和枕小神经，有来自脑神经的耳颞神经、面神经、舌咽神经、迷走神经的分支及随着颈外动脉而来的交感神经。分布在耳郭上的四对脑神经及两对脊神经和中枢神经系统均有联系，如分布在耳郭的耳颞神经属三叉神经下颌支的分支，除司咀嚼运动和头面感觉外，还与脊髓发生联系；面神经除司面部表情肌运动外，还管理一部分腺体。延髓发出的迷走神经和舌咽神经对呼吸中枢、心脏调节中枢、血管运动中枢、唾液分泌中枢（呕吐、咳嗽中枢）等都有明显的调节作用。来自脊神经的耳大神经、枕小神经除管理躯干、四肢、骨关节肌肉运动以外，还支配五脏六腑的运动。由脑、脊髓部发出的副交感神经和脊髓胸、腰部发出的交感神经（分布在耳郭上的迷走神经属副交感神经，交感神经在耳郭上伴动脉分布）所组成的内脏神经，对全身的脏器几乎有双重支配作用，两者互相抵抗，而又互相协调，共同维持全身脏腑和躯干四肢的正常运动。

从耳郭神经分布的显微观察更可以看出，耳郭和神经系统有密切的联系。神经进入耳郭后，从表皮至软骨膜中含有各种神经感受器：游离丛状感觉神经末梢、毛囊神经感觉末梢及环层小体；耳肌腱上和耳肌中存在有单纯型和复杂型丛状感觉神经末梢、高尔基腱器官、鲁菲尼样末梢及肌梭。由于耳郭含有浅层和深层感受器，在耳穴治疗中运用手法行针、耳穴按压、电脉冲、激光、磁力线等不同刺激方法所出现的"得气"，可能是兴奋了多种感觉器尤其是痛觉感受器，使其接受和传递各种感觉冲动，并汇集到三叉神经脊束核。然后，由该核传递冲动至脑干的网状结构，从而对各种内脏活动和各种感觉机能的调节起到重要的影响。

第三节　穴位及操作方法

一、耳部穴位

（一）耳郭表面解剖

1. 耳郭正面

见表 4-1、图 4-1。

表 4-1 耳郭正面解剖部位

名称	部位
耳垂	耳郭下部无软骨的部分
耳轮	耳郭卷曲的游离部分
耳轮脚	耳轮深入耳甲的部分
耳轮脚棘	耳轮脚和耳轮之间的软骨隆起
耳轮脚切迹	耳轮脚棘前方的凹陷处
耳轮结节	耳轮后上部的膨大部分
耳轮尾	耳轮前下移行于耳垂的部分
轮垂切迹	耳轮和耳垂后缘之间的凹陷处
对耳轮	与耳轮相对呈"Y"字形的隆起部，由对耳轮体、对耳轮上脚和对耳轮下脚三部分组成
对耳轮体	对耳轮下部呈上下走向的主体部分
对耳轮上脚	对耳轮向上分支的部分

（续表）

名称	部位
对耳轮下脚	对耳轮向前分支的部分
轮屏切迹	对耳轮与对耳屏之间的凹陷处
耳舟	耳轮与对耳轮之间的凹沟
三角窝	对耳轮上、下脚与相应耳轮之间的三角形凹窝
耳甲	部分耳轮和对耳轮、对耳屏、耳屏及外耳门之间的凹窝，由耳甲艇、耳甲腔两部分组成
耳甲艇	耳轮脚以上的耳甲部
耳甲腔	耳轮脚以下的耳甲部
耳屏	耳郭前方呈瓣状的隆起
屏上切迹	耳屏与耳轮之间的凹陷处
上屏尖	耳屏游离缘上隆起部
下屏尖	耳屏游离缘下隆起部
耳屏前沟	耳屏与面部之间的浅沟
对耳屏	耳垂上方，与耳屏相对的瓣状隆起
屏间切迹	耳屏和对耳屏之间的凹陷处
外耳门	耳甲腔前方的孔窍

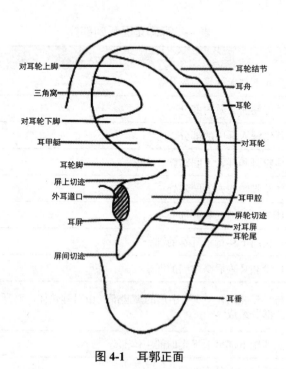

图 4-1　耳郭正面

2. 耳郭背面

见表 4-2、图 4-2。

表 4-2　耳郭背面解剖部位

名称	部位
耳轮背面	耳轮背部的平坦部分
耳轮尾背面	耳轮尾背部的平坦部分
耳垂背面	耳垂背部的平坦部分
耳舟隆起	耳舟在耳背呈现的隆起
三角窝隆起	三角窝在耳背呈现的隆起
耳甲艇隆起	耳甲艇在耳背呈现的隆起
耳甲腔隆起	耳甲腔在耳背呈现的隆起
对耳轮上脚沟	对耳轮上脚在耳背呈现的凹沟
对耳轮下脚沟	对耳轮下脚在耳背呈现的凹沟
对耳轮沟	对耳轮体在耳背呈现的凹沟
耳轮脚沟	耳轮脚在耳背呈现的凹沟
对耳屏沟	对耳屏在耳背呈现的凹沟

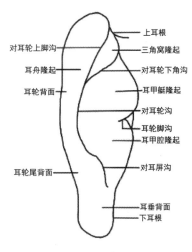

图 4-2　耳郭背面

3. 耳根

见表 4-3。

表 4-3　耳根部解剖部位

部位	定位
上耳根	耳郭与头部相连的最上处
下耳根	耳郭与头部相连的最下处

（二）耳部全息穴位分布规律

耳穴在耳郭的分布有一定规律。耳穴在耳郭的分布犹如一个倒置在子宫内的胎儿，头部朝下，臀部朝上。其分布的规律：与面颊相应的穴位在耳垂；与上肢相应的穴位在耳舟；与躯干相应的穴位在对耳轮体部；与下肢相应的穴位在对耳轮上、下脚；与腹腔相应的穴位在耳甲艇；与胸腔相应的穴位在耳甲腔；与消化道相应的穴位在耳轮脚周围等。（图4-3）

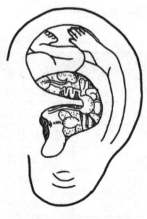

图4-3 耳穴分布规律

（三）耳郭区划定位标准与耳穴

见图4-4。

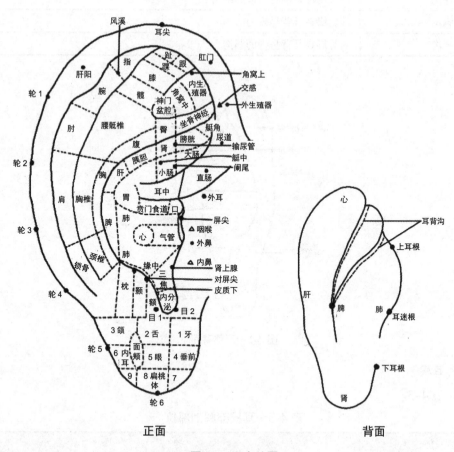

正面　　　　　　　　背面

图4-4 耳穴总图

1. 耳郭基本标志线的设定

见表 4-4、图 4-5、图 4-6、图 4-7。

表 4-4　耳郭基本标志线的设定

名称	位置设定
耳轮内缘	即耳轮与耳郭其他部分的分界线，指耳轮与耳舟，对耳轮上、下脚，三角窝及耳甲等部的折线
耳甲折线	指耳甲内平坦部与隆起部之间的折线
对耳轮脊线	指对耳轮体及其上、下脚最凸起处之连线
耳舟凹沟线	指沿耳舟最凹陷处所做的连线
对耳轮耳舟缘	即对耳轮与耳舟的分界线，指对耳轮（含对耳轮上脚）脊与耳舟凹沟之间的中线
三角窝凹陷处后缘	指三角窝内较低平的三角形区域的后缘
对耳轮三角窝缘	即对耳轮上、下脚与三角窝的分界线，指对耳轮上、下脚脊与三角窝凹陷处后缘之间的中线
对耳轮耳甲缘	即对耳轮与耳甲的分界线，指对耳轮（含对耳轮下脚）脊与耳甲折线之间的中线
对耳轮上脚下缘	即对耳轮上脚与对耳轮体的分界线，指从对耳轮上、下脚分叉处向对耳轮耳舟缘所做的垂线
对耳轮下脚后缘	即对耳轮下脚与对耳轮体的分界线，指从对耳轮上、下脚分叉处向对耳轮耳甲缘所做的垂线
耳垂上线	（亦作为对耳屏耳垂缘和耳屏耳垂缘）即耳垂与耳郭其他部分的分界线，指过屏间切迹与轮垂切迹所做的直线
对耳屏耳甲缘	即对耳轮与耳甲的分界线，指对耳屏内侧面与耳甲的折线
耳屏前缘	即耳屏外侧面与面部的分界线，指沿耳屏前沟所做的直线
耳轮前缘	即耳轮与面部的分界线，指沿耳轮前沟所做的直线
耳垂前缘	即耳垂与面颊的分界线，指沿耳垂前沟所做的直线

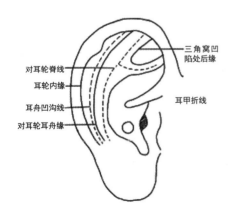

图 4-5　耳郭基本标志线 1

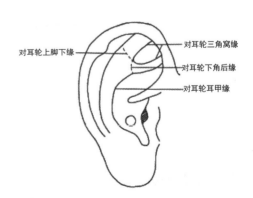

图 4-6　耳郭基本标志线 2

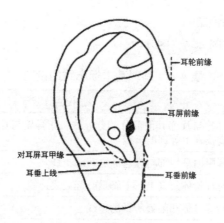

图 4-7 耳郭基本标志线 3

2. 耳郭标志点、线的设定

见表 4-5、图 4-8。

表 4-5 耳郭标志点、线的设定

标志点、线名称	设定
A 点	在耳轮的内缘上，设耳轮脚切迹至对耳轮下脚间中、上 1/3 交界处
D 点	在耳甲内，由耳轮脚消失处向后做一水平线与对耳轮耳甲缘相交处
B 点	耳轮脚消失处至 D 点连线中、后 1/3 交界处
C 点	外耳道口后缘上 1/4 与下 3/4 交界处
AB 线	从 A 点向 B 点做一条与对耳轮耳甲艇缘弧度大体相仿的曲线
BC 线	从 B 点向 C 点做一条与耳轮脚下缘弧度大体相仿的曲线

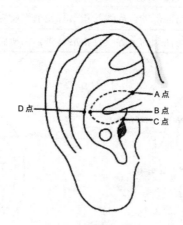

图 4-8 耳郭标志点

3. 耳轮部分区与耳穴

总计耳轮为 12 区 13 穴。耳轮脚为耳轮 1 区。耳轮脚切迹到对耳轮下脚上缘之间的耳轮分为三等分，自下而上依次为耳轮 2 区、耳轮 3 区、耳轮 4 区。对耳轮下脚上缘到对耳轮上脚前缘之间的耳轮为耳轮 5 区。对耳轮上脚前缘到耳尖之间的耳轮为耳轮 6 区。耳尖到耳轮结节上缘为耳轮 7 区。耳轮结节上缘到耳轮结节下缘为耳轮 8 区。耳轮结节下缘至轮垂切迹之间的耳轮分为 4 等分，自上而下依次为耳轮 9 区、耳轮 10 区、耳轮 11 区和耳轮 12 区。（表 4-6、图 4-9）

表 4-6　耳轮穴位

穴名	定位	主治
耳中（HX$_1$）	在耳轮脚处，即耳轮 1 区	呃逆，荨麻疹，皮肤瘙痒，咯血
直肠（HX$_2$）	在耳轮脚棘前上方的耳轮处，即耳轮 2 区	便秘，腹泻，脱肛，痔疮
尿道（HX$_3$）	在直肠上方的耳轮处，即耳轮 3 区	尿频，尿急，尿痛，尿潴留
外生殖器（HX$_4$）	在对耳轮下脚前方的耳轮处，即耳轮 4 区	睾丸炎，附睾炎，阴道炎，外阴瘙痒
肛门（HX$_5$）	三角窝前方的耳轮处，即耳轮 5 区	痔疮，肛裂
耳尖前（HX$_6$）	在耳尖的前部，即耳轮 6 区	发热，结膜炎
耳尖（HX$_{6,7i}$）	在耳郭向前对折的上部尖端处，即耳轮 6、7 区交界处	发热，高血压，急性结膜炎，麦粒肿，痛症，风疹，失眠
耳尖后（HX$_7$）	在耳尖的后部，即耳轮 7 区	发热，结膜炎
结节（HX$_8$）	在耳轮结节处，即耳轮 8 区	头晕，头痛，高血压
轮 1（HX$_9$）	在耳轮结节下方的耳轮处，即耳轮 9 区	扁桃体炎，上呼吸道感染，发热
轮 2（HX$_{10}$）	在轮 1 区下方的耳轮处，即耳轮 10 区	扁桃体炎，上呼吸道感染，发热
轮 3（HX$_{11}$）	在轮 2 区下方的耳轮处，即耳轮 11 区	扁桃体炎，上呼吸道感染，发热
轮 4（HX$_{12}$）	在轮 3 区下方的耳轮处，即耳轮 12 区	扁桃体炎，上呼吸道感染，发热

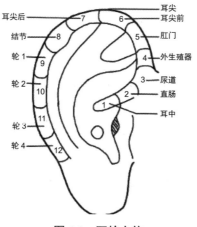

图 4-9　耳轮穴位

4. 耳舟部分区与耳穴

耳舟分为6等分，自上而下依次为耳舟1区、2区、3区、4区、5区、6区。总计6区6穴。（表4-7、图4-10）

表 4-7　耳舟穴位

穴名	定位	主治
指（SF_1）	在耳舟上方处，即耳舟1区	甲沟炎、手指疼痛和麻木
腕（SF_2）	在指区的下方处，即耳舟2区	腕部疼痛
风溪（$SF_{1,2i}$）	在耳轮结节前方，指区与腕区之间，即耳舟1、2区交界处	荨麻疹、皮肤瘙痒、过敏性鼻炎，哮喘
肘（SF_3）	在腕区的下方处，即耳舟3区	肱骨外上髁炎、肘部疼痛
肩（SF_{4-5}）	在肘区的下方处，即耳舟4、5区	肩关节周围炎、肩部疼痛
锁骨（SF_6）	在肩区的下方处，即耳舟6区	肩关节周围炎

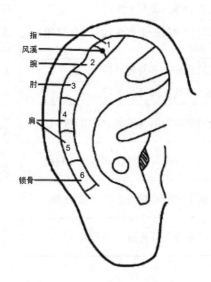

图 4-10　耳舟部分区与耳穴

5. 对耳轮部分区与耳穴

对耳轮总计13区14穴。对耳轮上脚分为上、中、下3等分，下1/3为对耳轮5区，中1/3为对耳轮4区；再将上1/3分为上、下两等分，下1/2为对耳轮3区，再将上1/2分为前后两等分，后1/2为对耳轮2区，前1/2为对耳轮1区。对耳轮下脚分为前、中、后3等分，中、前2/3为对耳轮6区，后1/3为对耳轮7区。将对耳轮体从对耳轮上、下脚分叉处至轮屏切迹分为5等分，再沿对耳轮耳甲缘将对耳轮体分为前1/4和后3/4两部分，前上2/5为对耳轮8区，后上2/5为对耳轮9区，前中2/5为对耳轮10区，后中2/5为对耳轮11区，前下1/5为对耳轮12区，后下1/5为对耳轮13区。（见表4-8、图4-11）

表 4-8 对耳轮穴位

穴名	定位	主治
跟（AH_1）	在对耳轮上脚前上部，即对耳轮 1 区	相应部位疾病
趾（AH_2）	在耳尖下方的对耳轮上脚后上部，即对耳轮 2 区	相应部位疾病
踝（AH_3）	在趾、跟区下方处，即对耳轮 3 区	相应部位疾病
膝（AH_4）	在对耳轮上脚中 1/3 处，即对耳轮 4 区	相应部位疾病
髋（AH_5）	在对耳轮上脚的下 1/3 处，即对耳轮 5 区	相应部位疾病
坐骨神经（AH_6）	在对耳轮下脚的前 2/3 处，即对耳轮 6 区	相应部位疾病
交感（AH_{6a}）	在对耳轮下脚前端与耳轮内缘交界处，即对耳轮 6 区前端	自主神经功能疾病及胃肠、心、胆、输尿管等疾病
臀（AH_7）	在对耳轮下脚的后 1/3 处，即对耳轮 7 区	相应部位疾病
腹（AH_8）	在对耳轮前部上 2/5 处，即位于对耳轮 8 区	消化系统、盆腔疾病
腰骶椎（AH_9）	在腹区后方，即对耳轮 9 区	相应部位疾病
胸（AH_{10}）	在对耳轮体前部中 2/5 处，即对耳轮 10 区	胸胁部位疾病
胸椎（AH_{11}）	在胸区后方，即对耳轮 11 区	相应部位疾病
颈（AH_{12}）	在对耳轮体前部下 1/5 处，即对耳轮 12 区	颈项部疾病
颈椎（AH_{13}）	在颈区后方，即对耳轮 13 区	相应部位疾病

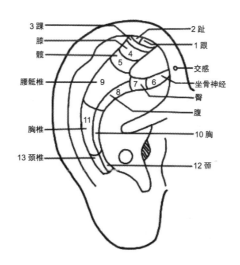

图 4-11 对耳轮部分区与耳穴

6. 三角窝部分区与耳穴

将三角窝由耳轮内缘至对耳轮上、下脚分叉处分为前、中、后 3 等分，中 1/3 为三角窝 3 区；再将前 1/3 分为上、中、下 3 等分，上 1/3 为三角窝 1 区，中、下 2/3 为三角窝 2 区；再将后 1/3 分为上、下 2 等分，上 1/2 为三角窝 4 区，下 1/2 为三角窝 5 区。总计 5 区 5 穴。（表 4-9、图 4-12）

表 4-9　三角窝穴位

穴名	定位	主治
角窝上（TF₁）	在三角窝前 1/3 的上部，即三角窝 1 区	痛经、带下、不孕、阳痿、遗精
内生殖器（TF₂）	在三角窝前 1/3 的下部，即三角窝 2 区	妇科、男科病症
角窝中（TF₃）	在三角窝中 1/3 处，即三角窝 3 区	肝病等
神门（TF₄）	在三角窝后 1/3 的上部，即三角窝 4 区	失眠、多梦、烦躁等
盆腔（TF₅）	在三角窝前 1/3 的下部，即三角窝 5 区	盆腔内病症

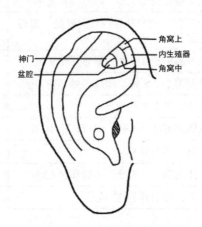

图 4-12　三角窝部分区与耳穴

7. 耳屏部分区与耳穴

耳屏总计 4 区 9 穴。耳屏外侧面分为上、下 2 等分，上部为耳屏 1 区，下部为耳屏 2 区。将耳屏内侧面分上、下 2 等分，上部为耳屏 3 区，下部为耳屏 4 区。（表 4-10、图 4-13）

表 4-10　耳屏穴位

穴名	定位	主治
上屏（TG₁）	在耳屏外侧面上 1/2 处，即耳屏 1 区	咽炎，单纯性肥胖症
下屏（TG₂）	在耳屏外侧面下 1/2 处，即耳屏 2 区	鼻炎，单纯性肥胖症
外耳（TG₁ᵤ）	在屏上切迹前方近耳轮部，即耳屏 1 区上缘处	各类耳病，如耳鸣、眩晕等
屏尖（TG₁ₚ）	在耳屏游离缘上部尖端，即耳屏 1 区后缘处	炎症，痛症
外鼻（TG₁,₂ᵢ）	在耳屏外侧面中部，即耳屏 1、2 区之间	各类鼻病，如鼻渊等
肾上腺（TG₂ₚ）	在耳屏游离缘下部尖端，即耳屏 2 区后缘处	低血压、昏厥、无脉症等
咽喉（TG₃）	在耳屏内侧面上 1/2 处，即耳屏 3 区	咽喉肿痛
内鼻（TG₄）	在耳屏内侧面下 1/2 处，即耳屏 4 区	各类鼻病，如鼻渊、鼻塞流涕等
屏间前（TG₂₁）	在屏间切迹前方耳屏最下部，即耳屏 2 区下缘处	鼻咽炎，口腔炎

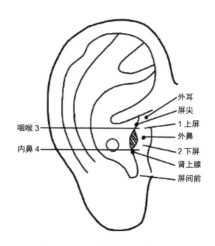

图 4-13 耳屏部分区与耳穴

8. 对耳屏部分区与耳穴

对耳屏总计4区8穴。由对屏尖及对屏尖至轮屏切迹连线之中点，分别向耳垂上线做两条垂线，将对耳屏外侧面及其后部分成前、中、后3区，前为对耳屏1区，中为对耳屏2区，后为对耳屏3区，对耳屏内侧面为对耳屏4区。（表4-11、图4-14）

表 4-11 对耳屏穴位

穴名	定位	主治
额（AT_1）	在对耳屏外侧面的前部，即对耳屏1区	额窦炎，头痛，头晕，失眠，多梦
屏间后（AT_{1i}）	在屏间切迹后方对耳屏前下部，即对耳屏1区下缘处	眼病
颞（AT_2）	在对耳屏外侧面的中部，即对耳屏2区	偏头痛
枕（AT_3）	在对耳屏外侧面的后部，即对耳屏3区	头痛，眩晕，哮喘，癫痫，神经衰弱
皮质下（AT_4）	在对耳屏内侧面，即对耳屏4区	痛症，间日疟，神经衰弱，假性近视，胃溃疡，腹泻，高血压病，冠心病，心律失常
对屏尖（$AT_{1,2,4i}$）	在对耳屏游离缘的尖端，即对耳屏1、2、4区交点处	哮喘，腮腺炎，皮肤瘙痒，睾丸炎，附睾炎
缘中（$AT_{2,3,4i}$）	在对耳屏游离缘上，对屏尖与轮屏切迹之中点处，即对耳屏2、3、4区交点处	遗尿，内耳眩晕症，功能性子宫出血
脑干（$AT_{3,4i}$）	在轮屏切迹处，即对耳屏3、4区之间	头痛，眩晕，假性近视

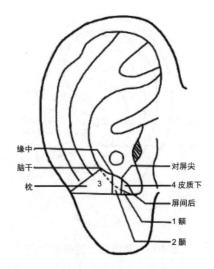

图 4-14　对耳屏部分区与耳穴

9. 耳甲部分区与耳穴

耳甲总计 18 区 21 穴。（表 4–12、图 4–15）

将 BC 线前段与耳轮脚下缘间分成 3 等分，前 1/3 为耳甲 1 区，中 1/3 为耳甲 2 区，后 1/3 为耳甲 3 区。ABC 线前方，耳轮脚消失处为耳甲 4 区。将 AB 线前段与耳轮脚上缘及部分耳轮内缘间分成 3 等分，后 1/3 为 5 区，中 1/3 为 6 区，前 1/3 为 7 区。

将对耳轮下脚下缘前、中 1/3 交界处与 A 点连线，该线前方的耳甲艇部为耳甲 8 区。将 AB 线前段与对耳轮下脚下缘间耳甲 8 区以后的部分，分为前、后 2 等分，前 1/2 为耳甲 9 区，后 1/2 为耳甲 10 区。在 AB 线后段上方的耳甲艇部，将耳甲 10 区后缘与 BD 线之间分成上、下 2 等分，上 1/2 为耳甲 11 区，下 1/2 为耳甲 12 区。由轮屏切迹至 B 点作连线，该线后方、BD 线下方的耳甲腔部为耳甲 13 区。以耳甲腔中央为圆心，圆心与 BC 线间距离的 1/2 为半径作圆，该圆形区域为耳甲 15 区。过 15 区最高点及最低点分别向外耳门后壁作两条切线，切线间为耳甲 16 区。15、16 区周围为耳甲 14 区。将外耳门的最低点与对耳屏耳甲缘中点相连，再将该线下的耳甲腔部分为上、下 2 等分，上 1/2 为耳甲 17 区，下 1/2 为耳甲 18 区。

表 4-12　耳甲穴位

穴名	定位	主治
口（CO_1）	在耳轮脚下方前 1/3 处，即耳甲 1 区	面瘫，口腔炎，胆囊炎，胆石症，戒断综合征，牙周炎，舌炎
食道（CO_2）	在耳轮脚下方中 1/3 处，即耳甲 2 区	食道炎，食道痉挛
贲门（CO_3）	在耳轮脚下方后 1/3 处，即耳甲 3 区	贲门痉挛，神经性呕吐

（续表）

穴名	定位	主治
胃（CO_4）	在耳轮脚消失处，即耳甲 4 区	胃炎，胃溃疡，失眠，牙痛，消化不良，恶心呕吐
十二指肠（CO_5）	在耳轮脚及部分耳轮与 AB 线之间的后 1/3 处，即耳甲 5 区	十二指肠球部溃疡，胆囊炎，胆石症，幽门痉挛，腹胀，腹泻，腹痛
小肠（CO_6）	在耳轮脚及部分耳轮与 AB 线之间的中 1/3 处，即耳甲 6 区	消化不良，腹痛，心动过速，心律不齐
大肠（CO_7）	在耳轮脚及部分耳轮与 AB 线之间的前 1/3 处，即耳甲 7 区	腹泻，便秘，痢疾，咳嗽，痤疮
阑尾（$CO_{6,7i}$）	在小肠区与大肠区之间，即耳甲 6、7 区交界处	单纯性阑尾炎，腹泻，腹痛
艇角（CO_8）	在对耳轮下脚下方前部，即耳甲 8 区	前列腺炎，尿道炎
膀胱（CO_9）	在对耳轮下脚下方中部，即耳甲 9 区	膀胱炎，遗尿，尿潴留，腰痛，坐骨神经痛，后头痛
肾（CO_{10}）	在对耳轮下脚下方后部，即耳甲 10 区	腰痛，耳鸣，神经衰弱，水肿，哮喘，遗尿症，月经不调，遗精，阳痿，早泄，眼病，五更泻
输尿管（$CO_{9,10i}$）	在肾区与膀胱区之间，即耳甲 9、10 区交界处	输尿管结石绞痛
胰胆（CO_{11}）	在耳甲艇的后上部，即耳甲 11 区	胆囊炎，胆石症，胆道蛔虫症，偏头痛，带状疱疹，中耳炎，耳鸣，听力减退，胰腺炎，口苦，胁痛
肝（CO_{12}）	在耳甲艇的后下部，即耳甲 12 区	胁痛，眩晕，经前期紧张症，月经不调，更年期综合征，高血压病，假性近视单纯性青光眼，目赤肿痛
艇中（$CO_{6,10i}$）	在小肠区与肾区之间，即耳甲 6、10 区交界处	腹痛，腹胀，腮腺炎
脾（CO_{13}）	在 BD 线下方，耳甲腔的后上部，即耳甲 13 区	腹胀，腹泻，便秘，食欲不振，功能性子宫出血，白带过多，内耳眩晕症，水肿，痿证，内脏下垂
心（CO_{15}）	在耳甲腔正中凹陷处，即耳甲 15 区	心动过速，心律不齐，心绞痛，无脉症自汗盗汗，癔症，口舌生疮，心悸怔忡，失眠，健忘
气管（CO_{16}）	在心区与外耳门之间，即耳甲 16 区	咳嗽，气喘，急慢性咽炎
肺（CO_{14}）	在心、气管区周围处，即耳甲 14 区	咳喘，胸闷，声音嘶哑，痤疮，皮肤瘙痒，荨麻疹，便秘，戒断综合征，自汗盗汗，鼻炎
三焦（CO_{17}）	在外耳门后下，肺与内分泌区之间，即耳甲 17 区	便秘，腹胀，水肿，耳鸣，耳聋，糖尿病

（续表）

穴名	定位	主治
内分泌（CO_{18}）	在屏间切迹内，耳甲腔的底部，即耳甲 18 区	痛经，月经不调，更年期综合征，痤疮，间日疟，糖尿病

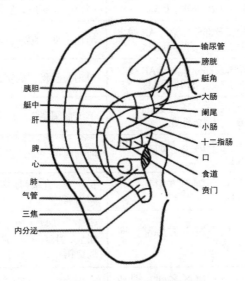

图 4-15　耳甲部分区与耳穴

10．耳垂部分区与耳穴

耳垂总计 9 区 8 穴。在耳垂上线至耳垂下缘最低点之间划两条等距离平行线，于该平行线上引两条垂直等分线，将耳垂分为 9 个区，上部由前到后依次为耳垂 1 区、2 区、3 区；中部由前到后依次为耳垂 4 区、5 区、6 区；下部由前到后依次为耳垂 7 区、8 区、9 区。（表 4-13、图 4-16）

表 4-13　耳垂穴位

穴名	定位	主治
牙（LO_1）	在耳垂正面前上部，即耳垂 1 区	牙痛，牙周炎，低血压
舌（LO_2）	在耳垂正面中上部，即耳垂 2 区	舌炎，口腔炎
颌（LO_3）	在耳垂正面后上部，即耳垂 3 区	牙痛，颞颌关节功能紊乱症
垂前（LO_4）	在耳垂正面前中部，即耳垂 4 区	神经衰弱，牙痛
眼（LO_5）	在耳垂正面中央部，即耳垂 5 区	假性近视，目赤肿痛，迎风流泪
内耳（LO_6）	在耳垂正面后中部，即耳垂 6 区	内耳眩晕症，耳鸣，听力减退
面颊（$LO_{5,6i}$）	在耳垂正面，眼区与内耳区之间，即耳垂 5、6 区交界处	周围性面瘫，三叉神经痛，痤疮，扁平疣
扁桃体（LO_7）	在耳垂正面下部，即耳垂 7、8、9 区	扁桃体炎，咽炎

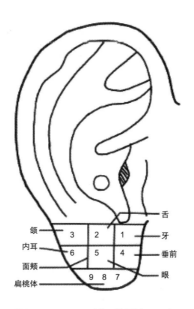

图 4-16 耳垂部分区与耳穴

11. 耳背及耳根部分区与耳穴

耳背及耳根总计 5 区 9 穴。分别过对耳轮上、下脚分叉处耳背对应点和轮屏切迹耳背对应点做两条水平线，将耳背分为上、中、下 3 部，上部为耳背 1 区，下部为耳背 5 区，再将中部分为内、中、外 3 等分，内 1/3 为耳背 2 区，中 1/3 为耳背 3 区、外 1/3 为耳背 4 区。（表 4–14、图 4–17）

表 4-14 耳背及耳根穴位

穴名	定位	主治
耳背心（P_1）	在耳背上部，即耳背 1 区	心悸，失眠，多梦
耳背肺（P_2）	在耳背中内部，即耳背 2 区	咳喘，皮肤瘙痒
耳背脾（P_3）	在耳背中央部，即耳背 3 区	胃痛，消化不良，食欲不振，腹胀，腹泻
耳背肝（P_4）	在耳背中外部，即耳背 4 区	胆囊炎，胆石症，胁痛
耳背肾（P_5）	在耳背下部，即耳背 5 区	头痛，眩晕，神经衰弱
耳背沟（Ps）	在对耳轮沟和对耳轮上、下脚沟处	高血压病，皮肤瘙痒
上耳根（R_1）	在耳郭与头部相连的最上处	鼻衄，哮喘
耳迷根（R_2）	在耳轮脚沟的耳根处	胆囊炎，胆石症，胆道蛔虫症，鼻炎，心动过速，腹痛，腹泻
下耳根（R_3）	在耳郭与头部相连的最下处	低血压，下肢瘫痪

注：大写字母标示该穴位所在解剖分区英文缩写；下标数字为该穴位所在分区编号；下标字母代表含义分别为：i—两穴区交界，a—该穴区前端，p—该穴区后缘，l—该穴区下缘，u—该穴区上缘。

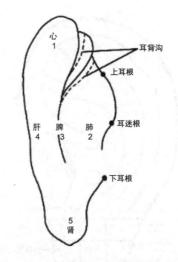

图 4-17　耳背及耳根部分区与耳穴

二、操作方法

（一）辅助诊断

疾病的发生会在耳郭的相应部位出现不同的病理反应（阳性反应），如皮肤色泽、形态改变，局部痛阈降低，耳穴电阻下降等，可以借助下列检查法加以判定，结合临床症状、体征，从而起到辅助诊断的作用。

1. 常用耳穴诊断法

望诊法：在自然光线下，肉眼观察或借助放大镜观察耳郭皮肤有无变色、变形等征象，如脱屑、丘疹、硬结、充血，以及血管形状、颜色的改变等，以确定所在区域与脏腑的关系。

压痛法：围绕全耳或在与疾病相关耳穴的周围，用弹簧探棒等工具以均匀的压力触压耳穴，当触压某穴区时患者出现呼痛或躲闪、皱眉、眨眼等反应，即可确定为压痛敏感。

电测定法：用特制仪器如耳穴探测仪等，依照使用方法测定皮肤电阻的变化，仪器会以蜂鸣或指针等形式显示其异常，提示某穴区有电阻降低、导电增加等异常改变。

2. 注意事项

（1）多穴区敏感时，注意其间的联系与区别。任何疾病的发生都是多因素共同作用的结果，相关脏腑、组织、器官之间必然会产生内在的关联与影响，均可能在耳穴上有所表现，因此，要注意敏感穴区之间的主次关系和关联度。

（2）痛敏以及变形、变色与正常反应的区别。点压刺激健康人耳郭也可有不同程度的反应，可采用看压结合的方法综合判定痛敏点之性质，以避免假阳性。此外，如耳郭上的色素沉着、疣痣、冻疮、瘢痕等也要与疾病相关的变形、变色相区分。

（3）在观察中要做到全面望诊、有顺序、无遗漏；点压力度均匀一致，点压位置以穴区中心点为宜，注意不同程度痛敏点之间的差异。

（二）刺激方法

诊断明确后，根据耳穴的选穴原则，或在耳郭上获得阳性反应点，确立处方。针刺操作前常规消毒，可先用2%碘伏消毒耳穴，再用75%乙醇消毒并脱碘，或用络合碘消毒。

1.毫针刺法

针具选择：选用28～30号粗细的0.5～1寸的毫针。

常用进针法有直刺法和沿皮透穴刺法两种。

（1）直刺法

进针时，押手固定耳郭，刺手持针以单手进针法速刺进针；针刺方向视耳穴所在部位灵活掌握，针刺深度宜0.1～0.3cm，以不穿透对侧皮肤为度；多用捻转、刮法或震颤法行针，刺激强度视患者病情、体质和敏感性等因素综合决定；得气以热、胀、痛，或局部充血红润为多见；一般留针15～30分钟或间歇行针1～2次。疼痛性或慢性疾病留针时间可适当延长；出针时，押手托住耳背，刺手持针速出，同时用消毒干棉球压迫针孔片刻。（图4-18）

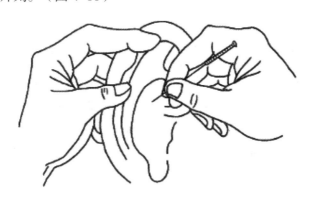

图4-18 耳部毫针直刺法

（2）沿皮透穴刺法

沿皮透穴刺法是从某一穴点刺入，沿着皮下与皮下软骨之间通达另一穴点；或从某一穴区的一端刺入，沿着皮下与皮下软骨之间通贯该穴区的全程的耳针刺法。此法多适用于耳郭的耳舟部（上肢区），对耳轮的上、下脚部（下肢区），对耳轮部（躯干区），对耳屏后下方（枕、颞、额区）。先将皮肤按常规消毒，用左手固定耳郭，拇指在前，食指和中指从后方将所刺穴区的耳郭局部顶起，右手拇、食、中三指持针，从选定的某一穴点呈小于10°的角度刺入，然后沿着皮下与皮下软骨之间通达另一穴点的皮下；对于对耳轮部较大的穴区，如果一针难以通贯全程，可采用2～3支毫针接力连续刺入，以通贯该穴区的全程。进针后，施小幅度的捻转手法5～7下，留针30分钟，留针期间可行此法2～3次，以加强针感。针毕，即刻令患者活动患部，越是活动困难的动作，越要多加活动。留针期间，根据患者的病情及体力，也要不断地或间歇地活动病患部位。

2. 埋针法

针具选择：揿针型皮内针为宜。

操作方法：押手固定耳郭并绷紧欲埋针处皮肤，刺手用镊子夹住皮内针柄，速刺（压）入所选穴位皮内，再用胶布固定；以轻压针柄后局部有轻微刺痛感为宜，可留置 1～3 天，其间可嘱患者每日自行按压 2～3 次；起针时轻撕下胶布即可将针一并取出，并再次消毒。两耳穴交替埋针，必要时双耳穴同用。（图 4-19）

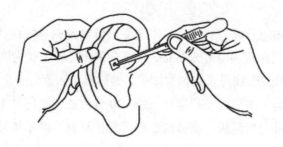

图 4-19　耳部埋针法

3. 压丸法

压丸选择：压丸又称压豆或压籽，多以表面光滑的王不留行籽为贴压介质。

操作方法：将所选"压籽"贴于 0.5cm×0.5cm 大小的透气胶布中间，医生用镊子夹持之敷贴于耳穴并适当按压贴固；以耳穴发热、胀痛为宜；可留置 2～4 天，其间可嘱患者每日自行按压 2～3 次。使用中应防止胶布潮湿或污染，以免引起皮肤炎症。个别患者胶布过敏，局部出现红色粟粒样丘疹并伴有痒感，宜改用他法。孕妇选用本法时刺激宜轻，有流产倾向者慎用。（图 4-20）

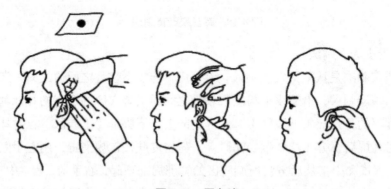

图 4-20　压丸法

4. 点刺法

针具选择：三棱针、粗毫针。

操作方法：针刺前在欲点刺部位的周围向中心处推揉，以使血液聚集；常规消毒后，押手拇、食指固定耳郭，刺手依照三棱针刺法点刺出血。点刺法一般多应用于耳尖、耳垂等耳郭部位。

5. 磁疗法

磁疗法操作类似压丸法，可直接敷贴，即把磁珠放置在胶布中央直接贴于耳穴上，或用磁珠或磁片异名极在耳郭前后相对贴，可使磁力线集中穿透穴位，更好地发挥作用。间接贴敷法则是用纱布或薄层脱脂棉把磁珠（片）包起来，再固定在耳穴上，这样可减少磁珠（片）直接接触皮肤而产生的某些副作用。

6. 按摩法

按摩法主要包括全耳按摩、手摩耳轮和提捏耳垂。全耳按摩是用两手掌心依次按摩耳郭前后两侧至耳郭充血发热为止；手摩耳轮是两手握空拳，以拇食两指沿着外耳轮上下来回按摩至耳轮直至充血发热为止；提捏耳垂是用两手由轻到重提捏耳垂。按摩时间以 15 ～ 20 分钟为宜，双耳充血发热为度。

（三）注意事项

1. 严格消毒，防止感染。因耳郭暴露在外，表面凹凸不平，结构特殊，针刺前必须严格消毒。湿疹、溃疡、冻伤和炎症部位禁针。针刺后如针孔发红、肿胀，应及时涂2%碘酒，并服用消炎药，以防止耳化脓性软骨膜炎的发生。

2. 对扭伤和有运动障碍的患者，进针后宜适当活动患部，有助于提高疗效。

3. 有习惯性流产史的孕妇应禁针。

4. 患有严重器质性病变和伴有高度贫血者不宜针刺，对年老体弱的高血压病患者不宜行强刺激法。

5. 耳针治疗时亦可发生晕针，应注意预防并及时处理。

三、耳针临床应用

（一）选穴组方原则

1. 辨证取穴

根据中医的脏腑、经络学说辨证选用相关耳穴。如皮肤病，按"肺主皮毛"的理论，选用肺穴；目赤肿痛患者，除选用相应的部位外，可按"肝开窍于目"的理论，选用肝穴。

2. 对症取穴

根据中医理论对症取穴；也可根据现代医学的生理病理知识对症选用有关耳穴。如月经不调选内分泌，神经衰弱者选皮质下等；也可据中医理论对症取穴。如耳中穴与膈相应，用于治疗膈肌痉挛，又可凉血清热，用于血液病和皮肤病；胃穴用于消化系统病症，又用于脾胃不和所致的失眠。

3. 对应取穴

直接选取发病脏腑器官对应的耳穴。如眼病选眼穴及屏间前、屏间后穴；胃病取胃穴；妇女经带病取内生殖器穴。

4. 经验取穴

临床医生结合自身经验灵活选穴。如外生殖器穴可以治疗腰腿痛。

（二）适应范围

各种疼痛性病症：如偏头痛、三叉神经痛、肋间神经痛等神经性疼痛；扭伤、挫伤、落枕等外伤性疼痛；各种外科手术所产生的伤口痛；胆绞痛、肾绞痛、胃痛等内脏痛等。

各种炎症性病症：如急性结膜炎、牙周炎、咽喉炎、扁桃体炎、支气管炎等。

功能紊乱性病症：如心律不齐、高血压病、多汗症、胃肠功能紊乱、月经不调、神经衰弱、癔症等。

过敏与变态反应性疾病：如过敏性鼻炎、支气管哮喘、过敏性结肠炎、荨麻疹等。

内分泌代谢性疾病：如单纯性肥胖症、甲状腺功能亢进、围绝经期综合征等。

其他：如用于手术麻醉，预防感冒、晕车、晕船，戒烟、戒毒等。

四、典型病例

病例 1：患者，女，44 岁，于 2007 年 10 月 3 日初诊。右侧眼周、口角不自主抽动 3 个月，症状逐渐加重，每于说话及情绪激动时抽动发作或加重，一日内眼睑跳动无数次，经多家医院诊治，诊为面肌痉挛，使用中、西药物治疗无效，故来就诊。选取耳穴神门、皮质下、心、肝、肾、面颊区，常规消毒后，以消毒过的揿针压于上述耳穴，每穴必以有胀痛为度，再以胶布固定揿针。嘱患者每日自行按压耳穴 3～5 次，隔日更换 1 次，两耳交替进行。治疗 2 周后显效，治疗 4 周后面肌痉挛停止发作，至今未见复发。

病例 2：王某，女，25 岁，农民，于 2009 年 6 月 10 日初诊。主诉：双目红肿疼痛 2 天。患者在 2 天前与红眼病患者有接触史，因有 4 个月身孕，惧怕药物对胎儿有影响，故不敢轻率服药，而来寻求针灸治疗。症见：双目红肿疼痛，畏光流泪，舌红，苔薄黄，脉浮数。诊为急性结膜炎。独取耳尖，用三棱针点刺放血，双侧交替放血，每次出血量共 2～4mL，每日上午、下午分别放血 1 次，连治 4 天而愈。

附篇：基于数据挖掘的耳针疗法研究

一、基于数据挖掘的耳针疗法临床应用规律的研究

采用数据挖掘技术，以单纯应用耳针疗法治疗疾病的期刊、学位论文为数据样本，建立耳针疗法数据库，对 60 多年来与耳针疗法相关的文献进行下载、筛选、录入、审核、数据提取、统计分析，总结耳针疗法在临床应用中的规律。发现耳针疗法适应病证广，

在内科疾病中应用频次最高；耳穴刺激方法中以贴压法应用最多；耳针疗法效果显著，外科愈显率最高；内科中按压法效果最好，在外科为放血法＋贴压，妇科与儿科均为注射法，五官科为放血法，皮肤科为割治；注射法在各科中疗效显著，放血法与放血法＋贴压疗效无太大差异；耳针疗法针刺角度问题研究较少。结论：耳针疗法治疗疾病广泛，在内科疾病中应用频次最多；耳针疗法效果显著，在外科中效果最突出。

1. 耳穴疗法临床应用科属及病种频次分析

运用计算机挖掘技术提取录入数据库的 1724 篇文章中的治疗组信息，疾病的总频次是 1777 次（由于同一篇文献中会出现多个治疗组，导致频次出现个数与文章数有差异），病种达 211 种，涉及内、外、妇、儿、五官、皮肤各科。其中以内科疾病应用频次最多，为 863 次，占各科总频次的 48.56%，其余依次为五官科 255 次，外科 199 次，妇科 195 次，皮肤科 174 次，儿科 91 次。病种个数依次为内科 72 个，占病种的 34.12%，其余依次为五官科 36 个，外科 28 个，妇科 26 个，儿科 26 个，皮肤科 23 个。（表 4-15）

表 4-15 耳穴疗法临床应用科属与病种频次分析

科属	疾病频次	科属频次	科属百分比（%）	病种个数	病种百分比（%）
内科	不寐（182）、便秘（67）、眩晕（64）、呃逆（58）、郁证（52）、头痛（51）、肥胖（47）、胁痛（47）、戒烟综合征（22）、恶心、呕吐（12）、肠易激综合征（3）、痴呆（1）、打鼾（4）、多寐（1）、耳鸣（1）、腹痛（6）、腹胀（12）、汗证（1）、间位结肠（1）、肩手综合征（1）、竞技综合征（4）、久咳（2）、考场综合征（5）、戒断综合征（2）、咳嗽（8）、口渴症（1）、口眼㖞斜（3）、淋证（14）、面肌抽搐（1）、面顺（5）、面痛（6）、脑损伤后综合征（1）、脑炎（1）、尿失禁（3）、亡疢（1）、盆底痉挛综合征（1）、疲劳（1）、痞满（2）、肾绞痛（2）、食后困睡症（1）、食欲不振（3）、输血发热反应（1）、输血反应（1）、输液反应（1）、痰浊、血瘀（6）、糖尿病足疼痛（1）、疼痛（5）、头部内伤（1）、外感（6）、胃肠道反应（14）、胃脘痛（14）、哮喘（7）、消渴（10）、泄泻（5）、心悸（11）、胸痹（10）、虚劳（3）、虚损（1）、血证（3）、延长中药灌肠保留时间（1）、中风（1）、中风后遗症（4）、癌症疼痛（2）、瘰疬（1）、癃闭（45）、癫痫（2）、不寐、嗜睡（2）、眩晕、痰浊（1）、胃脘痛、胁痛（1）、哮喘、咳嗽（1）、消渴、不寐（1）、链霉素中毒（1）	863	48.56	72	34.12

（续表）

科属	疾病频次	科属频次	科属百分比（%）	病种个数	病种百分比（%）
外科	术后疼痛（45）、麻醉（22）、伤筋（20）、颈椎病（16）、痹证（12）、骨痹（6）、骨伤疼痛（5）、鹤膝风（2）、肌痹（3）、漏肩风（10）、落枕（7）、脑外伤综合征（1）、脑震荡（1）、伤筋骨（1）、术中牵拉反应（1）、术中疼痛（1）、斜颈（1）、腰腿痛（9）、痔（6）、肘劳（1）、疝肿（1）、痄腮（11）、股痛（1）、乳癖（12）、习惯性痉挛（1）、瘿瘤（1）、腰腿痛、历节风（1）、急性应激障碍（1）	199	11.20	28	13.27
妇科	经行腹痛（59）、绝经前后诸症（28）、月经不调（13）、妊娠恶阻（11）、崩漏（9）、不孕症（2）、产后宫缩痛（4）、产后乳少（13）、出血（1）、催产（4）、带下病（4）、分娩疼痛（3）、会阴术后疼痛（1）、经闭（1）、经前期紧张综合征（6）、经行出疹（1）、经行乳房胀痛（2）、经行头痛（3）、难产（2）、人流综合征（10）、乳腺疼痛（1）、胎位不正（8）、小产（3）、阴痒（3）、引产（1）、产后郁证（2）	195	10.97	26	12.32
儿科	小儿遗尿（37）、儿童多动综合征（8）、食积（7）、小儿腹泻（5）、小儿惊风（5）、小儿胞轮振跳（4）、小儿鼻衄（1）、小儿痴呆（1）、小儿发热（1）、小儿腹痛（2）、小儿喉痹（1）、小儿夹腿综合征（1）、小儿咳嗽（3）、小儿口吃（1）、小儿口僻（1）、小儿淋证（1）、小儿磨牙（1）、小儿青盲（1）、小儿外感咳嗽（1）、小儿血症（1）、小儿夜啼（2）、小儿痫证（1）、小儿癃闭（2）、疳证（1）、小儿脱肛（1）、儿童抽动症（1）	91	5.12	26	12.32
五官科	近视（96）、针眼（30）、鼻渊（28）、乳蛾（15）、胞轮振跳（7）、暴盲（2）、暴喑（1）、鼻窒（1）、鼻衄（8）、鼻鼽（10）、唇风（1）、耳聋（2）、耳鸣（3）、高眼压症（2）、红眼病（9）、喉痹（1）、喉痉挛（1）、喉喑（4）、口疮（7）、聋哑症（1）、慢性化脓性中耳炎（1）、眉棱骨痛（2）、目眩（2）、青盲（1）、弱视（2）、色盲（1）、舌纵（1）、视疲劳（1）、天行赤眼（1）、五风内障（1）、雪盲（1）、牙痛（7）、圆翳内障（2）、睑弦风（1）、鼻槁（1）、咳、喘、鼻渊（1）	255	14.35	36	17.06
皮肤科	粉刺（60）、肝斑（21）、扁瘊（24）、瘾疹（21）、白驳风（2）、斑疹（2）、扁平疣（4）、粉花疮（1）、口蕈（1）、毛细血管扩张症（1）、牛皮癣（13）、皮肤过敏（1）、皮肤疣（1）、千日疮（5）、色斑（1）、色素斑（1）、晒斑（1）、蛇串疮（3）、苔藓（1）、痒风（7）、掌跖疣（1）、粉刺、扁瘊、肝斑（1）、瘾疹、扁瘊（1）	174	9.79	23	10.90

2. 耳穴疗法的刺激方法频次分析

耳穴疗法刺激方法很多，通过表 4-15 得出应用频次总数大于等于 10 的方法从高到低依次为贴压（1162）、毫针刺（161）、埋针（99）、磁疗法（82）、注射（65）、放血法（41）、放血法 - 贴压（31）、割治（21）、电针（19）、按压法（17）、激光照射（11）。数据显示各科应用最多的均为贴压。耳穴疗法治疗过程中会同时用到两种或以上的方法，提取的数据中应用一种方法的有 1709 组，两种的有 67 组，三种方法的 1 组。

3. 耳穴疗法治疗疾病的愈显率比较分析

通过计算机挖掘技术，统计的 1777 次疾病在各科属中的痊愈病例数、显效病例数、有效病例数、无效病例数和总病例数，得出痊愈病例数及显效病例数在总病例数中所占的百分比。各科属中以外科愈显率最高，达 81.41%，其余依次为妇科（77.06%）、皮肤科（76.53%）、儿科（73.62%）、内科（61.80%）、五官科（46.24%）。

鉴于儿科刺激方法较少，为确保数据更有意义，只比较频次大于等于 3 以上的方法。通过整理计算数据得出在内科中按压法愈显率最高达 91.32%，外科为放血法 + 贴压（91.85%），妇科与儿均为注射法，分别为 83.43%、84.27%，五官科为放血法（94.61%），皮肤科为割治（86.20%）。

根据数据及图 4-21 显示，耳穴疗法在内、外、妇、儿、皮肤科中愈显率较高，各刺激方法的愈显率差距不明显。在五官科中，放血法、放血法 + 贴压、注射法、激光照射法愈显率较高，但其他刺激方法的愈显率与科属愈显率结果一致，愈显率较低。还可以看出，注射法在各科属愈显率均较高，同科属中的放血法 + 贴压与放血法差距较小。

具体数据如下：

内科：按压法（91.32%）、毫针刺法（68.47%）、放血法（68.21%）、放血法 + 贴压（66.25%）、 埋针法（63.10%）、贴压（59.21%）、电针（58.80%）、耳夹法（58.27%）、磁疗法（55.25%）。

外科：放血法 + 贴压（91.85%）、放血法（91.09%）、注射法（87.56%）、贴压（80.67%）、毫针法（79.08%）、埋针法（74.72%）、磁疗法（72.27%）、电针（69.52%）。

妇科：注射法（83.43%）、贴压（79.48%）、磁疗法（77.49%）、埋针法（74.92%）、毫针法（71.57%）、电针（44.41%）。

儿科：注射法（84.27%）、贴压（72.00%）、磁疗法（68.27%）、毫针法（61.34%）。

五官科：放血法（94.61%）、放血法 - 贴压（92.54%）、注射法（86.82%）、激光法（78、19%）、贴压（45.58%）、毫针法（40.90%）、埋针法（36.81%）、磁疗法（18.23%）。

皮肤科：割治（86.20%）、激光照射（83.96%）、注射法（82.26%）、放血法 +

贴压（76.37%）、贴压（75.96%）、埋针法（73.66%）、磁疗法（66.13%）、毫针＋埋针（63.30%）、放血法（62.34%）、毫针法（56.07%）、冷冻（23%）。

4. 耳穴疗法中毫针刺法的针刺角度应用频次分析

毫针刺法的针刺角度亦是疗效的关键。根据毫针刺法角度及耳穴疗法特有的角度将数据库针刺角度设计为平刺、斜刺、直刺、沿皮透刺、未提及五种情况。单纯应用耳穴疗法治疗疾病的文献中，共录入提取有关针刺角度的文献频次为 161 次，其中未提及（122），提及角度问题的有 39 次，分别为直刺（27）、沿皮透刺（6）、斜刺（5）、平刺（1）。

综上可见，耳穴疗法在临床上治疗疾病有其自身规律，大量的临床资料显示耳穴疗法临床应用广泛；刺激方法多，临床治疗贴压应用最广泛，其中王不留行籽应用最多；耳穴疗法的效果突出，外科愈显率最高；内科中按压愈显率最高，外科中放血法最高，妇科及儿科中均为注射，五官科为放血法，皮肤科为割治；对耳穴疗法针刺角度研究较少。

上述挖掘结果反映出耳穴疗法应用病种、刺激方法及治疗效果与临床理论一般规律是相吻合的。数据结果可为以后研究提供循证医学的依据，亦为临床提供参考及运用依据。

二、基于数据挖掘的耳穴疗法的刺激方法及穴位应用特点的研究

应用数据挖掘技术，以单纯应用耳穴疗法治疗疾病的期刊、学位论文为数据样本，建立耳穴疗法数据库，对 60 多年来与耳穴疗法相关的文献进行下载、筛选、录入、审核、数据提取、统计分析，挖掘耳穴疗法中刺激方法的药物（针具）应用情况、选择何侧耳穴治疗疾病以及每天按压耳穴次数及时间问题。

1. 不同刺激方法的药物（针具）应用情况分析

在耳穴疗法中，一种刺激方法可应用不同药物（针具）刺激耳穴，现将刺激方法中频次大于 10 的药物（针具）的应用情况加以整理。数据显示，在贴压、埋针法、磁疗法、放血法、放血法＋贴压、割治、按压这些刺激方法中药物（针具）应用种类多，最常用的药物（针具）分别为王不留行，频次为 1082，占贴压的 93.12%，占总刺激方法的 60.89%；揿针（69）占埋针法的 70.00%；磁珠（68）占磁疗法的 82.93%；三棱针（30）占放血法的 73.17%；三棱针＋王不留行（16）占放血法＋贴压的 51.61%；手术刀（20）占割治法的 95.24%；火柴棒（14）占按压的 82.35%；在毫针刺法、注射法、激光照射法及电针法中应用针具较为单一，分别为毫针、一次性无菌注射器、He-Ne 激光照射仪及毫针 – 电针仪。（表 4-16）

表 4-16　不同刺激方法的药物（针具）应用情况分析

刺激方法	药物（针具）	频次
贴压	王不留行（1082）、白芥子（15）、绿豆（14）、菜籽（8）、莱菔子（6）、六神丸（5）、黄荆子（4）、急性子（3）、复方王不留行（2）、柏子仁（2）、决明子（2）、酸枣仁（2）、灵宝丹（2）、益视丸（2）、冰片（1）、苍耳子（1）、灯心草（1）、黄豆（1）、近视灵药丸（1）、辣椒籽（1）、木香顺气丸（1）、破故纸（1）、仁丹（1）、麝香保心丸（1）、五味子（1）、六味地黄丸（1）、米粒（1）	1162
毫针刺法	毫针（161）	161
埋针法	揿针（69）、皮内针（23）、耳环针（2）、磁化皮内针（1）、铝针（1）、特制针（1）、其他（2）	99
磁疗法	磁珠（68）、磁疗贴（8）、磁疗片（5）、多功能电磁疗治疗仪（1）	82
注射法	一次性无菌注射器（65）	65
放血法	三棱针（30）、手术刀（2）、刀片针（1）、毫针（2）、三角直缝合针（1）、一次性无菌注射器针头（5）、一次性采血针（2）	41
放血法 + 贴压	三棱针 + 王不留行（16）、一次性采血针 + 王不留行（6）、一次性无菌注射器针头 + 王不留行（4）、毫针 + 王不留行（2）、锋针 + 王不留行（1）、三棱针 + 木香顺气丸（1）	31
割治	手术刀（20）、三棱针（1）	21
按压	火柴棒（14）、探棒头（2）、笔尖（1）	17
激光照射	He-Ne 激光照射仪（11）	11
电针	毫针 – 电针仪（19）	19
其他	其他（68）	68

2. 耳穴疗法中的注射法在临床上的应用情况

耳穴疗法中的注射法在各科属均有应用，虽所占比例较少但效果肯定，故将其加以整理。注射法在各科属中应用比例不一，药物应用种类较多。由注射法中药物应用数据分析显示，注射法在内科中应用最多，频次为 29 次，其余依次为皮肤科（11）、五官科（10）、外科（7）、妇科（3）、儿科（3）。具体数据详见表 4–17。

表 4-17　注射法在各科属应用频次及药物应用情况

科属	疾病及药物	频次
内科	不寐：丹参注射液（1），淋证：维生素 B_1+ 维生素 B_{12}（2），面痛：维生素 B_1+ 维生素 B_{12}（1）、盐酸利多卡因（2），呕吐：维生素 B_1+维生素 B_6（1），哮病：肾上腺素（1），胁痛：奴夫卡因 + 维生素 K_3（1）、阿托品（1）、盐酸山莨菪碱 + 生理注射用水（3），心悸：葛根注射液（1）、新福林针剂（1），眩晕：阿托品（1），郁证：维生素 B_{12}+ 利多卡因（1），呃逆：氟哌利多（1）、利多卡因（1）、胃复安（1）、654-2 注射液 + 灭吐灵（1），癃闭：维生素 B_1+ 普鲁卡因（1）、生理注射用水（1）、维生素 B_{12}（3）、普鲁卡因（1），癫痫：盐酸山莨菪碱（2）	29

科属	疾病及药物	频次
外科	麻醉：维生素 B_1（2）、洋金花（1）、杜冷丁（1）、奴夫卡因（1）、闹洋花复方（1），痹证：利多卡因（1）	7
妇科	崩漏：维生素 K_3（4），妊娠恶阻：维生素 B_1（1）	5
儿科	小儿遗尿：奴夫卡因（1）、维生素 B_{12}（1），小儿痫证：盐酸消旋山莨菪碱（1）	3
五官科	鼻衄：维生素 K_3（1），鼻衄：异丙嗪+利多卡因（1），近视：阿托品（1），乳蛾：青霉素（2）、青霉素钾盐（1），针眼：复方丹参注射液（2）、维生素 B_{12}（2）	10
皮肤科	粉刺：维生素 B_1+维生素 B_{12}（1），肝斑：甲钴胺注射液（2）、板蓝根注射液+维丁胶性钙针剂（1）、板蓝根注射液（1），牛皮癣：普鲁卡因（1），痒风：异丙嗪+维生素 B_{12}（1），瘾疹：胎盘组织液（1）、扑尔敏（2）、维生素 B_{12}（1）	11

3. 耳穴疗法中按压次数／天及时间应用情况分析

临床上应用耳穴需要患者就医后自行按压以加强刺激。将按压次数／天分为1～3次、3～5次、5～8次、8～12次、12次以上、数次；按压分钟数分为0～1分钟、1～5分钟、5～10分钟、10～30分钟、数分钟；按压下数分为1～20下、20～50下、50～100下、100下以上、数下。根据整理出的数据显示，按压次数的频次为1018次，占总治疗组的57.29%；按压时间分为按压分钟数及按压下数，频次分别为753次、211次，共964次，占总治疗组的54.25%。具体数据详见表4-18。

表4-18　刺激方法中的按压情况分析

按压次数（次）／天	种数	频次	按压时间（分）	种数	频次	按压时间	种数	频次
1～3	5	269	0～1	11	127	1～20	13	127
3～5	7	514	1～5	15	495	20～50	8	53
5～8	13	139	5～10	8	74	50～100	5	23
8～12	8	33	10～30	9	43	100～	4	8
12～	6	11	数分	5	6	数下	5	8
数次	7	52						
合计	46	1018		53	753		30	211

4. 耳穴疗法中刺激何侧耳部穴位应用情况及愈显率情况分析

整理出的数据显示，1777个治疗组中有1051个治疗组提及刺激何侧耳部穴位，占总数的59.14%。录入文献时总结出单侧、双侧、患侧、健侧、左侧、右侧6种情况，频次分别为单侧（756）、双侧（258）、患侧（22）、健侧（1）、左侧（5）、右侧（9）。

其中取健侧耳穴愈显率最高，为 84.21%，其次为患侧（73.10%），单侧、双侧差距不大，分别为 66.70%、65.68%，左侧与右侧愈显率较低，依次为 42.70%、18.58%。详见图 4-22。

综上所述，在刺激方法中，药物（针具）种类多，其中王不留行籽应用最多；注射法应用药物与疾病性质有关；按压次数及时间占比例高，医者意识到了按压的重要性，但临床应用随意性较强；取健侧耳穴效果最显著；取单侧或双侧耳穴治疗疾病效果无显著差异；按左侧或右侧选择耳穴愈显率较低。

三、中国耳针不同流派的比较与分析

将近 60 年的耳针相关文献进行整理，对主要有代表性的耳针流派的理论基础、针刺方法、优势病种等进行归纳比较，以期提供不同耳针流派的区别及最佳的耳针治疗方案，从而提高临床疗效。

1. 现代耳针的形成历程

1957 年，法国医学博士 P.Nogier（诺吉尔）在《德国针术杂志》上发表了第一篇根据压痛法提出的如倒置胎儿的耳针治疗点图，共 42 个穴位。耳针从此传入德国及其他国家。后诺吉尔于 1961 年补充进一步确定了饥点、大脑忧郁点等共 26 穴，达到了 68 个穴。1975 年诺吉尔及其学生公布了人体各系统在耳郭相应部位的新耳穴图，共计 200 余穴，并提出耳郭正面反应感觉障碍，背面反应运动障碍，新图与最初的如倒置胎儿的耳穴分布图有明显的差别。同年，其在维也纳欧洲针刺学术会议上首次提出耳脉反射，又称耳心反射、诺吉尔反射、血管自主神经信号。1981 年，诺吉尔提出三相位学说，认为人体各部的病理反应、投射是动态变化着的。

我国现代耳穴的发展多以法国诺吉尔的"倒置胎儿"理论为基础，并引入了中医脏腑经络理论来阐释耳部与脏腑经络的整体联系。1958 年 12 月，叶肖麟在《上海中医药杂志》上翻译发表了诺吉尔关于耳穴的研究：耳穴分布规律如倒置的胎儿，内脏患病时在耳郭上会出现相应的反应点，耳针疗法对于诊治各种疼痛性疾患、脏器机能障碍性疾病均疗效显著。此文一经发表，在国内外医务工作者之间引起了广泛的热议，耳针疗法在我国也开始迅速发展起来，出现了一批具有代表性的耳针流派。但也随之出现了一穴多用、多穴一用、名穴不符，以及新耳穴的发展及命名在旧的耳穴原封不动的基础上不断地增多等现象，严重扰乱了耳针疗法的进一步发展。为此，我国耳穴研究者通过挖掘古代及现代文献、分析现代研究、吸收国内外的优秀研究成果，展开了大规模的临床研究，以致力于耳针疗法的规范化。

1973 年张颖清教授参考了物理学全息照相的理论首次提出了生物全息律，在此基础上又提出了穴位分布全息律与全息针法，从另一角度说明人体某一局部与整体的关系，也为耳针、头针等特殊穴位系统的发展提供了新的视角。后曾有人都对其提出过疑问，陈少宗对其进行了修正，定义"全息元"为躯体上由几种组织构成的，

且分布着各器官系统按照自身在整体空间排布方式的投射区的基本结构单位，全息元的分化发育程度决定着全息元与整体之间的关联程度。生物全息律的提出与发展从一定程度上解释了耳穴的分布是人体微缩景观的理论，推动了耳针理论的发展，但生物全息律与胚胎倒置理论并不等同，目前尚无以生物全息律为理论基础绘制的耳穴分布图谱。

2. 耳针流派分类说明

自 20 世纪 50 年代，我国的耳针疗法迅速发展，伴随着出现了诸如穴位繁多且定位不统一、耳穴命名及功能不一致等一系列问题，给初学者、临床实践、科研与国际交流等都带来了很大的困惑，为解决这些问题，急需一个耳穴名称与定位的标准化方案。耳穴国际标准化于 1982 年启动，经过 3 次标准化会议、3 次针灸穴名会议，于 1987 年在韩国举行的会议中形成了 43 个国际耳穴。由于东西方耳穴命名存在较大差异，至 1990 年，关于耳穴标准命名尚不能达成一致意见，1990 年至 2007 年耳穴国际标准研究工作基本处于停滞状态。1992 年我国确立了第一个耳穴国家标准《耳穴名称与定位》的国家标准（GB/T 13734—1992），耳穴定位参考了诺吉尔的倒置胎儿穴位分布。耳穴国家标准方案的颁布施行，是耳针疗法发展的一个重要的节点。2008 年对原标准进行了修订，于 4 月 23 日发布了修订版《耳穴名称与定位》（GB/T 13734—2008）的国家耳穴标准，重新规定了耳穴名称及标准定位。2010 年，世界针灸联合会在北京主办了耳穴名称与定位的国际标准化工作组研讨会，中、美、法、德分别提交了耳穴国际标准方案，将各国方案有机结合，目前已确定世界针灸学会联合会国际行业耳穴标准《耳穴名称与定位》，实质的耳穴国际标准有待制定。此外，我国于 2008 年颁布了耳针技术的操作规范，《针灸技术操作规范第 3 部分：耳针》（GB/T 21709.3—2008）。

目前，关于针灸流派的划分标准尚未统一，本文划分各耳针流派是以各流派的主要学术传承理论、学术特色及耳穴定位图谱类型的异同为划分标准，共分为三大类，分别是：①中国古典耳针派，及对其补充发展的现代轩辕耳针派；②法国诺吉尔耳针派的中国化耳针流派，包括黄氏耳针派、管氏耳针派及陈、许氏耳针派；③中西医理论相结合且异于诺吉尔耳针派倒置胎儿理论的尉迟氏耳针派。各耳针流派都有其临床特色、流派影响等，目前多停留在对各自针法的推广上，对流派的属性研究尚不足，缺乏系统的归纳研究。

笔者对收集到的书籍文献进行整理，筛选出具有代表性且有详细记录的耳针疗法，按照其基础理论、施术方法、不同流派特色等，将我国耳针流派细化为 6 个流派，详细分类如下。

（1）中国古典耳针派

耳穴最早的相关记载为与上肢、眼、颊、咽喉相联系的"耳脉"，载于春秋战国时期的《阴阳十一脉灸经》，形成了初步的人体生理及病理现象相关理论。中医经典《黄帝内经》将"耳脉"发展为手少阳三焦经，并对耳与经脉、经筋、经别、脏腑的关系、应用耳郭诊治疾病经验都有相关记载，提出循行耳部的经脉与手足三阳经关系最密切，为耳与经络的关系奠定了基础，说明耳与整体的关联是客观存在的。金元时期对耳部相关经络的阐述出现了盛况，如刘完素《河间六书·耳鸣》云："盖耳为肾之窍，交会手太阳、少阳、足厥阴、少阴、少阳之经。"李杲《东垣十书·耳箫声》云："胆与三焦之经，同出于耳。"朱震亨《丹溪心法》云："盖十二经脉，上络于耳。""耳为诸经脉之所附。"唐代孙思邈在《备急千金要方》提到心、肾与耳联系密切，心寄窍于耳。至明代对耳经络有了更深入的阐述，李时珍的《奇经八脉考》从八脉的角度论述了耳与经脉的关系，如阴阳跷脉入耳后，阳维脉循头入耳。王肯堂《证治准绳》云："肾为窍之主，心为窍之客。"张介宾《类经》云："手足三阴三阳之脉皆入耳中。"清代沈金鳌在《杂病源流犀烛》中提到："然肾窍于耳，所以聪听，实因水生于金，盖肺主气，一身之气贯于耳。"汪宏《望诊遵经》中设有"望耳诊法提纲"一节，为耳诊作出重要的贡献。张振鋆在《厘正按摩要术》中提出耳背分属五脏理论。

中国古典耳针派体现了局部与整体密切相关的中医整体观，散在记载耳穴有听宫（多所闻、耳中、窗笼）、阳维（治耳聋雷鸣）、耳尖（治眼生翳膜）、珠顶（主治齿痛，亦治耳痛）、郁中、横梁耳中（治马黄疸、寒暑疫毒）、耳垂、耳郭后、三扁桃效等，虽未成为一个较完整的耳针体系，但古典耳针派所记载的耳与经络、脏腑的关系，诊治疾病的经验等都为现代耳针诊疗体系的形成奠定了一定的基础。

（2）轩辕耳针派

轩辕耳针派结合了现代的研究理论与手段，是对中国古典耳针派的补充发展，以传统中医理论的耳经络为研究基础，把耳经络体系系统化。其代表人物是田忆芳，所编著的《轩辕耳针与临床应用》一书，第一次系统地阐释了耳经络的存在形式、体系结构、定位循行与脏腑经络的联系方式，开创性地验证、确定了耳经络的穴位定位及其性质功能，并发现了新耳穴，首次绘制出较为完整的耳经络系统穴位图，共53个穴位，并以经络命名，如心经、肺经、心络、任络、胆经筋等。

（3）黄氏耳针派

黄氏耳针派以神经及神经体液学说为理论基础，其代表人物为黄丽春。黄氏将耳郭定位为190个穴位，主要特色体现在其对特定穴的应用上，包括25个特定点、9个特定区、10条特定沟、9个特定三角区、1条特定经、4条特定线及3个特定轴，如调整及降心率的降率点、活血通络的要穴之一热穴、诊断和治疗过敏性疾病及过敏体质的过敏区、诊断和治疗失眠的要穴神经衰弱区等，不仅丰富了我们对耳穴的认识，提高耳穴的治疗效用，也为耳针疗法的发展开拓了方向。

（4）管氏耳针派

管氏耳针派以组织化学及免疫学说为研究理论，代表人物是管遵信，将耳郭定位为 91 个标准穴与 290 个曾用穴。管氏及其团队首次采用耳穴染色法标记实验动物患病脏腑相应耳穴中的磷酸酶活性的实验研究，为耳穴诊治疾病原理提供了组织化学依据。管氏认为耳郭好似倒置的胎儿，耳郭是人体的缩影，人体的任何一部分在耳郭上都有相对应的点即耳穴，其分布具有相对特异性。耳穴具有较好的整体调衡的作用，气至病所是耳针获得疗效的关键。

（5）陈、许氏耳针派

陈、许氏耳针派以耳穴电特性为主要研究方向，其代表人物是陈巩荪、许瑞征、朱兵等，将耳郭定位为 76 个穴位，认为现代医学除了望、触、叩、听以外，还需结合必要的理化检查才能较全面地找出疾病的本质与规律。陈巩荪、许瑞征等编著的《耳针的临床应用》（《耳针研究》）一书，与朱兵、仲远明等合作探究耳穴的特异性等，丰富的内容为耳针疗法的进一步发展作了很大的贡献。

（6）尉迟氏耳针派

尉迟氏耳针派以中西医结合的耳经络理论为研究基础，其代表人物是尉迟静，耳郭分为约 667 个穴区，耳背约 179 个穴区，主要以西医解剖内容命名，如丘脑、冠状动脉、前列腺、幽门等，经验耳穴约 271 个。尉迟氏认为耳经络是客观存在的，通过对超感型经络敏感人的试验观察并结合自己多年的临床经验，发现了人体的十二经脉与奇经八脉都有其分支上耳，证明了耳经络是体经络的连续部分，与穴位全息律（即在像长骨节肢系统和大的相对独立的部分这样的全息胚上，若穴位以其在整体上的对应部位的名称来命名，则全息胚上穴位排布的结果恰使全息胚成为整体的缩小）理论基础等不同而分属不同的系统，揭示了耳微经络的存在形式与分布规律，主张耳微经络学说，且认为耳郭经络与耳郭神经是不同的。画出了十二经脉分支在耳郭正面和耳背的循行路线图，共记载了 27 幅以西医解剖内容命名的新耳穴穴区图，3 幅经验耳穴参考图，35 幅各经脉及其分支在耳上的分布路线图。耳穴的面积与表面形态因其所在部位不同而存在差异，耳穴作用具有相对特异性，是普遍性与特异性的统一。

3. 耳穴分布定位比较

中国古典耳针派因只有散在的少数经验穴位记载，故以下流派比较时不计入中国古典耳针派。

轩辕耳针派采用拨法即抵压刺激方法，刺激经脉的起点以触发循经感传，记录病气排出经络之外时产生的凉气或热气与刺激时产生的循经走行的肌肉跳动、肢体抖动指标，以临床应用时患者主诉其感传走行、治疗效果为验证标准，经过数年多次的重复测试验证，绘制出较为完整的耳经络穴位图。轩辕耳经络体系包括耳十二经脉、耳十二经筋、耳十二皮部、耳奇经九脉、耳络脉、耳营气脉与耳卫气脉。轩辕耳针派定位出了 53 个穴位并以其所在的经络而命名。

黄氏耳针派的耳针学思想是局部反映整体的微观世界，认为生物全息律的耳穴分布与 P.Nogier 的倒置胎儿分布规律是一致的，耳穴在耳前外侧面的排列像一个在子宫内头部朝下、臀部及下肢朝上、胸部及躯干在中间的倒置胎儿，其大体分布为耳垂相对于头面部，对耳屏相对于头和脑部，轮屏切迹相对于脑干，耳屏相对于咽喉、内鼻、肾上腺，屏上切迹相对于外耳，对耳轮相对于躯干，对耳轮下脚相对于臀部，对耳轮上脚相对于下肢，耳舟相对于上肢，三角窝相对于盆腔、内生殖器，耳轮脚相对于膈肌，耳轮脚周围相对于消化道，耳甲艇相对于腹腔，耳甲腔相对于胸腔，屏间切迹相对于内分泌腺系统，此外还有特殊分布的穴位，如卵巢穴、肾上腺穴等。耳郭分布着丰富的血管、神经、淋巴等，均影响着耳穴的定位，如肾、膀胱、上耳根穴等部位都有退化了的耳肌的附着；与脊髓颈 2、3、4 节段相联系的耳大神经具有支配包括温、痛、触、压觉在内的感觉，而耳大神经前支可能支配耳垂前面和背面、耳舟耳轮、对耳轮、对耳屏、三角窝、耳甲腔、耳甲艇外缘，后支可能支配耳背下 2/3、耳轮、对耳轮、三角窝等。中国耳穴工作者在实践中验证着耳穴胚胎倒置学说，在国内大力研究脏腑经络理论与耳穴的关系及作用原理。黄氏就提出并验证了耳穴、体穴与脏腑之间是存在内在联系的。刘智艳等发现听会穴是躯体经络与耳郭经络的交汇点，局部与整体之间具有相关性。

管氏耳针派和陈、许氏耳针派的耳穴分布规律与黄氏耳针派的分布规律大体一致，都认同胚胎倒置学说，根据各自的经验、研究等不同，具体穴位数目具有差异。

尉迟氏耳针派认为经络是客观存在的且有别于神经，通过对超感型经络敏感人进行试验与临床治疗观察，画出了十二经脉与奇经八脉分支在耳郭正面和耳背的循行路线图，耳经络构成了高度集中的经络网，耳针通过耳微经络而影响全身。耳郭经络多分布在耳甲腔、耳甲艇与三角窝，其中以耳甲腔最为集中。耳郭经络一脉多歧，一般为 2 条，但也有 3 条不等，可能与经络感传的绝缘性有关，各经络呈带状或相互并列，或上下重叠，经络间交叉与交会较多。耳郭经络位置较表浅，线路曲折回环，宽约 2mm，其各分支路线最终都经外耳道进入耳内。耳背经络细小浅表，感传宽度约 2mm，深约 1 ～ 2mm，耳垂背侧约 4mm，各经脉分支分别由医风穴、医聋穴及下耳根穴上走耳背，各分支均通向耳壳的正面，环周贯注。耳背经络相互重叠交会较多，形成了不少经络的共同渠道——耳背"气街"。经研究发现，奇经八脉的穴位经针刺刺激产生的经络感传路线与古典针经的记载基本符合。尉迟氏耳针派曾先后在超感型经络敏感人的身体经络及耳经络上发现循经"针响"与循经感传"停顿"现象，发现了许多新穴，为耳穴定位提供了客观依据。

4. 理论基础比较

耳针各流派理论基础如下。（表4-19）

表4-19　耳针各流派理论基础

派别	理论基础（依据）
轩辕耳针派	①中医脏腑经络理论；②经络感传现象；③拨法理论
黄氏耳针派	①中医脏腑、经络理论；②现代医学理论（解剖学、神经及神经体液学说）
管氏耳针派	①经络、藏象理论；②现代医学理论（生理、组织化学理论：皮肤角化层、生发层及棘层变化特性，酸性磷酸酶与过氧化物酶活性特性等；神经学说）
陈、许氏耳针派	①中医经络、脏腑辨证理论与整体观念；②现代医学理论（耳穴电特性、生物分子活性特性、神经分布支配）
尉迟氏耳针派	①中医经络、脏腑理论及阴阳学说；②人体生物放大效应（循经感传的"针响"与"停顿"现象）；③现代医学理论（西医病理生理学）

5. 针刺手法比较

（1）针刺角度

耳针各流派针刺角度比较如下。（表4-20）

表4-20　耳针各流派针刺角度比较

派别	轩辕耳针派	黄氏耳针派	管氏耳针派	陈、许氏耳针派	尉迟氏耳针派
针刺角度	直刺/平刺/斜刺	直刺/斜刺/平刺（沿皮透穴）	直刺/斜刺/平刺，透刺时据不同病症采用不同的针刺方向	多数为直刺/少数平刺/透穴时沿皮针刺	直刺/斜刺/平刺（透穴）

（2）针刺深度

耳针各流派针刺深度比较如下。（表4-21）

表4-21　耳针各流派针刺角度比较

派别	轩辕耳针派	黄氏耳针派	管氏耳针派	陈、许氏耳针派	尉迟氏耳针派
针刺深度	穿入软骨但不透过对侧皮肤为度	皮下/刺透软骨不刺透对侧皮肤	浅刺：皮下 中刺：耳软骨膜 深刺：软骨	刺入皮肤2～3分即可	皮下

（3）留针时间

耳针各流派留针时间比较如下。（表 4-22）

表 4-22　耳针各流派留针时间比较

派别	轩辕耳针派	黄氏耳针派	管氏耳针派	陈、许氏耳针派	尉迟氏耳针派
留针时间	25～30分钟，其间可捻针1次	不少于30分钟，60分钟为宜，亦可延长至10余小时	一般20～30分钟，其间每隔10分钟行针1次，补法时间短，泻法时间长	15～60分钟，一般20～30分钟，可延长	埋针留针时间不超过3天

6. 取穴部位比较

耳针各流派取穴部位比较如下。（表 4-23）

表 4-23　耳针各流派取穴部位比较

派别	轩辕耳针派	黄氏耳针派	管氏耳针派	陈、许氏耳针派	尉迟氏耳针派
取穴部位	耳郭正面与背面；据病情或病变所在经络取同侧/对侧/两侧	多为耳郭正面	多为耳郭正面	多为耳郭正面	耳郭正面与背面，提倡背面；同侧为主，两侧同用增强疗效

7. 优势病种比较

耳针各流派优势病种比较如下。（表 4-24）

表 4-24　耳针各流派优势病种比较

派别	优势病种
轩辕耳针派	可治疗疼痛性、过敏性、头面颈部、五官科、皮肤科、前阴、中老年病症及其他，共记载43种疾病，擅长治疗慢性阻塞性肺病
黄氏耳针派	可治疗内、外、五官、妇儿、皮肤科疾病、预防疾病、美容、摄生保健，共记载179种疾病，对疼痛性疾病的治疗效果最好
管氏耳针派	可治疗内、儿、外、皮肤、眼、耳鼻咽喉、妇产科疾病、男科疾病、美容、摄生保健，共记载156种疾病，创有专门的耳穴抗衰老方、美容方，善于治疗肾病、痛证、前列腺疾病、胆道系统疾病，擅长抗炎、安神、降压、强心、止痒、平喘、抗疲劳
陈、许氏耳针派	可治疗内、儿、外、妇产、皮肤、眼、耳鼻喉及口腔科疾病，共记载106种疾病，擅长耳针麻醉，重视脏腑功能及整体的调理，对疑难杂症的治疗有自己独特的见解，对头痛、心律失常、惊厥、急性腰扭伤等急症疗效显著
尉迟氏耳针派	可治疗呼吸、消化、心脏、神经系统、其他内、外、眼、耳鼻咽喉及口腔、妇、儿、传染科疾病，共记载141种，对心脑血管病研究颇多，在治疗外伤性疾病导致的急性疼痛时效果显著

8. 耳针各流派的相似与不同

（1）相似之处

各耳针流派的基础理论基本都是建立在中西医结合理论上的，或以中医理论为重，或以西医理论为重；取穴原则大体上是病变的对应部位、脏腑经络理论及耳部的病理形态学变化。在各耳针派别中，耳穴诊断方法均以视诊法、压痛法、触诊法、电测法为主，治疗手法以耳毫针法、耳穴贴压法、放血法、耳穴埋针法为主，毫针针刺角度均以耳穴所在部位为依据，留针时间多在 30 分钟左右，黄氏耳针派留针时间以 60 分钟为宜。黄氏耳针派、管氏耳针派和陈、许氏耳针派均以耳郭正面取穴为主，不区分同侧或对侧取穴；尉迟氏耳针派则是针刺耳郭正面与背面，因耳背表面隆起治疗方便且不影响美容而提倡背面取穴，同侧为主，两侧同用以增强疗效；轩辕耳针派针刺耳郭正面与背面，根据病情或病变所在经络取同侧、对侧或两侧的穴位。上述 5 个流派均对疼痛类病症疗效显著。

（2）不同之处

①分布规律不同

轩辕耳针派各经络在耳郭上起始，体外循行至手足或腕踝部，入体经络进行循环贯注，耳穴呈点状且数目较少易于取穴。黄氏耳针派、管氏耳针派和陈、许氏耳针派大体上均为倒置的胚胎，尉迟氏耳针派和轩辕耳针派均将经脉排列在耳上，但具体分布形态不同（举例见图 4-21、图 4-22）。尉迟氏耳针派的耳经络分支在体内循行，耳郭正面各经脉分支分别由耳门穴、听宫穴与听会穴上布耳郭，曲折回环，最终经外耳道进入耳内；耳背各经脉分支分别经医风穴、医聋穴和下耳根穴上走耳背，并通向正面而环周贯注；耳穴的面积与表面形态因其所在部位不同而存在差异，且存在一名多穴的现象，可交替选穴治疗以防穴位疲劳降低疗效，还存在着相互毗邻的具有类似功能的耳穴组成的耳穴区。

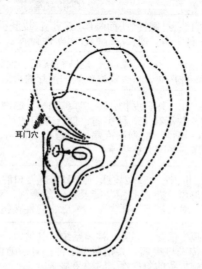

图 4-21　尉迟氏耳针派耳手太阴肺经路线图

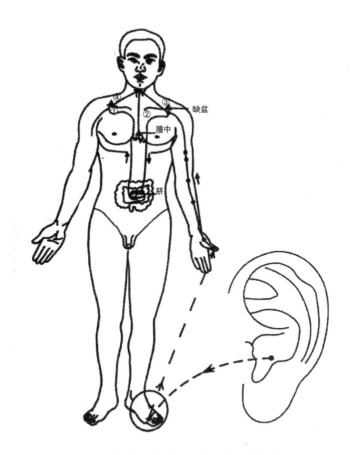

图 4-22 轩辕耳针派耳手太阴肺经路线图

②针刺手法不同

黄氏耳针派、管氏耳针派针刺深度分浅刺与深刺，针刺至皮下或软骨；陈、许氏耳针派则刺入 2～3 分即可；尉迟氏耳针派则常用埋针法刺入皮下；轩辕耳针派以刺入软骨但不透过对侧皮肤为度。各派别对针具规格、针刺疗程与刺激强度、手法的要求也不尽一致。

③相同病症取穴和治疗方法不同

取穴、治疗方法不同与其理论基础等存在差异有关。以偏头痛为例：轩辕耳针派以心经、胆经、三焦络脉为主穴，配以阳维、阳跷、胃经，采用耳毫针法治疗；黄氏耳针派以耳尖放血、神门、皮质下为主穴，配以颞、胆、交感、外耳，以毫针针刺与放血法为主；管氏耳针派以神门、皮质下、交感、枕透额为主穴，耳背近耳轮处的 1 根明显血管切割法放血，配以胃、肝、肾、脑干、肺、脾、心穴，治疗手法有压丸法、毫针法、埋针法、放血法；陈、许氏耳针派以额、太阳、神门、枕为主穴，配以心、肝、颈、耳尖、轮 6，治疗手法为急性期采用放血法、电针法、激光照射法，慢性期用磁疗法；尉迟氏耳针派以太阳、颞叶、肾上腺、丘脑为主，采用钢珠压穴或埋针法。（图 4-23～图 4-24）

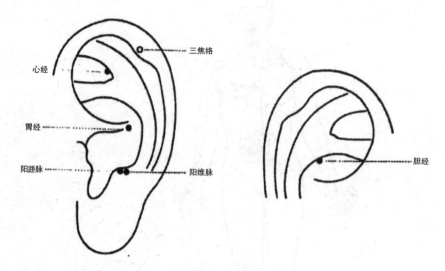

图 4-23　轩辕耳针偏头痛治疗选点

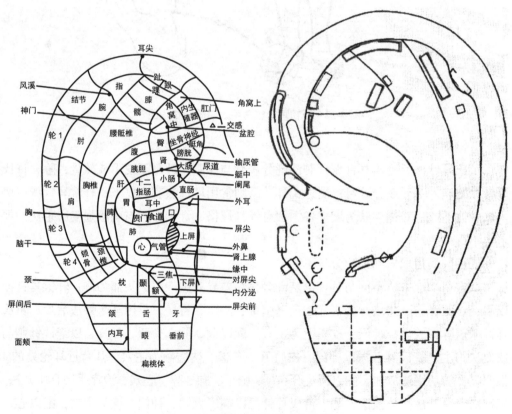

图 4-24　管氏耳针偏头痛治疗选点

④优势病种不同

轩辕耳针派擅治慢性阻塞性肺病；黄氏耳针派，管氏耳针派，陈、许氏耳针派和尉迟氏耳针派治疗病种均较全面，黄氏耳针派与尉迟氏耳针派对疼痛性疾病疗效显著，管氏耳针派擅治肾病，陈、许氏耳针派擅长耳针麻醉、疑难杂症、急症。

通过对上述五个耳针流派的对比，可以看出其理论基础与诊治选穴原则均有较大的差距，以致于穴位定位与配穴组方的差异较大，但均有较好的临床疗效，那么耳针疗法有效性是否与穴位的特异性有关有待考察，亦需要运用真实世界研究方法或计算针灸学方法，通过严密的科学设计，从临床和实验来证实耳针理论的科学性，研究出最优的配穴规律。

耳针疗法是微针系统的重要组成部分，有着坚实的中医理论基础和现代医学理论依据，优势明显，临床疗效确切，适宜推广应用，但耳针流派众多，不同耳针流派存在着针刺部位不一致，选穴及配穴方案有差异，诸流派没有统一的进针角度、层次、留针时间标准、治疗方法等问题，使一些医者在临床应用中存在定位不准确、治疗手法不适、选穴及配穴不当等问题，导致治疗效果欠佳，影响耳针推广与发展，且对于耳针治疗各种疾病机制的探讨有待进一步深入。未来研究中，要不断优化耳针方案，寻找出最佳穴位定位、针刺手法及量化标准，提高针灸从业者的理论与实践水平，从而提高临床疗效，促进耳针疗法的应用与推广。

第五章　头　针

第一节　概述

头针是用毫针或其他方法刺激头部特定区域以防治疾病的一种方法，又称头皮针或颅针。

一、头针发展概况

头针法问世于20世纪50年代初至70年代。这一时期全国多位针灸工作者通过对头皮某些穴位和区域进行探索，发现针刺头皮某些特定部位，对脑部及身体其他部位的疾病有治疗作用。代表性的流派有陕西方云鹏的伏像和伏脏学说，他认为人体头部沿前额部、冠状缝、矢状缝、人字缝为一个对应人体的头部、上肢、躯干、下肢的伏像；自前额正中向额角方向延伸，为一个依次代表上焦、中焦、下焦的伏脏投影。山西焦顺发则依据大脑皮层功能定位与头皮的空间对应关系，在头皮上确定了运动区（包括言语一区）、感觉区、舞蹈震颤控制区、血管舒缩区、晕听区、言语二区、言语三区、运用区、足运感区、视区、平衡区、胃区、肝胆区、胸腔区、生殖区、肠区16个刺激区。上海汤颂延将额顶、顶枕发际头皮分成前、后两部分，前属阴、后属阳，并分别确立点、线、面（区）等治疗穴区，体现了中医基础理论和经络学说的结合。陈克彦将头部刺激区与传统的经络穴位相结合，并把徐疾补泻、提插补泻等针刺操作手法运用到头针施术中。为了方便不同流派间头针疗法的学术交流和促进其进一步发展，1984年5月世界卫生组织西太区针灸穴名标准化会议上通过了《头皮针穴名标准化国际方案》。2008年，国家质量监督检验检疫总局和国家标准化管理委员会再次颁布和实施了《针灸技术操作规范》（头针部分）及《头针穴名国际标准化方案》。

二、头部解剖

1. 头皮分层

（1）头皮的皮层较厚实，血运很丰富。

（2）浅筋膜层主要由许多致密的短纤维束和填充在其间的脂肪粒组成，因此它的伸缩性很小。头皮的主要血管和神经都分布于此层。

（3）帽状腱膜层由坚韧的纤维组织构成，其四周与扁平的颅盖肌直接和间接地相连接，并借此覆盖在颅骨之上。

（4）蜂窝组织层是由疏松的纤维组织构成。它与其上的帽状腱膜层和其下的骨膜层均只有很不牢固的联系。

（5）骨膜层亦称颅骨外衣。

皮层、浅筋膜层和帽状腱膜层紧密相连，针刺在该三层之间不仅疼痛明显，而且阻力大，不易进针，所以一般应将针刺在帽状腱膜层下的蜂窝组织层。

颅顶骨属于扁骨，前方为额骨，后方为枕骨。在额、枕之间的是左、右顶骨。两侧前方小部分为蝶骨大翼，后方大部分为颞骨。颅顶各骨之间以骨缝相结合。

头皮血管丰富，并且互相吻合，特别在浅筋膜层，血管壁与纤维组织粘连甚紧，损伤后不易收缩，因此头针较体针易出血。

2. 大脑皮层的功能定位

大脑皮层功能定位见图 5-1。

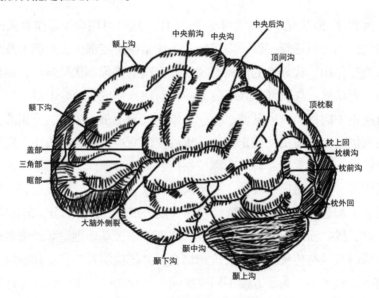

图 5-1　大脑皮层功能定位图

中央前回和旁中央小叶：主要管理躯体之随意运动。其功能分布像一个倒挂半侧的人体，脚在上，上肢在中间，头在下。损伤后出现局限性主动运动障碍，如单肢瘫痪等。

中央后回：为一般痛温觉、触觉分析器，是感觉高级中枢。其功能分布基本上与中央前回相似。损伤后出现感觉异常。

颞上回中部：为皮层听觉分析器。损伤时可出现耳鸣、眩晕、听力下降。

缘上回：是运用功能分析器，调节人体的综合性运动。损伤后患者不能做解扣子、挖耳朵的动作和一些精细的工作等，称为失用症。

布罗卡氏区：其功能与口、舌、咽、喉诸肌肉的运动有关。此区单纯损害后表现为能理解他人语意，但不能用语言表达本人思想，即运动性失语。

角回：是书写文字符号的视觉分析器，与复杂感觉有关。损伤时常出现失掉理解字、词义的能力，但无视觉障碍，称命名性失语或失读症。

颞上回后部：是语言信号听觉分析器，能检查自己和理解别人发言的含意。损伤时患者不能理解他人的言意和词意，但能听到声音，称感觉性失语症。

距状裂上下（楔回、舌回）：是皮层视觉分析器。此区刺激性损害时产生视幻觉，破坏性损害时产生皮层性视力障碍。

第二节 理论基础

一、头与经络脏腑的关系

头又称首，内藏脑髓，与心、肾、五官的关系尤为密切。《灵枢·邪气脏腑病形》中说："十二经脉，三百六十五络，其血气皆上于面而走空窍。"说明头部与人体的经络脏腑存在着密切的联系。十二经脉中，足阳明胃经循行于头的前部，足太阳膀胱经循行于头的前额和后部，足少阳胆经和手少阳三焦经循行于头的侧部，此外，足厥阴肝经之脉气上行于颠顶部。奇经八脉中，督脉循行于头部的前、后部，阳脉循行至风府穴处入脑，阴脉循行至风府穴处和阳脉相接。在十二经筋、十二经别、十二皮部、十五络脉中，有足太阳、足少阳、足少阴、手太阳、手少阳、手阳明六条经筋上行头面部。足阳明、手少阳两经别和脑部有关系。足太阳膀胱经、足少阳胆经、手少阳三焦经和足阳明胃经皮部上循头部。足阳明、督脉二络之气上布于头。

脏腑和头部也存在密切联系，头为神明之府，诸阳之会。五脏六腑之精气上输于头部，以维护脑的功能，而五脏六腑的功能失常也会影响到脑。故《灵枢·邪气脏腑病形》说："肝病者……气逆则头痛。"《素问·厥论》说："巨阳之厥，则肿首头重。"头脑是脏腑精气汇聚的部位，正如《内经》所云："五脏六腑之精气，皆上注于目而为之精……上属于脑。"它们在生理上密切相关，病理上相互影响。同时，头皮选区治疗脑源性疾患距离最近，使针刺作用直趋病所，符合近部选穴的原则。

二、头针与大脑皮质功能定位区的关系

大脑皮质的功能在相应的头皮部位存在一定的投影关系，采用针刺等方法刺激相应的头皮，可影响相应的大脑皮质功能。临床表明，顶颞前斜线的主治以运动功能障碍为主，而顶颞前斜线即相当于大脑中央前回运动中枢在头皮的投影；顶颞后斜线的主治以感觉功能障碍为主，顶颞后斜线则相当于感觉中枢在头皮的投影；且这两条治疗线的主治顺序也与大脑运动中枢、感觉中枢的代表顺序一致，间接地表明头针穴位的主治和投影与其对应的大脑皮质功能关联密切。

第三节　穴位及操作方法

一、标准头穴线的定位和主治

标准化头针线共25条，分别位于额区（表5-1、图5-2）、顶区（表5-2、图5-3）、颞区（表5-3、图5-4）、枕区（表5-4、图5-5）4个区域的头皮部。

表5-1　额区

穴名	定位	与经脉的关系	主治
额中线	在额部正中，前发际上下各0.5寸，即自神庭穴向下针1寸	属督脉	头痛、强笑、自哭、失眠、健忘、多梦、癫狂痫、鼻病等
额旁1线	在额部，额中线外侧直对目内眦角，发际上下各半寸，即自眉冲穴起，沿经向下针1寸	属足太阳膀胱经	冠心病、心绞痛、支气管哮喘、支气管炎、失眠等上焦病证
额旁2线	在额部，额旁1线的外侧，直对瞳孔，发际上下各半寸，即自头临泣穴起，向下针1寸	属足少阳胆经	急慢性胃炎、胃十二指肠溃疡、肝胆疾病等中焦病证
额旁3线	在额部，额旁2线的外侧，自头维穴内侧0.75寸处，发际上下各半寸，共1寸	属足少阳胆经和足阳明胃经之间	功能性子宫出血、阳痿、遗精、子宫脱垂、尿频、尿急等下焦病证

表5-2　顶区

穴名	定位	与经脉的关系	主治
顶中线	在头顶正中线上，自百会穴向前1.5寸至前顶穴	属督脉	腰腿足病证，如瘫痪、麻木、疼痛、皮层性多尿、小儿夜尿、脱肛、胃下垂、子宫脱垂、高血压、头顶痛等
顶颞前斜线	在头部侧面，从前顶穴起至悬厘穴的连线	斜穿足太阳膀胱经、足少阳胆经	对侧肢体中枢性运动功能障碍。将全线分为5等分，上1/5治疗对侧下肢中枢性瘫痪；中2/5治疗对侧上肢中枢性瘫痪；下2/5治疗对侧中枢性面瘫、运动性失语、流涎、脑动脉硬化等
顶颞后斜线	在头部侧面，从百会穴至曲鬓穴的连线	斜穿督脉、足太阳膀胱经和足少阳胆经	对侧肢体中枢性感觉障碍。将全线分为5等分，上1/5治疗对侧下肢感觉异常；中2/5治疗对侧上肢感觉异常；下2/5治疗对侧头面部感觉异常

（续表）

穴名	定位	与经脉的关系	主治
顶旁1线	在头顶部，顶中线左右各旁开1.5寸的两条平行线，自承光穴起向后针1.5寸	属足太阳膀胱经	腰腿足病证，如瘫痪、麻木、疼痛等
顶旁2线	在头顶部，顶旁1线的外侧，两线相距0.75寸，距正中线2.25寸，自正营穴起沿经线向后针1.5寸	属足少阳胆经	肩、臂、手病证，如瘫痪、麻木、疼痛等

表5-3 颞区

穴名	定位	与经脉的关系	主治
颞前线	在头部侧面，颞部两鬓内，从额角下部向前发际处额厌穴至悬厘穴	属足少阳胆经	偏头痛、运动性失语、周围性面神经麻痹及口腔疾病等
颞后线	在头部侧面，颞部耳上方，耳尖直上率谷穴至曲鬓穴	属足少阳胆经	偏头痛、眩晕、耳聋、耳鸣等

表5-4 枕区

穴名	定位	与经脉的关系	主治
枕上正中线	在枕部，枕外粗隆上方正中的垂直线，自强间穴起至脑户穴	属督脉	眼病
枕上旁线	在枕部，枕上正中线平行向外0.5寸	属足太阳膀胱经	皮层性视力障碍、白内障、近视眼、目赤肿痛等眼病。
枕下旁线	在枕部，从膀胱经玉枕穴，向下引一直线，长2寸	属足太阳膀胱经	小脑疾病引起的平衡障碍、后头痛、腰背两侧痛

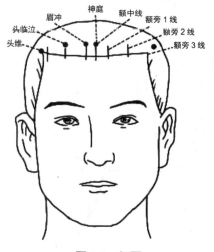

图5-2 额区

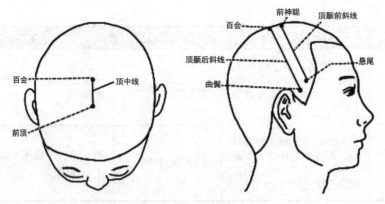

图 5-3　顶区

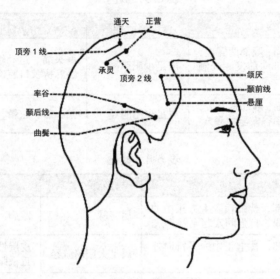

图 5-4　颞区

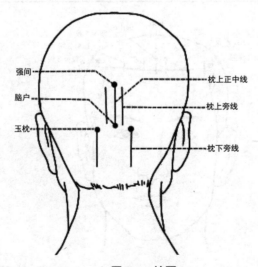

图 5-5　枕区

二、操作方法

（一）针前准备

根据治疗需要临床上一般选用 28 ～ 30 号，1 ～ 1.5 寸毫针，婴幼儿可用 5 分毫针点刺。取患者舒适且便于医者操作的体位，多为坐位或卧位。在进针前，首先要暴露头皮，分开局部头发，以免刺入发囊而引起疼痛。选用 75% 的乙醇对施术部位进行常规消毒。

（二）进针方法

一般针体与头皮成 15°～ 30°进针，使针尖快速刺入皮下，然后将针体快速推进至帽状腱膜下层。额、颞部头穴痛感较强，进针时可嘱患者憋气（屏息），深吸气一口，暂停呼吸，进针则无痛感。对头皮坚韧者，推进针体时可稍做捻转，以助推进针体；推针时如发生疼痛或针下有阻力感，应停止继续推进，可将针体退出少许，改变针刺角度和方向，再行推进。针刺的深浅和方向，应根据治疗要求，并结合患者的年龄、体质及其对针刺的耐受程度而决定。（图 5-6、图 5-7）

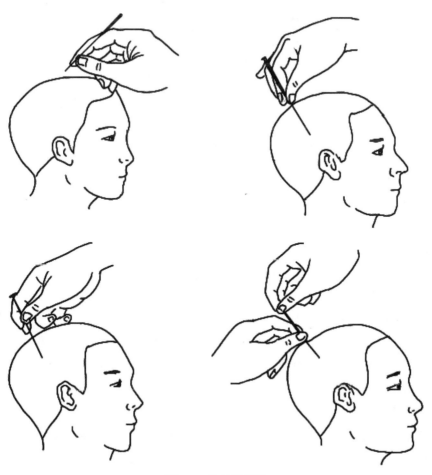

图 5-6 头针进针法

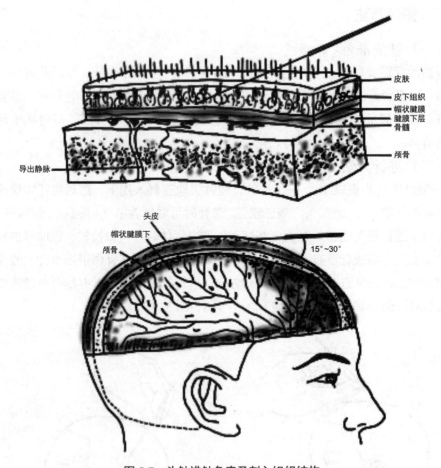

图 5-7　头针进针角度及刺入组织结构

（三）行针方法

针体进入帽状腱膜下层之后，术者可采用捻转、提插等手法，激发经气，达到有效刺激量。

1. 快速捻转手法

要求针体进入帽状腱膜下层后，在一定深度时固定针体，不能上下移动，一般要求术者肩、肘、腕各关节和拇指固定不动。食指呈半屈曲状态，用食指第一节桡侧面和拇指第一节的掌侧面捏住针柄，利用食指掌指关节的伸屈动作，使针体快速旋转。每分钟使毫针左右捻转达 200 次左右，持续 2～3 分钟。其特点在于速度快、频率高，较易激发针感，能在较短的时间内达到有效刺激量，从而使患部出现气至病所的感应，如温热、抽动感等。

2. 提插手法

根据汪机《针灸问对》的抽添法演化而成，分为抽提法和进插法两种，以向外抽提、"一抽数抽"或向内进插、"一按数按"的手法动为主要特点。

抽提法：针体进入帽状腱膜下层，针体平卧，用右手拇、食指紧捏针柄，左手按压进针点处以固定头皮，用爆发力将针迅速向外抽提3次，然后再缓慢地向内退回原处（插至1寸处），以紧提慢插为主，是为泻法。

进插法：针体进入帽状腱膜下层，针体平卧，右手拇、食指紧捏针柄，左手按压进针点以固定头皮，用爆发力将针迅速向内进插3次，然后再缓慢地向外退回原处（提至1寸处），以紧插慢提为主，是为补法。

以上方法可反复施行，每次行针半分钟至1分钟。其施术要领有二：一是要用全身力量带动肩、肘、腕，运气于指，行抽提或进插；二是每次抽提或进插都要迅速，要在1分范围的幅度内进行，针体毋左右转动。值得指出的是，用上法时并不要求频率，而着重于瞬间速度，因此术者手指并不疲劳，患者局部亦较少疼痛，能在短时间内达到有效刺激量，从而迅速取得相应的效果。

3.弹拨针柄

在留针期间，可用手指弹拨针柄以加强刺激，用力要适度，速度不宜过快，一般适用于不宜过强刺激者。

（四）留针与出针

头针的留针一般分为静留针和动留针两种。静留针是指在留针期间不再施行任何针刺手法，让针体安静而自然地留置在头皮内。一般情况下，头针留针时间宜在15～30分钟。如症状严重、病情复杂、病程较长者，可留针2小时以上。动留针是指在留针期间间歇重复施行相应的手法，以加强刺激，一般情况下，在15～30分钟内，宜间歇行针2～3次，每次2分钟左右，并可适当配合患部的按摩导引。

出针时，先缓慢将针退至皮下，然后迅速拔出，要及时按压针孔，以免出血。

（五）注意事项

1.头针刺入时要迅速，行针要密切注意针下感觉，如有阻力感或局部疼痛时，要及时调整针刺方向与深度，要保证针体在帽状腱膜下层。

2.留针时不要随意碰撞针柄，以免发生弯针和疼痛。如局部疼痛、瘙痒、沉重而无法忍受时，可将针体稍向外提，异常感觉可随即消失。

3.对精神紧张、过饱、过饥者应慎用，不宜采用强刺激手法。囟门和骨缝尚未骨化的婴儿和孕妇不宜用头皮针治疗。头颅手术部位，头皮严重感染、溃疡和创伤处不宜针刺，可在其对侧取相应的头皮针治疗线进行针刺。有脑出血病史者，用头皮针治疗必须谨慎从事。治疗前要认真进行各种检查，治疗时要避免过强的手法刺激，尽量少留针或不留针，加强严密监护。

4.头发较密部位常易遗忘所刺入的毫针，起针时需反复检查。

5.头针长时间留针，并不影响肢体活动，在留针期间可嘱患者配合运动，有提高临床疗效的作用。

三、头针临床应用

（一）处方选穴原则

针对不同疾病在大脑皮质的定位，选用定位对应的刺激区为主，并根据兼证选用其他有关刺激区配合治疗。单侧肢体病，一般选用病证对侧刺激区；双侧肢体病，同时选用双侧刺激区；内脏病证，选用双侧刺激区。

（二）适应范围

1. 中枢神经系统疾患

中枢神经系统疾患为头针的主要适应证，包括脑血管病引起的偏瘫、失语、假性球麻痹，小儿神经发育不全和脑性瘫痪，颅脑外伤后遗症，脑炎后遗症。头针对上述病症的疗效，主要表现在运动、智力和语言功能障碍的康复，能不同程度地缓解症状、改善体征、缩短病程，达到治疗目的。此外，头针还可治疗癫痫、舞蹈病和帕金森病等。

2. 精神疾患

头针可用于治疗精神分裂症、癔症、考前综合征、抑郁症，也适用于老年性痴呆和小儿先天愚型者。

3. 疼痛和感觉异常等病证

头针临床可用于头痛、三叉神经痛、颈项痛、肩痛、腰背痛、坐骨神经痛、胆绞痛、胃痛、痛经等各种急慢性疼痛病症，有显著的止痛作用。此外，还可用于治疗多发性神经炎所致的肢体远端麻木，皮肤瘙痒症、荨麻疹、皮炎、湿疹等皮肤病引起的瘙痒症状。

4. 皮质内脏功能失调所致的疾患

头针用于治疗高血压病、冠心病、溃疡病、男子性功能障碍、月经不调，以及神经性呕吐、功能性腹泻等。

四、典型病例

刘某，女，50岁，农民。2006年5月6日因结肠癌入住我院肿瘤外科。行结肠癌切除术后出现呃逆，持续半月余，曾肌内注射甲氧氯普胺、654-2，口服冬眠宁，效果欠佳。要求针灸治疗。取头部胸腔区，在胃区与前后正中线之间，从发际向上下各引2cm长的平行于前后中线的直线，快速捻转进针，左、右各1针。耳穴取膈、胃、内分泌、皮质下、缘中、神门，针刺治疗1次，呃逆即止。针刺时该患者的酸胀感很明显，所以一次见效，随访半年无复发。

附篇：基于数据挖掘的头针疗法研究

一、基于数据挖掘的头针疗法临床应用特点研究

采用计算机与数据挖掘技术，建立头针疗法数据库，对近60年来头针疗法相关

文献进行收集、整理、筛选、录入、审核、提取数据、统计分析，总结头针疗法的科属、病种、进针方式、行针手法、头针各体系、临床疗效等方面的应用特点及规律。发现头针疗法临床应用广泛，以内科应用频次最多，其次为外科、儿科。在各病种中，以中风及中风后遗症应用频次最多。头针进针方式中，快速推进针体法应用频次最多，其次为飞针进针法。行针手法以快速捻转法为主，频率多在200次/分钟。头针各体系中，应用频次最多的为焦氏头针，其次为国际标准化头针。头针疗法治疗临床各科疾病效果显著，其中皮肤科和妇科最为突出，总体有效率达90%以上。

头针疗法临床应用科属及病种频次情况：对录入的587篇文献进行分析，头针疗法在治疗各科疾病中所应用的频次从高到低依次为内科438次，皮肤科6次。共涉及102个病种，应用最多的为内科，为55个，占总病种数的53.92%，其中以中风（102次）及中风后遗症（115次）应用最多，其余依次为外科病种18个，儿科病种11个，五官科病种9个，妇科病种7个，皮肤科病种2个。（表5-5）

表 5-5 头针疗法治疗疾病科属频次及病种分析

科属	病种频次	科属频数	科属百分比（%）	疾病个数	疾病百分比（%）
外科	痹证（5）、闭合性颅脑外伤（1）、布鲁氏菌病肩关节疼痛（1）、骨痹（2）、鹤膝风（1）、截瘫功能锻炼后肢体肿（1）、颈椎病（15）、漏肩风（7）、颅脑损伤（3）、脑挫伤（1）、脑膜瘤（1）、软组织损伤（1）、伤筋（14）、外伤性截瘫神经根性疼（1）、外伤性瘫痪（1）、腰腿痛（18）、足跟痛（1）、麻醉（1）	75	12.78	18	17.48
内科	CO中毒迟发性脑病（1）、闭塞性脑动脉炎（1）、不寐（11）、颤证（11）、痴呆（17）、创伤性脑血管痉挛（1）、敌敌畏中毒后遗症（1）、高血压危象（3）、骨摇（1）、痉证（1）、口眼㖞斜（13）、痢疾（2）、练气功出偏差（1）、淋证（2）、慢惊风（6）、慢性锰中毒（1）、面顺（4）、面痛（2）、脑挫伤后失音（1）、脑炎后失音（1）、脑源性瘫痪（4）、尿频（3）、尿失禁（1）、失音（6）、石淋（1）、胎脑组织移植术后并发（1）、头痛（17）、脱肛（1）、胃缓（2）、哮喘（1）、小脑萎缩（1）、胁痛（1）、泄泻（4）、心悸（2）、胸痹（2）、虚劳（1）、眩晕（16）、遗尿（9）、郁证（4）、中风（102）、便秘（3）、中风后便秘（3）、中风后痴呆（1）、中风后喉痹（1）、中风后遗症（115）、中风后郁证（6）、中风后呃逆（3）、中风后癃闭（2）、中风后癫痫（1）、中枢性瘫痪（1）、中枢性疼痛（2）、呃逆（13）、喑痱（11）、痿证（3）、癃闭（8）、癫痫（6）	439	74.79	56	54.37

科属	病种频次	科属频数	科属百分比（%）	疾病个数	疾病百分比（%）
儿科	儿童多动症（1）、脑脉管炎（1）、小儿病毒感染引起关节（1）、小儿腹泻（2）、小儿惊风（4）、小儿痢疾（2）、小儿脑瘫（18）、小儿脑炎（2）、小儿尿频（2）、小儿遗尿（10）、中枢性协调障碍（1）	44	7.5	11	10.68
五官科	暴聋病（1）、耳聋（1）、耳鸣（1）、聋哑病（1）、皮质盲（1）、青盲（1）、视物易色（1）、天行赤眼（1）、中风后喉痹（4）	12	2.04	9	8.74
妇科	崩漏（3）、分娩镇痛（1）、经前期紧张综合征（2）、经行腹痛（2）、乳痈（1）、乳癖（1）、月经前后诸症（1）	11	1.87	7	6.8
皮肤科	蛇串疮（4）、瘾疹（2）	6	1.02	2	1.94

头针疗法的进针方式频次情况：录入的期刊文献中，提到的进针方式有5种，文献中没有提及进针方式的有357篇，没有统计在内。其应用频次，指切进针法6次，捻转进针法7次，夹持进针法8次，飞针进针法79次，快速推进针体130次。头针进针方式在治疗疾病的过程中应用频次最高的为快速推进针体。（表5-6）

表5-6 头针进针方式与频次与支持度

进针方式	频次	支持度（%）
快速推进针体	130	56.52
飞针进针法	79	34.35
夹持进针法	8	3.48
捻转进针法	7	3.04
指切进针法	6	2.61

头针疗法的行针手法频次情况：对文献中提到的行针手法进行分析，把应用频次总计≥5次的手法进行统计，由高到低排列为捻转（快速捻转）264次，捻转（平补平泻）83次，提插（抽气）73次，提插（平补平泻）46次，捻转（泻法）12次，提插（进气）12次，徐疾补泻8次，捻转（单向捻转）6次，震颤5次。

头针疗法各体系应用频次情况：头针的逐步发展，产生了不同的头针穴名体系，为此，课题组把应用频次≥3的头针疗法进行频次统计，分别为焦氏头针220次，国标头针205次，方氏头针21次，于致顺头针19次，朱明清头针17次，林学俭头针4次，汤颂延头针3次，新治疗区3次。各科属应用频次最多的为焦氏头针。

头针疗法在临床各科治疗效果情况：头针疗法应用在各科疾病中治疗效果显著，

各科总体有效率高达 90％ 以上。通过计算机对纳入的文献进行统计，得出各科的痊愈率、显效率、有效率和无效率。其痊愈率最高的为皮肤科 60.75％，其次为妇科 55.26％、外科 48.68％、五官科 42.79％、内科 41.25％、儿科 36.45％。

综上所述，头针疗法治病有其自身的规律，近几年来应用的病种范围逐渐扩大，在治疗神经系统，尤其是脑源性疾病，特别是中风及其后遗症方面发挥着重要的作用。头针在临床应用较多，以焦氏头针为主，刺激方法以快速捻转法最多，其频率多为 200 次 / 分钟，临床疗效显著。目前使用的头针体系纷繁复杂，取穴方法不一，具体哪种取穴方法疗效最好，还有待于进一步的研究。

二、头针不同流派比较与分析

头针疗法起源于 20 世纪 50 年代，经多年发展形成多个流派，头针国际标准、方云鹏头针、焦顺发头针、汤颂延头针、朱明清头针等头针流派既有相通之处，又各具特色，不同流派的理论基础和实践经验为临床治疗提供了有力的借鉴。通过查阅方云鹏头针、焦顺发头针、于致顺头针、汤颂延头针、林学俭头针、朱明清头针、俞昌德颅针、刘炳权头针、日本山元敏胜头针、王新明头发际象及头针国际标准相关资料，对以上头针流派的理论基础、穴位命名、穴位分区、全息象、进针角度、进针深度、行针手法等方面进行更加全面的比较和分析。

1. 头针的起源与发展

1958 年，方云鹏开始研究头穴的特殊作用；1958 年代田文志发表了针刺百会穴、前顶穴治疗足底痛的文章；1971 年焦顺发将头针体系公布于世；1972 年于致顺开始用头穴治疗中风，取得良好疗效，运用焦氏穴位后提出于氏头穴七区划分法；1975 年汤颂延总结整理成《头针疗法》后进一步总结为《汤氏头皮针》；1975 年山元敏胜头针以《新头针疗法》为题在日本良导络自律神经学会 25 周年学术会议上首次公开报道；1976 年方云鹏正式提出头皮针的治病理论；1979 年林学俭发表第一篇头皮针论文；20 世纪 80 年代，俞昌德探索出针刺颅骨缝区治疗脑血管疾病的方法；1981 年陈克彦发表头针治疗癫痫相关论文；1983 年陈克彦起草《中国头皮针施术部位方法标准化方案》在昆明会议上通过，并将名称定为《头皮针穴名国际标准化方案》；1984 年该方案在日本东京国际会议上通过；同年《朱氏头皮针》初稿完成，易名为《中国头皮针》；其在 1989 年在日内瓦会议上正式通过；1991 年世卫组织出版《WHO标准针灸命名（修订版）》，将该方案公布于世界；2018 年王新明整理出版《王新明独特针灸经验真传》。

2. 不同头针流派比较与分析

（1）源起与定位的比较

①方氏头针

方云鹏研究头针是启发于两个病例，一是 1958 年在治疗感冒患者时，针刺"承灵"

穴，偶然间治好了患者的腰腿疼，经多次试验，结合西医大脑皮层功能理论知识，摸索到针刺大脑皮层功能定位在头皮外表投影的特定刺激点来治疗全身疾病的新线索。二是在1970年，方云鹏滑倒尾骶骨受伤，针刺头部人字缝压痛点，尾骶骨疼痛大大减轻。他又经大量临床实践，终于发现：在头部，相当于冠状缝、矢状缝和人字缝的部位，以及额上发际处有许多具有特殊功能的刺激点，能够治疗全身有关部位的疾病。众多刺激点连线，在头部构成一个冠状线、矢状线、人字缝上的人体缩形，额部构成在额上发际线的人体缩形。

伏象区即刺激点连线像人体的缩形伏于冠状缝、矢状缝和人字缝的位置上，伏象为总运动中枢，共一个穴区。伏脏区即前额部特异刺激点连线形成左右两侧与人体左右相对应的半侧人体内脏，伏脏为总感觉中枢，共两个穴区。倒象、倒脏穴区为大脑皮层的运动中枢和感觉中枢在头皮上的投影。倒象穴区位于中央前回部位，为运动中枢，共两个穴区。倒脏穴区位于中央后回部位，为感觉中枢，共两个穴区。除此之外，其他机能中枢的命名有，思维、记忆、说话、书写、运平、信号、听觉、嗅味、视觉、平衡、呼循（除思维是一穴外，其余均为二穴），共二十一个穴位区域。（图5-8）

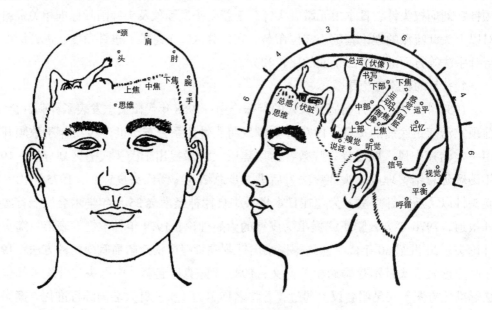

图5-8 方氏头针图

②焦氏头针

焦顺发从体针（募穴）的理论基础上得到启发，募穴为脏腑经气聚集的地方，大多募穴非本经腧穴，但分布在脏腑相对应位置，与脏腑距离很近。同理，焦顺发认为治疗脑源性疾病，其病灶在脑，可取与脑部相近的腧穴，即头穴。再者，《黄帝内经》的诸多记载表明，分布于头部的经别、经筋和络脉，都与脑有联系。《灵枢·邪气脏腑病形》记载："十二经脉，三百六十五络，其血气皆上于面而走空窍。"头和脑是脏腑、经络之气血的汇聚地，可调节全身的疾病。焦顺发认为，体针的针感能传到的地方都有治疗效果，并在临床试验中证实，头针的针感也能传到相应部位并治疗病症。焦顺发的头针疗法最为盛行，曾被编写进高等中医药院校规划教材。焦氏头针刺激区大部分是大脑皮层功能定位的对应头皮区，如中央前回是对侧肢体的运动中枢，它对应的头皮部位即为运动区。以此类推，设立刺激区：运动区、感觉区、舞蹈震颤控制区、血管舒缩区、晕听区、言语二区、言语三区、运用区、足运感区、视区、平衡区、胃区、肝胆区、胸腔区、生殖区、肠区，共十六个区。（图5-9）

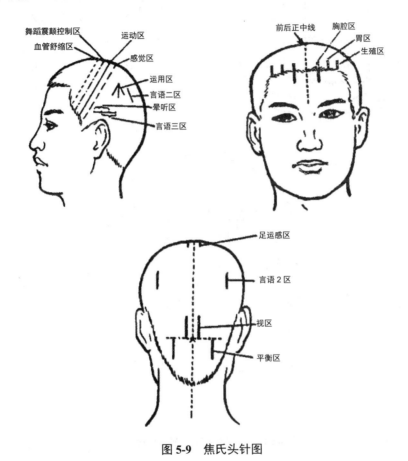

图5-9 焦氏头针图

③于氏头针

于致顺1973年开始运用头针治疗脑血管病后瘫痪取得良好效果。他在使用焦氏头针收到了满意的效果之后，发现一个刺激区可治疗多种疾病，便提出针场假说。即针具刺入后，针具本身、针具与组织间的作用、组织被破坏等所产生的物理、化学等变化而产生的"场"直接作用于大脑皮层及有关部位，改善了这些部位的病理变化。他同时提出于氏头穴七区划分法。根据"场"的理论结合脑的功能提出七个分区：顶区、顶前区、额区、枕区、枕下区、颞区、项区。（图5-10）

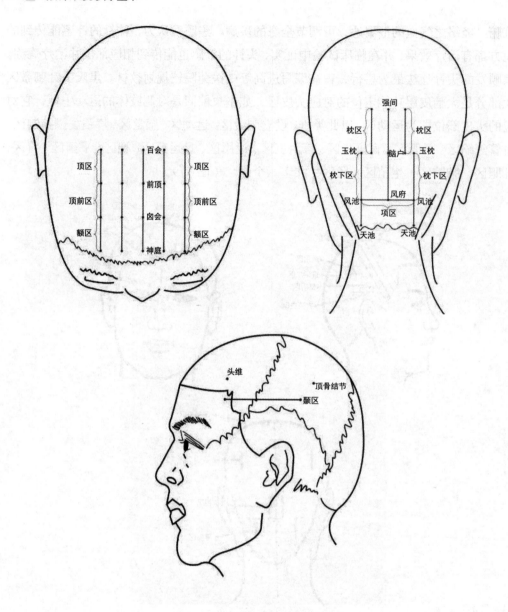

图 5-10　于致顺头针（笔者作图）

④汤氏头针

汤颂延起初在焦顺发头针的基础上结合自己经验，探索汤氏头针，同时借鉴微针系统诊疗法、方氏头针、高丽手指针，最后提出完整独立的汤氏头针。根据中医藏象经络学说理论以及中医全息象，通过大量的临床实践和心得体会，汤颂延认为人体的额部和头部有全身的缩影。以阴阳点为界，阴阳点前面为阴，意象人体仰卧于头部，后面为阳，意象人体俯卧于头部，共60个区、域、点、线。（图 5-11）

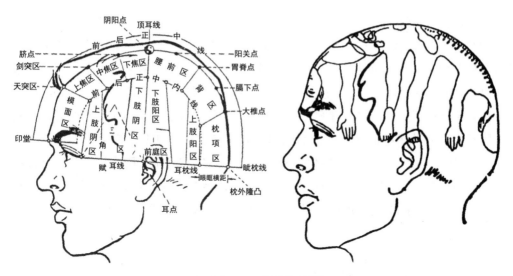

图 5-11 汤氏头针图

⑤林氏头针

林学俭在中医学和现代脑科学理论基础上，发现了大脑皮层的 9 个联络区在头针中的重要作用，并对大脑皮层功能定位区与联络区在颅表投影位置准确定位，提出了小脑新区，填补了头针选区和治疗上的空白。其通过刺激特定区域，改善大脑皮层相应部位血流量，提高脑内神经营养因子的数量，从而达到预防和治疗脑源性疾病的目的。林氏头针分为颞三针、额五针、运动前区、附加运动区、声记忆区、语言形成区。（图 5-12）

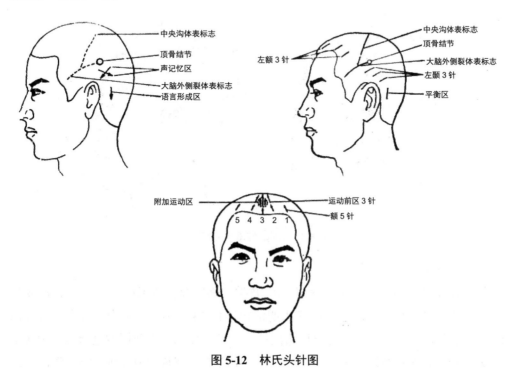

图 5-12 林氏头针图

⑥国际标准头针

1983年陈克彦起草《中国头皮针施术部位方法标准化方案》在昆明会议上通过，并将名称定为《头皮针穴名国际标准化方案》；1984年该方案在日本东京国际会议上通过；1989年在日内瓦会议上正式通过；1991年世界卫生组织出版《WHO标准针灸命名（修订版）》，将该方案公布于世界。头针国家标准是以王富春为领导的长春中医药大学团队承担的《针灸技术操作规范 第2部分：头针》项目的编制任务，且于2008年7月1日由国家标准化管理委员会正式发布实施。国家标准与国际标准的定位主治基本一致。国标头针的分区：额区（额中线、额旁1线、额旁2线）、顶区（顶中线、顶颞前斜线、顶颞后斜线、顶旁1线、顶旁2线）、颞区、枕区。（图5-13）

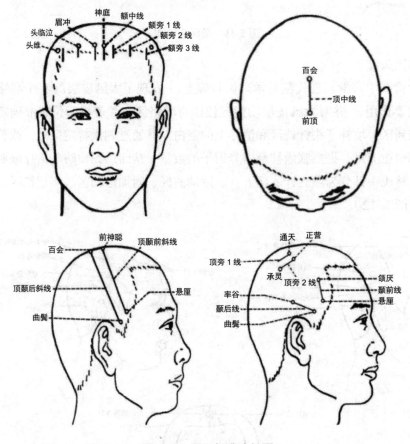

图 5-13　国际标准头针图

⑦朱氏头针

朱明清自1965年起一直担任刺灸法的教学、临床及科研工作，1972年在汤颂延的影响下对头皮针产生兴趣。1984年朱明清执笔将14条标准线定为《头皮针穴名国际标准化方案》，1987年完成《朱氏头皮针》，又经临床上不断探索重新总结为《朱氏头皮针医学实践丛书》，朱氏头针以百会为中心点、督脉为中心线，将治疗部位划分为九条治疗带：额顶带、额旁 1 带、额旁 2 带、顶颞带、顶枕带、顶结前带、顶结后带、颞前带、颞后带。（图 5-14）

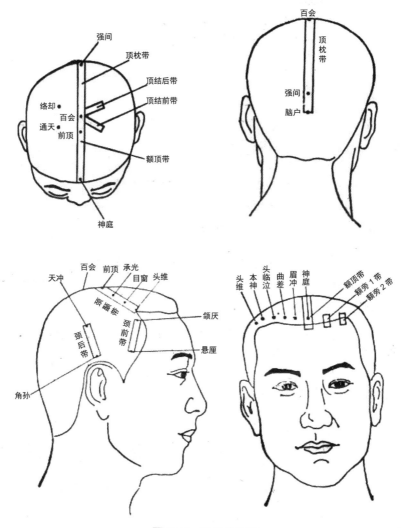

图 5-14　朱氏头针图

⑧刘氏头针

刘炳权钻研子午流注、灵龟八法和现代时间医学，并根据九宫八卦学说和头部腧穴，在针灸理论指导下与现代解剖学相结合首创八卦头针，运用于治疗中风偏瘫，效果显著。刘氏头针不设线，亦不设带，而是以头部的某个穴位或骨性标志为中心，从旁开适当距离的前、后、左、右、左上、左下、右上、右下呈八卦向中心透刺。例如：刘氏头针有百会小八卦、百会中八卦、百会大八卦、百会前 2 寸八卦、百会后 2 寸八卦、枕骨粗隆八卦、角孙穴上 2 寸八卦等。百会小八卦即从百会穴的上、下、左、右、左上、右上、左下、右下八个方向 1 寸的距离处向百会穴透刺，形成一个八卦阵。其他穴位的八卦刺法以此类推。（图 5-15）

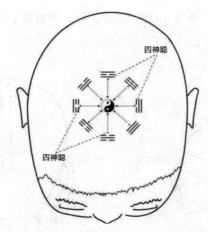

图 5-15　刘氏头针图：百会小八卦

⑨俞昌德头针

俞昌德根据多年临床经验结合现代医学颅骨解剖结构特点，提出颅骨缝针法。颅骨缝在发育闭合后，骨缝间仍有导血管，且或有小导静脉通过，与其相伴有复杂的神经和感受器，共同构成临床应用针刺颅骨缝治疗脑血管疾病及后遗症的解剖学基础。俞昌德颅针针刺部位为颞缝、矢状缝、人字缝、冠状缝。（图 5-16）

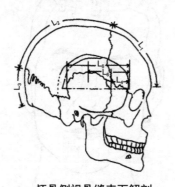

a. 颅骨侧视骨缝表面解剖

L_1，印冠点距；L_2，冠人点距；L_3，枕人点距；L_4，颞颞前距；L_5，颞颞上距；L_6，颞颞后距

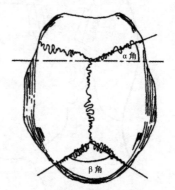

b. 颅骨俯视骨缝夹角

α 角，冠状缝与管状面夹角；β 角，人字缝夹角

图 5-16　俞昌德颅针

⑩王新明头针

王新明在使用焦氏头针和方氏头针过程中发现前额发际是人体头面部的缩影，进而发现头部对应上、中、下焦，最后提出头发际象是整个人体的缩影，即整个头皮像一个人体俯卧在头上。头发际象按整个人体的缩影分为头面区、颈项区、上肢区、上背区、胁区、胸区、下背区、胁肋区、上腹区、腰区、季肋区、下腹区、骶髂区、少腹区、下肢区。

⑪山元氏头针

山元敏胜在应用中国头针的过程中，不断积累经验，发现以神庭穴为中点，针刺

部位向两侧做相应改变时，针感部位随之改变。其于 1973 年将各点定为 A、B、C、D、E 点，命名为新头针疗法。山元氏头针几乎位于前头部，与躯体内脏器官关系密切。山元式对前头部与后头部各穴进行针刺时，均获得良好的疗效。（图 5-17）

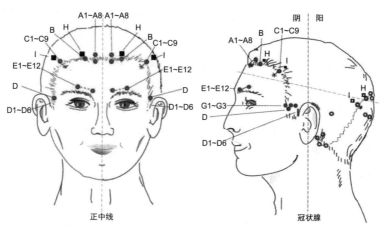

图 5-17　山元式头针图

（2）理论基础的比较

各头针流派的理论基础如下。以中医经络学说为理论基础：各流派皆有借鉴；以西医解剖学为理论基础：方氏头针、于氏头针、刘氏头针、山元氏头针、俞昌德头针；以中医藏象学说为理论基础：方氏头针、汤氏头针、朱氏头针、国际标准头针；以西医解剖学为理论基础：方氏头针、于氏头针、刘氏头针、山元氏头针、俞昌德头针；以大脑皮层功能定位为理论基础：方氏头针、焦氏头针、汤氏头针、国际标准头针；以经络学说为理论基础：方氏头针、林氏头针；以阴阳学说为理论基础：汤氏头针、朱氏头针；此外，于氏头针理论基础有超声波治疗原理、针场假说；焦氏头针理论基础有经络感传现象；汤氏头针理论基础有盖天说；林氏头针理论基础有脑血液与脑功能原理；刘氏头针理论基础有子午流注、灵龟八法、八卦学说。

（3）头穴命名的比较

不同头针流派的头穴命名原则各有不同，其中使用最多的是"功能"+"区"；汤氏头针的穴区最多，为 62 个映射区点，其穴区命名也较为复杂，涉及三种命名原则；方氏头针除了以功能为名称定位的二十一个刺激点外，根据中医理论的藏象学说将其他穴区命名为伏象、伏象、倒象、倒脏；俞昌德颅针以颅骨缝来命名；而山元氏头针命名最为简洁，直接以 A 点、B 点、C 点、D 点、E 点、F 点 来命名。

（4）全息现象的比较

头针流派中方氏头针、汤氏头针、山元氏头针、王氏头针都涉及全息象。全息胚最早为张颖清提出，后来创立生物全息律。生物全息律认为：生物体的任一相对独立的部分的每一位点的化学组成相对于这一相对独立部分的其他位点，都和其所对应的整体的特定部位化学组成相似程度更大，而且其分布规律与其所对应的部位在整体上的分布规律相同。

方氏头针中的伏象像一个人体的缩形伏于冠状缝、矢状缝和人字缝的位置。其定位与王氏头针的人体背部定位有几分相似，但具体定位又有偏差。方氏头针中的伏脏穴区在人体头部前额，左右两侧各分别构成与人体左、右相应的半侧人体内脏、皮肤缩影图。山元式头针在前头部和后头部各有一个全息象。山元氏头针研究表明，与躯体各部位及内脏器官联系较为密切的头穴，几乎全部位于前头部，对前头部与后头部各穴进行针刺时，均获得良好的疗效。汤氏头针的全息象：假设把人体作冠状切面，分为前后两个半身，等比例缩小成与头皮前后半部大小相等的前后两半缩影。人体前为阴，后为阳，即头皮顶耳线前为阴，后为阳，所以全息象的前半身为阴，倒悬仰卧于头皮前半部分，人体后半身缩影为阳，倒悬俯卧于头皮后半部分。朱氏头皮针的全息象中，自神庭穴至百会穴相当于一个仰卧的人体，自百会穴至脑户穴相当于俯卧的人体，两人体均为静坐姿势。第三个人体缩影为人体垂直站在百会穴上，第四个人体缩影为仰天横卧在前发际，头在神庭穴而会阴在本神与头维之间，左右各一。王氏头针的全息象相当于将人体从额到会阴沿前正中线剖开向外展平，上肢从上肢内侧正中，下肢从下肢内侧正中剖开向外展平，其形象与头发际象基本相同。

（5）针具、刺法、方向、角度、深度、行针法、时间的比较

各家头针流派针具选择多为 26～30 号、1～2 寸的毫针。刺法多为单手进针法和双手进针法，于致顺强调透刺和丛刺，朱明清提到的刺法种类最多，有透刺、对刺、交叉刺、接力刺、排刺、半刺、缪刺；头皮针针刺角度多为平刺和斜刺。方云鹏头针针刺深度到骨膜，刘炳权头针针刺深度为肌层与结缔组织之间，其他流派均刺到帽状腱膜下。各流派多以快针进针，于致顺头针留针时间最长为 6～10 小时，朱明清头针留针时间为 2～48 小时，其他流派头针留针时间多为 20～60 分钟。

（6）优势病种的比较

头针各流派治疗优势病种见表 5–7。

表 5-7　头针各流派治疗优势病种

派别	优势病种
方云鹏头针	①中枢神经系统疾病；②精神病症；③疼痛与感觉障碍；④皮质内脏功能失调
焦顺发头针	①神经系统疾病；②消化系统疾病；③呼吸系统疾病；④循环系统疾病；⑤关节病；⑥妇科疾病
于致顺头针	治疗脑源性疾病效果最好（中风、脑性瘫痪、头痛、癫狂、癫痫、高热惊厥）
汤颂延头针	①中枢神经系统疾病；②消化系统疾病；③其他：冠心病、头痛、女科病、热证、斜颈、遗尿等
林学俭头针	治疗脑源性疾病效果最为显著
朱明清头针	①危急重症；②神经系统疾病；③精神与智能障碍；④心身疾病；⑤疼痛性疾病
刘炳权头针	治疗中风后遗症、偏瘫效果最为显著

派别	优势病种
山元敏胜头针	①中枢神经系统疾病；②关节病；③疼痛与感觉障碍；④其他：哮喘、带状疱疹
王新明头针	①精神病症；②五官科疾病；③痛症；④关节病；⑤其他：中风后遗症、咳嗽、泄泻、小儿抽动症
国际标准头针	①神经系统疾病；②消化系统疾病；③呼吸系统疾病；④关节病；⑤生殖系统疾病
俞昌德颅针	①脑血管疾病；②中风后遗症

3. 分析与讨论

（1）相似之处

①主治病症相似

方氏头针、焦氏头针、汤氏头针、朱氏头针、山元氏头针、王氏头针和国标头针都以治疗神经系统疾病为主；于氏头针、林氏头针、俞昌德颅针和刘氏头针以治疗脑源性疾病为主。

②针刺角度与深度相似

各头针流派针刺角度以斜刺为主，方氏头针和林氏头针涉及直刺。其针刺深度都为帽状腱膜以下，方氏头针提到针刺到骨膜。

③优势病种相似

以上十种头针流派的优势病种多是脑部为病灶的疾病，例如中枢神经系统疾病、脑源性疾病等。

（2）不同之处

①行针手法、刺法、留针时间不同

方氏头针、汤氏头针、国标头针的行针手法为提插、捻转，焦氏头针、于氏头针、刘氏头针、王氏头针的行针手法为捻转，且于氏强调一般不使用提插，林氏头针与朱氏头针的行针手法为抽气法和进气法。

②理论基础不同

十大流派基本是以中医经络学说、大脑皮层功能定位、西医解剖学、藏象学说为基础，在此之上又有不同。焦氏头针受到经络感传现象的启发；于氏头针涉及超声波治疗原理，又提出针场假说；汤氏头针在阴阳学说和盖天说的基础上得到完善；刘氏头针在子午流注、灵龟八法、八卦学说的启发下提出八卦头针。

③同区的主治病症不同

不同流派头针疗法中，定位相同但主治病症有差异，不仅跟流派的原本定位有关，还和其全息象有关。焦氏头针较为盛行，曾被编入中医药类规划教材，且国标基本沿袭焦氏头针，故以焦氏头针为基础分析各个流派头针的主治病症。此前已有学者对不同流派的主治病症做了比较，笔者在此基础上补充王新明头针部分。

焦氏头针运动区、感觉区、舞蹈震颤区、血管舒缩区，对应王氏头针穴区为上背区、胸胁区，王氏头针此穴区以疏通头脑、脊椎、项背，疏通胁肋、胸膈之气，调理心肺之脏气为主；焦氏头针晕听区对应王氏头针上肢、上腹，主要疏通上肢、上腹、头面、肩胛之经气，调理肠胃；焦氏头针言语二区、言语三区、运用区、足运感区，对应王氏头针的腰背部、胸胁部，疏通胁肋、腰腿之经气，调整胃肠道、水道之腑气；焦氏头针视区对应王氏头针骶髂区，主治腰骶部病症、头项痛、小便不利、月经不调；焦氏头针平衡区对应王氏头针下肢区，疏通督脉及足三阳、足三阴之经气；焦氏头针胃肝、胸腔、生殖及肠区分别对应王氏头针眼、鼻、耳。

④全息象的不同

各流派全息象的位置和阴阳各不相同。方氏头针的倒象以"象"命名且代表人体背面，为阳，倒脏以"脏"命名为人体脏腑，为阴；汤氏头针以阴阳点为界，前阴后阳；王氏头针以头发际象的中间为阳，两侧为阴。方氏、汤氏、王氏三者的相同之处为，后头部中间代表人体背部，其中只有汤氏为下肢在头顶，上肢在后向发际下端，王氏与其相反。山元式头针，以前头部为阳，后头部为阴。

（3）头针疗法面临的主要问题

①定位方法不统一

十大流派的定位方法差别较大，各头针流派的理论基础虽有相同之处，但全息象差别较大，以至于对头针穴区的定位各不相同，然而各头针流派在临床试验中都有良好的治疗效果。因此，笔者认为，应通过严谨科学的临床试验探测出效果最好的头穴定位。

②针刺方法不统一

十大头针流派针刺的角度和深度较为统一，但针刺手法各不相同，有的使用提插捻转，有的只进行捻并强调禁止提插，可见头针流派的针刺操作较为复杂，未有统一认识和标准。

③同穴区主治病症不统一

定位方法与全息象的不同导致了同穴区的主治病症的差异，这造成临床上使用头针的盲目性与不规范性，使头针疗法缺乏严谨性。

综上所述，临床上的头针流派众多，每个流派的定位、主治、理论基础不尽相同，有的是在前人的成就上加以创新，有的流派脱离前人理论基础，以新的出发点研究头针，最终所形成的不同头针流派的理论体系各具特色。

目前，各头针流派没有统一的进针角度、行针手法、留针时间，使一些医者在临床应用中存在定位不准确、治疗手法不适等问题，导致治疗效果欠佳，影响头针推广与发展。对于哪个流派头针的治疗效果最好也尚未明确。我们应该加强头针临床研究，找出头针诊治疾病的内在规律，不断优化头针方案，寻找出最佳穴位定位、针刺手法及量化标准，提高针灸从业者的理论与实践水平，从而提高临床疗效，促进头针疗法的应用与推广。

第六章　眼　针

第一节　概述

　　眼针是以毫针或其他针具刺激眼区的特定部位，以诊断和治疗全身疾病的一种方法。

一、眼针发展概况

　　《内经》在目诊理论上阐明了诊目的方法，而且从察目色、血络、瞳孔等方面来识别疾病的寒热虚实、病的预后、病位等，为眼针疗法提供了理论依据，对于后世观眼识病的发展具有深远的影响。后世根据《灵枢·大惑论》中相关内容将眼分五轮，根据五轮配属五脏的关系，通过眼部的变化可判断全身各相应脏器的生理、病理变化。后世历代眼科医籍，如《目经大成》《银海指南》《审视瑶函》《眼科入门》等均记载有"眼分八廓，分属五脏"的问题，诊察八廓，可测知相应脏腑的病变。

　　国外的虹膜诊断法也是通过眼部诊断全身的典型代表。19世纪，匈牙利的Ignace Von Peezely 发表了题为《眼睛诊断学研究引证》的研究报告，将虹膜上与人体各部相对应的关系划分为 35 个区域，均为组织器官在虹膜上的投影。其后，虹膜诊断法在大量的临床研究中不断完善和发展，许多专著相继问世，在 20 世纪 70～80 年代逐渐形成了相对完整的理论。

　　辽宁中医药大学彭静山教授在中医脏腑经络学说、五轮八廓学说及华佗看眼识病的基础上，以观察眼球结膜脉络形色变化为诊病手段，以针刺特定的眼周八区十三穴为治疗方法，在 20 世纪 70 年代独创眼针疗法。彭教授用观眼识病法诊察患者 1 万余例，准确率达 90%。在此基础上，彭教授开始了在眼区针刺治疗各种疾病的尝试，使眼针的临床疗效得到了肯定。

　　眼针疗法自 1982 年公布后，吸引了不少学者对眼针进行临床研究和实验研究，其临床和解剖学结果均肯定彭氏的眼针穴区划分和眼针疗法的临床价值。眼针疗法不仅被国内广大针灸工作者广泛用于临床，而且还推广至美国、日本、德国及东南亚的许多国家。目前，眼针疗法已广泛应用于内、外、妇、儿、五官等急慢性多种疾病的治疗，并取得显著疗效，其中，对中风偏瘫和各种急慢性疼痛的疗效较为显著，深得国内外学者的好评。

二、眼部解剖

人的眼睛近似球形，位于眼眶内，受眼睑保护。眼睑分上睑和下睑，居眼眶前口，覆盖眼球前面。眼球包括眼球壁、眼内腔和内容物、神经、血管等组织。眼球壁主要分为外、中、内三层。内层为视网膜；中层又称葡萄膜，具有丰富的色素和血管，包括虹膜、睫状体和脉络膜三部分；外层由角膜、巩膜组成，前1/6为透明的角膜，其余5/6为白色的巩膜。眼球外层起维持眼球形状和保护眼内组织的作用。角膜是接受信息的最前哨入口。眼内腔包括前房、后房和玻璃体腔。眼内容物包括房水、晶体和玻璃体。视神经是中枢神经系统的一部分。眼附属器包括眼睑、结膜、泪器、眼外肌和眼眶。眼的神经包括眶上神经额支、眶下神经睑支、滑车神经的分支等。

第二节　理论基础

一、眼与经络的关系

眼和经络存在密切的联系，眼需要经络不断地输送气血，才能维持其视觉功能。十二经脉中足厥阴肝经、手少阴心经、足三阳经以本经或支脉或别出之正经直接系连于目系；手三阳经皆有1～2条支脉终止于眼或眼附近；足三阳经之本经均起于眼或眼附近。奇经八脉之任、督二脉系于两目下之中央；阴脉、阳脉相交于目内眦之睛明穴；阳维脉经过眉上。此外，在十二经筋中，足太阳之筋为目上网，足阳明之筋为目下网，足少阳之筋为目之外维，手太阳之筋、手少阳之筋都连属目外眦。

二、眼与脏腑的关系

《灵枢·大惑论》说："五脏六腑之精气皆上注于目而为之精。"如果脏腑功能失调，精气不能充足流畅地上注入目，就会影响眼的正常功能，甚至发生眼病。

1. 眼与心和小肠的关系

心主全身血脉，脉中血液受心气推动，循环全身，上输于目，目受血养，才能维持视觉。心主藏神，目为心使，心为五脏六腑之大主，脏腑精气任心所使，而目赖脏腑精气所养，视物又受心神支配。因此，人体脏腑精气的盛衰以及精神活动的状态均能反映于目，故目又为心之外窍。这一理论，也为中医望诊的望目察神提供了重要依据。此外，心与小肠脏腑相合，经脉相互络属，经气相互流通，故小肠功能是否正常，既关系到心，也影响到眼。

2. 眼与肝和胆的关系

肝开窍于目。肝所受藏的精微物质源源不断地输送至眼，使眼受到滋养，从而维持其视觉功能。目为肝之窍，尤以肝血的濡养为重要。《灵枢·脉度》说："肝气通于目，肝和则目能辨五色矣。"这就强调了只有肝气冲和条达，眼才能够辨色视物。鉴于眼与肝在生理上有着以上多方面的密切联系，因而肝的病理变化也可以在眼部有所反映。所以，《仁斋直指方》又说："目者，肝之外候。"概括了眼与肝在生理、病理上的关系。

3.眼与脾和胃的关系

脾输精气，眼赖脾之精气供养。血液之所以运行于眼络之中而不致外溢，还有赖于脾气的统摄。若脾气虚衰，失去统摄的能力，则可引起眼部的出血病症。脾主肌肉，睑能开合，《素问·痿论》说："脾主身之肌肉。"脾运水谷之精，以生养肌肉。胞睑肌肉受养则开合自如。脾胃为机体升降出入之枢纽，脾主升清，胃主降浊，二者升降正常，出入有序，清阳之气升运于目，目得温养则视物清明；浊阴从下窍而出，则不致上犯清窍。

4.眼与肺和大肠的关系

肺为气主，气和目明。张景岳说："肺主气，气调则营卫脏腑无所不治。"若肺气不足，以致目失所养，则昏暗不明。此即《灵枢·决气》所谓"气脱者，目不明"。肺气宣发，能使气血和津液敷布全身；肺气肃降，又能使水液下输膀胱。肺之宣降正常，则血脉通利，目得卫气和津液的温煦濡养，卫外有权，且浊物下降，不得上犯，目不易病。肺与大肠脏腑相合，互为表里。若大肠积热，腑气不通，影响肺失肃降，则可导致眼部因气、血、津液壅滞而发病。

5.眼与肾和膀胱的关系

眼的视觉是否正常，与肾所受藏脏腑的精气充足与否关系至为密切。《内经》说："肾生骨髓，脑为髓海，目系上属于脑。"肾精充沛，髓海丰满，则思维灵活，目光敏锐。若肾精亏虚，髓海不足，则脑转耳鸣，目无所见。《灵枢·五癃津液别》又说："五脏六腑之津液，尽上渗于目。"如津液在目化为泪，则为目外润泽之水；化为神水，则为眼内充养之液。总之，眼内外水液的分布和调节，与肾主水的功能有密切的关系。肾与膀胱脏腑相合，互为表里。膀胱属足太阳经，主一身之表，易遭外邪侵袭，亦常引起眼病，故不可不引起重视。

6.眼与三焦的关系

上输入目之精气津液无不通过三焦，若三焦功能失常，致水谷精微之消化、吸收和输布、排泄紊乱或发生障碍，则可引起眼部病变。

以上论述均说明了眼与脏腑的关系密切，说明了眼受五脏六腑精气之濡养。

三、眼与五轮八廓学说的关系

中医理论早有"眼分五轮，归属五脏""眼分八廓，分属六腑"的论述，这些理论充分体现了眼与五脏六腑相应的学术思想。五轮学说是基于眼与脏腑关系的理论，将眼球分为肉轮、血轮、气轮、风轮、水轮五个部分，分属于五脏，用以说明眼的生理、病理及与脏腑的关系，指导临床治疗。八廓学说是历代医家运用八卦将眼分为八个部分，并分属于脏腑，以说明眼与脏腑之间的相互关系。如明代王肯堂的《证治准绳》不仅论及眼的理论基础和临床证治，还涉及目的脏腑划分。如"五轮，金之精腾结而为气轮，木之精腾结而为风轮，火之精腾结而为血轮，土之精腾结而为肉轮，水之精腾结而为水轮"之说，是基于眼与脏腑关系的理论，将眼球从外至内分为五个部分，即肉轮、血轮、气轮、风轮、水轮，并将五轮分属于五脏，用以说明眼之生理、病理及脏腑的关系。五轮学说实质上是脏腑关系在眼部的分属。

《证治准绳·杂病》提出："目内有大络六，谓心、肺、脾、肝、肾、命门各主其一。中络八，谓胆、胃、大小肠、三焦、膀胱各主其一。外有旁支细络，莫知其数，皆悬贯于脑，下连脏腑，通畅气血往来，以滋于目。故凡病发则有形色丝络显见，而可验内之何脏腑受病也。"《证治准绳》称"眼具五脏六腑也"，提出"乾居西北，络通大肠之腑，脏属于肺；坎正北方，络通膀胱之腑，脏属于肾；艮位东北，络通上焦之腑，脏配命门；震正东方，络通胆之腑，脏属于肝；巽位于东南，络通中焦之腑，脏属肝络；离正南方，络通小肠之腑，脏属于心；坤位西南，络通胃之腑，脏属于脾；兑正西方，络通下焦之腑，脏配肾络。左目属阳，阳道顺行，故廓之经位法象亦以顺行。右目属阴，阴道逆行，故廓之经位法象亦逆行。"这种眼的八卦脏腑划分为眼针疗法穴区分布提供了理论依据。

第三节　穴位及操作方法

一、眼针穴位分区

眼针穴位分区与八卦的关系密切，分为 8 区，共 13 个穴位。具体划分方法：眼平视，经瞳孔中心画十字交叉线并分别延伸过内、外眦及上、下眼眶，将眼廓分为 4 个象限；再将每一个象限二等分，分成 8 个象限，其八等分线即为代表 8 个方位的方位线；配以八卦定位，每个方位线各代表一个卦位；以左眼为标准，按上北下南、左西右东划分，首起乾卦于西北方，依次为正北为坎，东北为艮，正东为震，东南为巽，正南为离，西南为坤，正西为兑；还可将乾、坎、艮、震、巽、离、坤、兑改用 1～8 八个阿拉伯数字来代表。右眼的眼区划分，是以鼻为中心，将左眼的穴区水平对折而确定的，即左眼经穴区顺时针排列，右眼经穴区逆时针排列，体现"阳气左行，阴气右行"的原则。

最后将上述 8 个象限等分为 16 个象限，以方位线为中心，其相邻的两个象限即为一个眼穴区，共计 8 个眼穴区。每区对应一脏一腑，中心线前象限为脏区，后象限为腑区。按照八卦、脏腑的五行配属以及五行相生的关系排列。乾属金，对应肺、大肠；坎为水，对应肾、膀胱；震属木，对应肝、胆；离属火，对应心、小肠；坤属土，对应脾、胃；艮为山，对应上焦；巽为风，对应中焦；兑为泽，对应下焦。总计 8 区，共 13 穴。（表 6-1、图 6-1）

眼针穴位的具体定位：距眼眶内缘外侧 2mm 的眶缘上，长度为 1/16 弧长，或对应位置的眼眶内缘中心点上。

表 6-1 眼部分区与穴位定位

分区	方向	五行属性	所属脏腑	所属卦
1 区	西北	金	肺与大肠	乾
2 区	正北	水	肾与膀胱	坎
3 区	东北	（山）	上焦	艮
4 区	正东	木	肝与胆	震
5 区	东南	（风）	中焦	巽
6 区	正南	火	心与小肠	离
7 区	西南	土	脾与胃	坤
8 区	正西	（泽）	下焦	兑

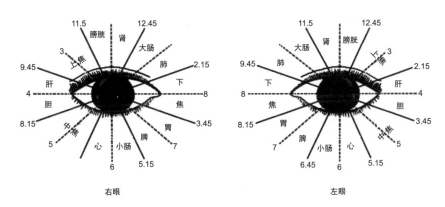

图 6-1 眼部分区与穴位定位

二、操作方法

（一）辅助诊断

正常人的白睛上可见隐约纵横交错的脉络，尤其是儿童的白睛，如无大病重病，白睛青白洁净，无异常脉络。若有疾病发生，可从眼白睛上显露，且一经出现，其残痕难消，主要是白睛中与相关脏腑对应区域中的脉络发生形、色改变，如脉络怒张、延伸、离断，颜色鲜红、紫红，或红中带黑等。检查时主要借助望诊观察法。医生双手常规消毒后，嘱患者放松，用拇、食两指分开，露出白睛，令患者眼球转向鼻侧，则可由 2 区看到 6 区，患者眼球转向外眦侧，可由 6 区转看到 2 区。先观察左眼，后观察右眼。

（二）刺激方法

1. 针前准备

患者多取坐位或仰卧位；以规格为 0.34mm×15mm 的毫针为宜；穴位常规消毒。

2. 针刺方法

进针方法：主要分为眶内直刺法和眶外横刺法两种。押手固定眼睑并压于指下，刺手单手持针，速刺进针。

行针方法及得气表现：刺入以后，不施行提插、捻转等手法；如未得气，可将针退出 1/3，稍改换方向再刺入；或用手刮针柄，或用双刺法。得气以局部酸、麻、胀、重或温热、清凉等感觉为宜，或针感直达病所。

留针方法：多静留针 5 ～ 15 分钟。

出针方法：起针时用右手两指捏住针柄活动数次，缓缓拔出 1/2，稍停几秒钟，再慢慢提出，迅速用干棉球压迫针孔片刻，以防出血。

3. 注意事项

（1）多采用眶外横刺法。

（2）不宜施行提插捻转等手法，留针不宜过久。

（3）震颤不止、躁动不安、眼睑过于肥厚者不宜用眼针。病势垂危及精神错乱、气血虚脱已见绝脉者禁用。

三、眼针临床应用

1. 选穴原则

循经取穴：确诊病属于哪一经，即取哪一经区穴位，或同时对症取几个经区。

看眼取穴：观眼，哪个经区络脉的形状、颜色最明显，即取哪一经区穴。

病位取穴：按上、中、下三焦划分界限，病在哪里即针所属的区域。

2. 适用范围

治疗各种脑血管疾病，如中风偏瘫等。

治疗各种疼痛性病症，如偏头痛、腰腿痛、三叉神经痛、坐骨神经痛、急性扭伤、胆囊炎、痛经等。

治疗各种炎症性病症，如面神经炎等。

治疗功能紊乱性病症，如高血压、心律不齐、胃肠功能紊乱、月经不调、神经衰弱等。

治疗其他疾病，如面肌痉挛、阳痿及遗精等。

四、典型病例

田某，女，34 岁，工人。因人工流产术后 20 天出差时偶遇风寒致左侧颜面部麻痹不适，口眼㖞斜，第 2 天即到某诊所行针灸拔罐治疗，致使颜面部肿胀加重，鼻梁偏向右侧，眼睛闭合不全，迎风流泪，喝水漏水。眼针取患侧上焦区、肺大肠区、肾区、肝区，毫针平刺。水沟、颊车刺络放血，挤出 10 滴血，其鼻梁右偏现象明显改善。经治 12 次痊愈。

附篇：基于数据挖掘的眼针疗法研究

采用数据挖掘技术，对1980年至2017年的眼针临床应用相关文献及《中华眼针》《眼针实践录》和《彭静山眼针疗法研究》的眼针医案，进行收集、整理、筛选、录入、审核、数据提取、统计分析。发现眼针疗法临床应用广泛，所收集178篇期刊文献内科疾病应用频次最多，其次是头面躯体痛症。眼针治疗各科疾病疗效显著，有效率均在91%以上；在纳入的期刊文献中，循经取穴使用最多；进针方法以眶外横刺法为主。医案部分涉及疾病53种，内科病种最多，以中风后遗症和面瘫最为多见；取穴原则以看眼取穴为主，进针方法多采用眶外横刺法，留针时长不一；痊愈率均在90%以上，其余为显效。眼针疗法治疗的疾病广泛且效果显著，特别是对内科中风后遗症和各种急慢性痛症的应用优势突出。

眼针疗法治疗各科疾病病种、病例计数：眼针疗法治疗疾病42种，其中内科病证最多（病种19种，科属频次122次）。为进一步体现眼针在不同病种中治疗患者的多少，本研究对各个病种治疗例数也进行了统计，其中眼针治疗中风后遗症患者最多，达3379例。见表6-2。

表6-2 期刊文献中眼针治疗各科疾病的应用情况

科属	病种频数	科属频数	科属百分比	病种个数	病种百分比
内科病证	中风后遗症（54）、呃逆（8）、不寐（7）、郁证（7）、面瘫（6）、眩晕（6）、高血压病（5）、哮喘（5）、腹泻（4）、痴呆（4）、颤证（3）、便秘（3）、筋惕肉𥆧（2）、心律失常（2）、癃闭（2）、燥痹（1）、不安腿综合征（1）、格林巴氏综合征（1）、病毒性肝炎（1）	122	68.54%	19	45.24%
头面躯体痛症	头痛（9）、腰痛（5）、坐骨神经痛（3）、肩痛（2）、面痛（2）、落枕（2）、痛风（2）	25	14.04%	7	16.67%
五官科病证	耳聋（4）、目偏视（3）、干眼症（2）、弱视（1）、近视（1）、视疲劳（1）	12	6.74%	6	14.29%
皮外伤科病证	急性腰扭伤（5）、软组织损伤（1）、颈椎病（1）、混合痔手术后疼痛（1）、蛇串疮（1）	9	5.06%	5	11.90%
妇科病证	经行腹痛（4）、崩漏（1）	5	2.81%	2	4.76%
急症	胆绞痛（2）、肾绞痛（2）	4	2.25%	2	4.76%
其他	晕车（1）	1	0.56%	1	2.38%
合计		178	100%	42	100%

　　由于文献数量较少，仅凭病种频数不能完全体现和对比眼针在不同病种中治疗患者的多少，因此本研究对各个病种治疗例数也进行了统计，具体情况见表6-3。

表6-3　各个病种病例数统计表

科属	病 例 数	总数
内科病证	中风后遗症（3379）、面瘫（423）、呃逆（358）、哮喘（294）、眩晕（285）、郁证（284）、不寐（278）、心律失常（238）、腹泻（177）、高血压病（167）、便秘（140）、痴呆（140）、颤证（122）、病毒性肝炎（86）、癃闭（73）、筋惕肉𥆧（67）、燥痹（24）、不安腿综合征（21）、格林巴氏综合征（18）	6574
头面躯体痛症	头痛（484）、腰痛（440）、肩痛（202）、坐骨神经痛（189）、落枕（159）、痛风（56）、面痛（54）	1584
五官科病证	耳聋（157）、干眼症（110）、目偏视（109）、近视（109）、弱视（66）、视疲劳（60）	611
皮外伤科病证	急性腰扭伤（311）、软组织损伤（302）、颈椎病（52）、混合痔手术后疼痛（48）、蛇串疮（36）	749
妇科病证	经行腹痛（220）、崩漏（25）	245
急症	胆绞痛（228）、肾绞痛（180）	408
其他	晕车（165）	165

　　眼针疗法取穴原则：眼针的取穴原则有循经取穴、看眼取穴和病位取穴。在纳入的期刊文献中，循经取穴使用146次，看眼取穴使用14次，病位取穴使用153次。循经取穴和病位取穴通常联合使用并应用广泛。

　　眼针疗法针刺方法：在纳入的期刊文献中有157篇对针刺方法进行了明确描述。其中81篇（51.59%）采用眶外横刺法；22篇（14.01%）采用眶内直刺法；13篇（8.28%）采用眶外斜刺法（要求针尖到达骨膜）；14篇（8.92%）主穴采用眶内直刺法，余穴采用眶外 横刺法；25篇（15.92%）采用直刺法或横刺法或斜刺法；1篇（0.64%）使用电刺激法；1篇（0.64%）使用穴位埋线法。

　　眼针疗法行针手法：纳入的期刊文献中共有87篇描述了眼针进针后或留针过程中行针的操作方法。其中34篇采用刮动针柄法得气，28篇通过调整针尖方向得气，12篇采用捻转法得气，8篇提及采用补泻手法，5篇提到留针期间行针但未明确描述手法。

　　眼针疗法留针时长及留针过程中是否配合活动患处：纳入的期刊文献中有164篇对留针时间做出了具体说明，以留针20～30分钟最多（67篇）。在留针期间配合活动 患处以增强针刺效果的有22篇，分别是中风13篇、腰痛6篇、落枕2篇、不安腿综合征1篇。

　　眼针治疗各科疾病的疗效：眼针治疗各科疾病的总有效率均在91%以上，通过对各科疾病痊愈、显效、有效、无效例数统计，得出各科不同疗效病种的病例数占该科总病例数的百分比，其中痊愈率由高到低依次为：其他、妇科病证、皮外伤科病证、头面躯体痛症、内科病证、五官科病证、急症。

第七章 舌 针

第一节 概述

舌针是通过针刺舌体上的特定穴位来治疗疾病的方法。

一、舌针发展概况

针刺舌体治病与辨舌诊病密不可分。早在《内经》时期，就详细描述了舌的解剖、生理与病理变化，明确指出舌诊对疾病诊断的重要意义。如《灵枢·五阅五使》云"心病者，舌卷短，颧赤"；《素问·热刺论》又云"肺热病者……舌上黄，身热"；《素问·脏气法时论》说"心病者，胸中痛……取其经，少阴太阳，舌下血者"；《灵枢·终始》说"重舌，刺舌柱以铍针也"。这些均提出刺舌下脉络出血治病的方法。

在《内经》的基础上，舌针逐渐发展，出现了符合经外奇穴特点的具有确切名称、定位和主治的舌体穴位。及至元代，《敖氏伤寒金镜录》问世，全书图文并茂，详述三十六舌，是现存最早的舌诊专注。而清代《厘正按摩要术》则进一步将舌面的区域划分为与五脏六腑相应，并绘制舌部应五脏图（图7-1）：舌尖属心，主上焦；舌中属脾胃，主中焦；舌根属肾，主下焦；舌左边属肝；舌右边属肺。此虽属舌诊范畴，但为特定舌穴体系的创立奠定了基础。

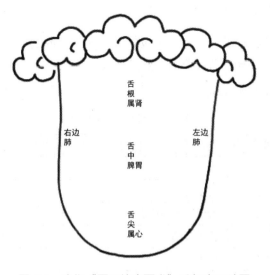

图 7-1 清代《厘正按摩要术》舌部应五脏图

舌针发展到今天，影响较大的舌针穴位体系主要包括管氏和孙氏两种。其中，管正斋先生根据《内经》中舌与脏腑经络的关系，结合自己的临床经验，丰富和发展舌针理论，最先创立了包含 24 个基础穴位的管氏舌针。香港孙介光先生在临床观察的基础上，结合现代研究，逐渐凝练并升华理论，形成孙氏舌针穴位体系。

二、舌部解剖

舌位于口腔底，是以骨骼肌为基础，表面覆以黏膜构成，具有协助咀嚼、搅拌吞咽食物、辅助发音和感受味觉等功能。舌的供血源自舌动脉，是颈外动脉的分支之一；其静脉吻合成静脉丛，汇集成舌静脉，注入颈内静脉。

舌肌属于骨骼肌，可分为舌内肌和舌外肌，舌内、外肌协调运动既能改变舌的性状，又能使舌的运动灵活自如。舌体覆盖的黏膜上，有许多舌乳头，具有一般感觉和味觉的感知功能。舌的运动、感觉和腺体分泌功能由分布于舌的颅神经及其分支负责支配，包括舌下神经、舌咽神经、三叉神经分支、面神经分支、迷走神经分支、交感神经纤维。舌下神经负责支配舌内、外肌的运动。舌咽神经的分支分布到舌后 1/3，负责舌后 1/3 的一般感觉及味觉。三叉神经下颌支的分支之一舌神经，分布于舌前 2/3，负责舌前 2/3 的一般感觉；而舌前 2/3 的味觉则由面神经分支之一鼓索神经负责。由迷走神经发出的喉上神经喉内支分布到舌根和会厌，负责此部的一般感觉和味觉。来自面神经的副交感神经纤维和来自交感干颈上神经节发出的颈外动脉神经的交感神经纤维进入舌的腺体，共同负责腺体分泌。

第二节　理论基础

一、舌与经络的关系

舌与经络系统联系紧密，涉及范围包括部分经脉、经别、经筋、络脉，均与舌有直接的联系。此外，舌与经络系统的关系还体现在经穴所主治的舌病中，古文献中记载用于舌病治疗的腧穴涉及九条经脉，说明了舌与经络的紧密联系（表 7-1）。

表 7-1　经穴主治舌病

经脉名称	穴名	舌病	出处
手少阴心经	通里	舌强不语	《中国针灸大全》
足阳明胃经	大迎	舌不能言	《针灸甲乙经》
足少阴肾经	涌泉	舌干、舌急失音	《针灸大成》
	然谷	舌纵烦满	《针灸甲乙经》
	大钟	口舌干	《针灸甲乙经》
	复溜	舌干	《针灸大成》
	腹通谷	舌下肿难以言、舌纵	《针灸甲乙经》

（续表）

经脉名称	穴名	舌病	出处
手厥阴心包经	中冲	舌本痛	《针灸甲乙经》
		舌强肿痛	《中国针灸大全》
手少阳三焦经	关冲	舌缓不语	《百症赋》
		喉痹舌卷	《灵枢·热病》
足少阳胆经	头窍阴	舌本出血、舌强	《针灸大成》
	足窍阴	舌卷	《针灸甲乙经》
督脉	哑门	舌缓	《针灸甲乙经》
		舌缓不能言	《铜人针灸腧穴图经》
		中风舌缓	《医宗金鉴》
	风府	舌急难言	《针灸甲乙经》
	脑户	舌本出血	《外台秘要》
任脉	廉泉	廉泉、然谷主舌下肿难言、舌肿涎出	《千金翼方》
		廉泉、中冲舌下肿痛堪取	《百症赋》
		舌重	《汉药神效方》
	承浆	口舌生疮	《中国针灸大全》

二、舌与脏腑的关系

舌不仅与经络系统联系紧密，也通过经络系统直接建立了与多个脏腑的联系。联系最为紧密的莫过于开窍于舌的心。首先，心开窍于舌，舌体血脉丰富，舌质的颜色可以直接反映气血运行的状态，从而判断心主血脉功能的盛衰。同时，心主神明也可以体现在舌体的运动、语言的表达等方面。如《灵枢·脉度》中所说"心和则舌能知五味矣"，说明舌的味觉与心的功能密切相关。心的功能正常，则舌体柔软灵活，舌质红活荣润，味觉敏锐，语言流利。反之，若心有病变，舌体、舌质均可能相应变化。如心阳不足，舌质淡胖嫩白；心阴不足，舌质红绛瘦瘪；心火上炎，舌尖红赤，甚则糜烂生疮；心血瘀阻，舌质紫暗、边尖可见紫斑瘀点。此外，若心主神明功能失常，舌窍失其所主，还可出现舌强、言语不利或失语等。其次，心为"五脏六腑之大主"（《灵枢·邪客》）、"君主之官"（《素问·灵兰秘典论》），主宰全身各脏腑的功能，故其他脏腑的病变也可通过心反映于舌，是望舌诊、治疾病的理论基础。

与舌关系密切的脏腑还有脾和胃。脾胃为后天之本、气血生化之源。胃主受纳，为"水谷之海"，受纳、腐熟水谷；脾主运化，能将饮食水谷所化生之精微散布于全身。故脾胃运化的功能是否正常直接关系着全身气血的盛衰，而气血的盛衰又转而反映于舌。不仅如此，舌亦为脾之外候，足太阴脾经"连舌本，散舌下"；且舌苔的形成由胃气上蒸舌面而成，清代章虚谷所说"然无病之人，常有微薄苔如草根者即胃中之生气也。若光滑如镜，则胃无生发之气，如不毛之地"，正是对此的形象描述。由此可见，脾胃与舌也存在千丝万缕的关系。

脏腑组织通过经络与舌所发生的直接或间接联系，使舌成为反映机体功能状态的镜子。通过诊舌辨舌，就能及时掌握脏腑功能的异常变化，进而通过针刺的手段来刺激舌体特定穴位来治疗疾病。

三、用神经学说解释

舌的运动、感觉和腺体分泌功能由分布于舌的颅神经及其分支负责支配，包括舌下神经、舌咽神经、三叉神经分支、面神经分支、迷走神经分支、交感神经纤维。针刺舌体上的穴位，可能通过兴奋舌体的感受器，上传针刺信号，汇集到三叉神经脊束核，然后上传冲动至脑干网状结构，通过这种非特异性投射系统调节各种感受功能和内脏活动。

另外，舌体相关颅神经感觉传导的径路短，传递速度快，对全身各系统的调节功能便捷有效。

第三节 穴位及操作方法

一、舌穴的分布规律

舌穴在舌面和舌底均有分布。舌面的舌穴对应于人体的脏腑器官，从舌尖到舌根依次对应人体从上到下的内脏器官。舌尖部是上焦的心穴、肺穴；舌中部是中焦的脾穴、胃穴；从舌中到舌根是下焦的肝穴、大肠穴、卵巢穴等。舌底的舌穴对应人体的肢体躯干，从舌尖到舌根是一个倒置的人形。沿舌纵轴两侧依次分布有相应的下肢穴、上肢穴；舌根部是与脑部相应的舌穴区。

二、舌穴的定位及主治

（一）舌面穴位

见表 7-2、图 7-2。

表 7-2 舌面穴位

穴名	定位	主治
心穴	舌尖内 3 分	心痛、胸闷、心悸、气短、胁肋疼痛、心肌供血不足、室性早搏、房颤、心律不齐等心脏功能失调的疾患
肺穴	心穴与胃穴之间上 1/3 处旁开，舌中线与舌边缘 1/2 处	咳嗽、气喘、胸闷、胸痛、肺炎、胸膜炎、肋间神经痛、支气管炎、过敏性鼻炎（花粉症）等

（续表）

穴名	定位	主治
胃穴	心穴与小肠穴之中间点	胃脘痛、消化不良、胃纳不佳、反酸、胃及十二指肠溃疡、慢性胃炎、呃逆等症
肝穴	胃穴右侧舌中线与舌边缘外1/3处	肝病、胸满、呕逆及情绪、精神异常等症
脾穴	胃穴左侧舌中线与舌边缘外1/3处	呕逆、胃脘病、腹胀、嗳气、大便不畅等症
胆穴	胃穴与大肠穴间上1/3，舌面中线与右侧舌边缘内1/3处	胆囊炎、胆结石、黄疸、惊吓、情志失常、口苦、胸胁痛等症
大肠穴	胃穴与小肠穴之中间点	腹泻、便秘、腹痛、腹胀等症
小肠穴	舌自然伸出，上齿尖接触处之中间点	胃及十二指肠溃疡、消化不良等症
肾穴	大肠穴旁开，舌中线与舌边缘1/2处	肾功能异常、腰痛、阳痿、早泄及内分泌失调等症
胰穴	胃与大肠穴间上1/3，舌面中线与左侧舌边缘内1/3处	胰腺炎、糖尿病等症
膀胱穴	小肠穴下，小肠穴与胃穴之距	尿频、尿急、尿潴留及前列腺异常等症
前列腺穴	膀胱穴下2分处	前列腺炎、前列腺肥大等症
子宫穴	膀胱穴上2分处	月经失调、痛经、不孕、子宫功能性出血、更年期综合征及内分泌失调等症
卵巢穴	膀胱穴上4分旁开3分处，小肠穴与膀胱穴间下1/3处旁开3分处	卵巢炎、不孕、更年期综合征及内分泌失调等症
悬钟穴	悬雍垂之底正中处	延髓麻痹所致的软腭功能受限及发音困难、失真等症
天膺穴	悬钟穴旁开3分	延髓麻痹等致上腭功能受限及发音失真等症

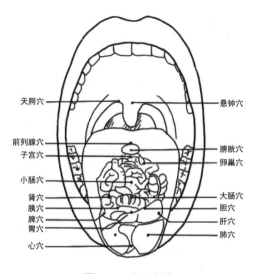

图 7-2 舌面穴位

（二）舌底穴位

见表 7-3、图 7-3。

表 7-3 舌底穴位

穴名	定位	主治
颈穴	位于舌蒂与舌系带之中间点	颈椎病、颈部肌肉损伤、甲状腺功能异常、甲状腺肿、气管炎等症
胸穴	位于颈穴、尾穴之间上 1/3 点	胸痛、肋间神经痛、胸骨痛及胸背肌肉痛等症
腰穴	位于颈穴、尾穴之间下 1/3 点	腰痛、腰肌劳损、腰椎间盘脱出、腰扭伤等症
骶穴	脑灵穴、足穴中间点的舌中线上	骶骨痛、腰腿痛等症
尾穴	位于颈穴、舌尖之中间点	尾骨痛、腰腿痛等症
肩穴	位于颈穴、胸穴之中点旁开伞襞处	颈椎病、肩周炎、肩部肌肉损伤、韧带损伤、中风、帕金森病及肩功能障碍等症
上臂穴	位于肩穴与肘穴之间旁开之伞襞处	上臂功能障碍、肌肉痛、肌肉及肌腱损伤等症
肘穴	位于腰穴旁开之伞襞处	肘关节损伤、网球肘、中风上肢偏瘫及肘关节功能障碍等症
前臂穴	位于肘穴与手穴间旁开伞襞处	臂痛、肌肉损伤及其他原因致前臂功能障碍等症
手穴	位于颈穴与舌尖中间点旁开之伞襞处	手、腕关节损伤、功能障碍、手指痉挛、腕管综合征及上肢末梢神经炎等症
大腿穴	位于手穴与膝穴间旁开之伞襞处	大腿肌肉痛、髋关节疾患、股骨头坏死等症
膝穴	位于尾穴与足穴之中间点旁开（去掉）之伞襞处	膝关节痛、损伤、功能障碍、半月板损伤及中风等症
小腿穴	位于膝穴与足穴间旁开之伞襞处	小腿肌肉、韧带损伤、功能障碍、腓长肌痉挛及中风等症
足穴	位于舌尖内 1 分旁开 2 分处	趾、腕关节活动受限、关节损伤、痉挛萎缩、足跟病及下肢末梢神经炎等症
脑灵穴	位于舌蒂下 1/3 处	小脑疾患、眼病、共济运动失调、中风、帕金森病、忧郁症、小儿脑瘫、自闭症及神经性头痛等神经科病症
脑明穴	位于脑灵穴旁开近舌蒂外边缘处	视觉、听觉、语言障碍等神经科病症
脑中穴	位于舌蒂中间的凹陷处	自闭症、智力障碍、小儿脑瘫、中风、帕金森病、老年痴呆、脑损伤等神经科病症
脑枢穴	位于舌蒂之上端	智力障碍、老年痴呆、忧郁症、神经性头痛、中风等神经科病症
襞中穴	位于舌下襞之正中点	脑瘫、智力障碍、语言障碍、小脑萎缩、老年痴呆、延髓麻痹、中风等症
附蒂	位于舌阜之正中点	脑瘫、智力障碍、自闭症、语言障碍、老年痴呆、中风、帕金森病等神经科病症

（续表）

穴名	定位	主治
上唇际	上唇际之中间点	肌肉萎缩、面瘫、中风等症
下唇际	下唇际之中间点	肌肉萎缩、面瘫等

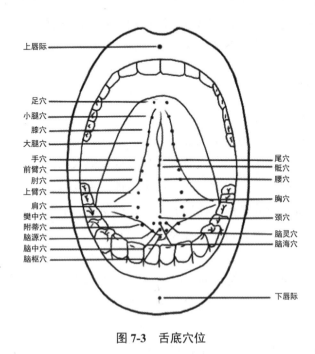

图 7-3　舌底穴位

三、操作方法

（一）刺激方法

针具严格消毒。患者用淡盐水或 3% 的高锰酸钾溶液漱口以清洁口腔。针刺时，患者取坐位或仰卧位，针刺舌面时，嘱患者将舌体 2/3 伸出上齿尖；针刺舌底时，嘱患者张口，将舌尖向上反卷，以上下齿夹舌以固定，或由医者用消毒纱布垫舌并将其拉出。

一般选取长度 40mm 或 50mm、直径 0.32 ～ 0.34mm 毫针，刺舌下络脉出血可选取直径 0.38mm 毫针或三棱针。针刺时多采用速刺法。用拇、食、中三指捏持针柄，对准穴位快速刺入并捻转 5 ～ 7 下，或小幅度快速提插 5 ～ 7 下。一般不留针，但根据病情需要也可适当留针。

辨证施治，根据病证不同施以不同的针刺方法或补泻手法，以达到最佳效果。针刺过程中，密切观察患者，避免不良反应发生。

（二）注意事项

1. 医者针刺时，精神必须高度集中，严格掌握进针深度、角度，以防发生事故。

浅刺放血时，应严格掌握"针不宜过粗、刺不宜过深、出血不宜过多"的原则。

2.舌体血管丰富，且部分治疗中涉及舌下络脉放血，故而一般出血无须处理。若出血量较大，可用消毒纱布压迫止血。部分患者针后局部舌体会有瘀血或水肿现象，一般无须处理，待其自行消散即可。

3.有严重口腔疾患，或常有自发性出血及损伤后出血不止的患者，不宜针刺。患者饥饿、疲劳、精神过度紧张时，不宜立即针刺。对身体虚羸、气血亏虚的患者，针刺时应尽量选择卧位，且手法不宜过强。

四、舌针临床应用

（一）选穴组方原则

辨证取穴：根据中医脏腑经络辨证选取相应穴区。

对应取穴：根据发病脏腑器官或肢体部位选取相应穴区。

对症取穴：根据中医理论对症取穴。如中枢神经系统病变，重点选取调节神经系统功能紊乱的穴位或有特异性治疗作用的穴位，如脑灵、脑明等。

经验取穴：临床医生结合自身的经验灵活选穴。

（二）适应范围

1.中枢神经系统和精神系统疾病：如中风、癫痫、特发性震颤、帕金森病、神经衰弱、失眠、脑萎缩、脑外伤后遗症、小儿自闭症、小儿脑瘫、遗传性共济失调、脑炎、脑膜炎后遗症、智力障碍等。

2.神经性疼痛：如偏头痛、舌咽神经痛等。

3.功能紊乱性疾病：如心血管系统疾病（如心绞痛、心律失常、病毒性心肌炎等）、内分泌系统疾病（如甲状腺病、肾上腺皮脂功能亢进）及尿崩症。

五、典型病例

男童，14岁，2岁半时发现有语言障碍，之后诊断为自闭。患儿与他人没有眼神接触，不能与人沟通、交往，虽能明白别人说话的意思，但自己却不能说出正常合乎文法的句子；对数学减法有困难，能够阅读和抄写，但不明白其真正的意思。主穴取脑枢穴、脑中穴、心穴等，随症加减。患儿在接受58次舌针治疗后，PET（正电子发射断层扫描）结果显示脑部各区域的新陈代谢率较舌针前出现了显著的增长，平均有57%的提高，表示患儿在情绪、抽象认知等的功能上都会有所进步。父母亦留意到患儿的眼神接触和理解能力有所进步，学会注意周围的环境，并能告诉父母；同时，患儿脾气改善，喃喃自语的状况减少，说话的发音较前清楚，句子能包含"我"字，甚至已能计算加法和减法。

第八章　腕踝针

第一节　概述

腕踝针是一种在腕踝部选取特定的进针点，用毫针循肢体纵轴沿真皮下刺入一定长度以治疗疾病的方法。

一、腕踝针发展概况

腕踝针自 1966 年用电刺激法开始，受经络学说、耳针的启发，从克服各个阶段所出现的困难中逐渐取得进展，至 1972 年改用针刺，为克服垂直针刺遇到的滞针现象，改用皮下浅刺法，方法逐步得到改善。因针刺的部位仅限在腕、踝，1975 年定名为腕踝针。

腕踝针从萌芽初生至今渐在临床得以较广泛的应用，经过了两个阶段的探索与发展过程。

第一阶段是探索阶段，又细分为两个阶段：1966 ～ 1969 年应用的是电刺激疗法；1972 ～ 1975 年才是腕踝针的探索，是在电刺激疗法基础上探索的继续。20 世纪 60 年代中，第二军医大学第一附属医院神经科在应用电刺激疗法时，根据经络理论，将刺激电极分别放在经过腕、踝部的手、足三阴经和三阳经的某些经穴上（如内关、外关、三阴交、悬钟等），用来治疗功能性麻木、肢体瘫痪、腰腿疼痛及神经官能症等疾病时取得了较满意的疗效。同时他们还发现，当电极移动时，腕踝部的一些点同身体一定的部位是有联系的。根据经络学说，腕部有三条阴经和阳经，再结合四肢和躯干的阴阳关系进行探索，确定了刺激点与身体作用部位的对应关系：将电极放在手阳明大肠经上时，能对阴阳交界的一些病症起作用；放在手少阴心经上时，则对身体前正中线附近的一些病症有效；放在手太阳小肠经上，能治疗身体后正中线附近的病症。从腕部类推到踝部六条经，也有同样的作用。由此在腕部和踝部各定了六个刺激点，并将身体两侧从前向后大致划分为六个纵区，与六个纵区具有对应关系的六个点作为治疗的基础，一侧腕踝部的刺激点主要作用于同侧身体；而身体上下以膈为界，分别以腕部或踝部为刺激点。

中医认为腹为阴，背为阳，四肢部靠近躯体正中线的内侧为阴，外侧为阳。由此，可以把躯体分为六个纵区，即阴面和阳面各三个纵区，为了简便起见，用数字 1 ～ 6

编号，其中1、2、3区在阴面，4、5、6区在阳面，上下肢同躯体相对应。当躯体某纵区内出现病症时，在腕踝部同一编号区内给予刺激，即可出现调整反应。这样，只要找出病症所在的区就可确定治疗的刺激点。

至此，借助电刺激疗法探索出腕踝部不同的刺激点，又找到了按区选点的治疗规律，奠定了腕踝针的形成基础。

第二阶段是从1972年2月开始，重要的变化是将电刺激改为针刺。将电刺激作用电极的刺激点改用针刺后发现，用电刺激法所探测出来的身体分区、刺激点和区的对应关系依然适用，而且显得更明显，对针刺的要求更高。其一，针刺方法。垂直针刺时会出现针刺深度不易掌握、皮肤与骨面接近的部位无法垂直刺入、得气感过于强烈、滞针等问题，经过反复思考实践，将垂直针刺改为斜刺又逐步改为皮下浅刺，既避免了以上诸问题，又保证了疗效，方法逐步得到完善，理论也逐步成形。其二，针刺点。前期的研究已知腕踝部刺激点与身体各纵区具有对应关系，那么在腕踝部各区内任何一点给予针刺，就能治疗对应区内的病症。因此认为，腕踝部的针刺点不像传统的"穴位"那样要有固定位置，而是根据针刺的局部情况随机移动点的位置，并不影响疗效。因此认为，针刺点并非针疗的作用点，而只是针刺进入皮下的进针点，针沿皮下刺入，对神经末梢的刺激呈面线状，比垂直刺入的点范围大，用微刺激即能奏效，且不存在补泻的问题。其三，针刺方向。临床发现，针刺向上（向近心端）刺入后，针刺点以上的症状消失，针刺点以下的症状仍然存在，而当改变针刺方向，向下（向远心端）刺入后，针刺点以下的症状逐渐消失。因此证明，针刺作用与针刺方向有关。

二、腕踝部解剖

分布在腕部的骨骼：包括桡骨、尺骨，以及手骨（腕骨、掌骨、指骨）。

分布在腕部的肌肉、肌腱：分布在腕部的肌肉属于前臂肌。前臂肌分为前后两群，每群又分为深、浅两层，共19块肌肉。

分布在腕部的神经：包括前臂外侧皮神经、正中神经、尺神经、桡神经、前臂内侧皮神经。前臂外侧皮神经，分布于前臂外侧的皮肤。正中神经，支配除肱桡肌、尺侧腕屈肌、指深屈肌尺侧半以外的所有前臂屈肌、旋前肌以及附近关节。尺神经，在前臂上部发出肌支支配尺侧腕屈肌、指深屈肌尺侧半。桡神经分出的皮支，分布于臂后部、臂下外侧部、前臂后面的皮肤；分出的肌支，支配肱三头肌、肘肌、肱桡肌、桡侧腕长伸肌。臂内侧皮神经，分布于臂内侧皮肤。前臂内侧皮神经分布于前臂内侧皮肤。

分布在腕部的血管：分布在腕部的动脉包括桡动脉、尺动脉。桡动脉在前臂上部被肱桡肌掩盖，在前臂下部行于肱桡肌腱和桡侧腕屈肌腱之间，位置表浅，为临床上最常用的摸脉点。尺动脉自肱动脉发出后，再在尺侧腕屈肌腱和指浅屈肌之间下行，最后经豌豆骨桡侧至手掌。分布在腕部的静脉包括深、浅两部分。上肢的深静脉与同名的动脉伴行，臂以下的动脉有两条同名静脉伴行，到腋窝处合成一条腋静脉。上肢的浅静脉位于皮下，手背的浅静脉形成手背静脉网，再向上汇合成尺侧的贵要静脉。

踝关节由胫、腓骨下端和距骨组成。胫骨下端内侧向下的骨突称为内踝，胫骨下端后缘也稍向下突出，称为后踝。腓骨下端的突出部分称为外踝。距骨上面的鞍状关节面与胫骨干下端的凹形关节面相接，其两侧关节面与内、外踝的关节面正好嵌合。

胫腓二骨下端被坚强而有弹性的骨间韧带、胫腓下前、后联合韧带及横韧带联结在一起。当踝背屈时，因较宽的距骨体前部进入踝穴，胫腓两骨可稍稍分开，跖屈时，两骨又互相接近。踝关节的关节囊前后松弛，两侧较紧，踝关节的前后韧带菲薄软弱，内、外侧副韧带比较坚强。内侧为三角韧带，分深浅两层。浅部为跟胫韧带，止于载距突的上部。

踝关节周围有肌腱包围，但缺乏肌肉和其他软组织遮盖。后面主要为跟腱，前面有胫前肌腱和伸趾长肌腱及第三腓骨肌腱。内侧有胫后肌腱及屈趾长肌腱。外侧有腓骨长、短肌腱。

第二节　理论基础

一、腕踝部与经络的关系

腕、踝部与经络关系密切。

腕、踝部有十二经脉循行分布。腕、踝部分别是手三阴、手三阳，足三阴、足三阳经循行所过的部位。因为每条经脉的分布和部位都有一定的规律，都有内属脏腑和外络肢节的特定部位。这是腕踝针可以治疗相关脏腑、相关部位疾病的重要理论基础。

奇经八脉理论也与腕踝针有密切关系。奇经八脉中的阴跷、阳跷的循行起始部位，阴维、阳维的循行部位也正是腕踝针取穴点的分布区域。分布于腕、踝部的后溪、外关、内关、列缺、申脉、足临泣、照海、公孙治疗范围广泛，作用显著。

腕、踝部还与十二络脉有关。十二络脉多在腕踝附近部位的络穴分出，之后均走向相表里的经脉，从而加强了阴阳表里经的联系。如位于腕部的列缺、内关、通里、外关、偏历，位于足踝部的大钟。

腕踝针与十二皮部有关。十二皮部是十二经脉功能活动反应于体表的部位，也是络脉之气散布之所在。皮部作为十二经络的体表分区，呈面状分布。在皮部进行的多种外治法，能够治疗相应脏腑和经脉器官的疾病。腕踝针的应用与十二皮部在腕踝部的分布极为相似。

腕踝针与十二经筋有关。十二经筋的循行分布大体上和十二经脉一致，分别依靠十二经脉的经气渗灌和濡养。经筋与内脏、经络生理上相互联系，病理上相互影响。通过调理腕踝部经筋之气，也可以治疗相应脏腑和经脉器官的疾病。

腕踝针与标本、根结有关。按标本、根结理论，腕踝针的十二个刺激点均位于腕踝关节附近，相当于本部、根部，故可主治全身各部病症。

综上可知，腕踝与全身经络、五脏六腑各部均有密切关系。十二个刺激点，均分布于经线上，与十二络穴位置大致相当，浅刺这些部位的皮部，可以调整相应经脉之气及其联属的脏腑功能，以达到祛邪扶正的目的。

二、神经学说的解释

有学者认为，腕踝针疗法在施治时用轻微的不引起酸麻胀痛感觉的针刺激就能迅速反应在远距离的病灶部位，只有通过神经传导才有可能。因此，初步认为，腕踝针的治疗机制是表浅地刺激皮下神经末梢，能引起保护性反应，从而使机体释放神经介质，改善局部微循环，兴奋迷走神经，从而达到治疗作用。

在人体从皮肤至骨膜的所有组织结构中，浅部以游离神经末梢为主，深部组织中，除有神经末梢外，还有肌梭、环层小体等。其中游离神经末梢，在组织中分布最广，数量最多。现代研究表明：在许多情况下，真正的感觉神经末梢和感受器都是传入神经纤维本身的外周游离神经末梢。针刺机体，不同的刺激方式或刺激数量，所兴奋的神经纤维的数目和种类就不同。这些数目不同，粗细不同的神经纤维或末梢兴奋时所产生的神经冲动，以不同形式的编码传导到高级中枢，就产生不同类型的针感。针感是取得针刺疗效的必要条件，没有针感就不可能有针刺效应。如传统针刺会有神经干上麻、骨痛、肌肉酸胀等针感，并有辐射、传导。而腕踝针于皮下浅刺，不得有任何不适。这种特殊的针感，恰恰在于刺激了皮下丰富的游离神经末梢这个真正的神经末梢和感受器，从而引起神经中枢的极大"关注"，采取相应的"措施"。

也有学者推测，腕踝针所兴奋的主要是游离的神经末梢、毛囊感受器、各种特殊结构的环层小体、Meissner 小体及 Ruffini 小体等，兴奋的是触 - 压感受器，然后由 C 类神经纤维将兴奋传至大脑，再由大脑进一步辨认整合，最后给病变部位发出治疗信息。

三、腕踝针身体分区

身体分区分为纵行六区和上下两段。纵行六区包括头、颈、躯干六区和肢体六区两部分。

（一）纵行六区

1. 头、颈和躯干六区

以前后正中线为标线，将身体两侧面由前向后划分为 6 个纵行区，用数字 1 ～ 6 编号。（图 8-1）

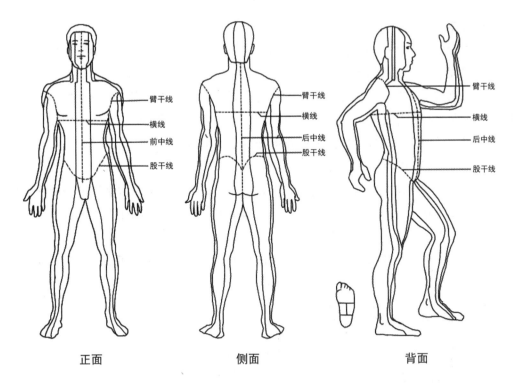

图 8-1　腕踝针身体分区

1区：前中线两侧。分别称为左1区、右1区。临床常把左1区与右1区合称为1区，以下各区亦同。头面部在前中线至以眼眶外缘为垂直线之间的区域，包括前额、眼、鼻、唇、前牙、舌、咽喉、扁桃体、颏；颈部沿气管、食管；胸部自前中线至胸骨缘，包括胸肋关节、气管、食管、乳房近胸骨缘、心前区（左侧）；腹部自前中线至腹直肌区域，包括胃、胆囊、脐部、下腹之膀胱、子宫、会阴部。

2区：从1区边线到腋前线之间所形成的区域，左右对称。头颈部包括颞前部、面颊、后牙、颌下、甲状腺；胸部沿锁骨中线向下区域，包括锁骨上窝、上胸部、乳中部、前胸、肺、肝（右侧）、侧腹部。

3区：从腋前线至腋中线之间所形成的区域，左右对称，包括沿耳郭前缘、腮腺、腋前缘垂直向下的狭窄区域、乳房近腋前缘部分。

4区：前后面交界，即腋中线至腋后线之间所形成的区域，左右对称，包括自头顶经耳向下至颈，肩部沿斜方肌缘，胸腹部自腋窝至髂前上棘的胸侧壁及腹侧部区域。

5区：腋后线至6区边线之间所形成的区域，左右对称，与前面的2区相对，包括颞后部、颈后外侧靠斜方肌缘、肩胛冈上窝及肩胛中线垂直向下区域的背和腰。

6区：后中线两侧，与1区相对，包括枕、颈后部、颈椎棘突至斜方肌缘、胸椎棘突至肩胛骨内缘、腰椎与骶正中嵴至尾骨两侧、肛门。

2. 肢体六区

以臂干线和股干线分别作为躯干与四肢的分界线。臂干线环绕肩部三角肌附着缘至腋窝；股干线自腹股沟至髂嵴。

当两侧的上下肢处于内侧面向前的外旋位置，即四肢的阴阳面和躯干的阴阳面处在同一方向并互相靠拢时，以靠拢处出现的缘为分界，在前面的相当于前中线，在后面的相当于后中线，这样四肢的分区就可按躯干的分区类推。

（二）上下两段

以胸骨末端和两侧肋弓的交接处为中心，画一条环绕身体的水平线称横膈线。横膈线将身体两侧的六个区分成上下两段。横膈线以上各区分别叫作上1区、上2区、上3区、上4区、上5区、上6区；横膈线以下的各区叫下1区、下2区、下3区、下4区、下5区、下6区。如需标明症状在左侧还是右侧，在上还是在下，又可记作右上2区或左下2区等。

四、腕踝针与经络的关系

腕踝针法虽出现较晚，但其理论可溯源至《内经》。在《素问·皮部论》说："凡十二经络脉者，皮之部也。"十二皮部的分布区域，是以十二经脉体表分布范围为依据，所以腕踝针与经络的循行有密切关系。

从经脉循行来看，手三阴、手三阳均循于腕部，足三阴、足三阳均循行于踝部，且通过腕踝部的特定穴如后溪、外关、内关、列缺、申脉、足临泣、照海、公孙等分别通于督脉、阳维脉、阴维脉、任脉、阴跷脉、带脉、阳跷脉及冲脉。可见腕踝与全身经络、五脏六腑各部均有密切关系。按标本、根结理论，腕踝针的十二个刺激点均位于腕踝关节附近，相当于本部、根部，故可主治全身各部病症。十二个刺激点均分布于经线上，与十二络穴位置大致相当，浅刺这些部位的皮部，可以调整相应经脉之气及其联属的脏腑功能，以达到祛邪扶正的目的。

腕踝针疗法是把人体分为6个区，基本与十二皮部相一致，如少阴在身侧中间，与1区相合，由此绕躯体从前向后，依次为厥阴、太阴、阳明、少阳、太阳，大体相当于1～6区的划分。上1、上2、上3区沿阴侧面上行，相当于手三阴；上4、上5、上6区沿阳侧面上行，相当于手三阳。下1～6相当于足三阴、足三阳。从五脏关系看，上6区联结膈以上胸腔的心、肺；下6区联结膈以下腹腔的肝、脾、肾；与手六经足六经所属脏腑也是一致的。

第三节　进针点及操作方法

一、腕踝针进针点的分布规律

腕踝针疗法是把人体分为6个区。

（一）四肢部

1. 上肢

内侧面：从尺骨到桡骨方向依次划分为 1 区、2 区、3 区；外侧面：从桡骨到尺骨方向依次划分为 4 区、5 区、6 区。

2. 下肢

内侧面：从足跟到足趾方向依次划分为 1 区、2 区、3 区；外侧面：从足趾到足跟方向依次划分为 4 区、5 区、6 区。

（二）躯干部

以前正中线、后正中线为界，左右对称。1 区：前正中线向左、右分别旁开 1.5 寸；2 区：1 区边界到腋前线的体表区域；3 区：腋前线到腋中线的体表区域；4 区：腋中线到腋后线的体表区域；5 区：6 区边界到腋后线的体表区域，与 2 区前后呼应；6 区：后正中线向左，又分别旁开 1.5 同身寸，与 1 区前后呼应。

（三）横膈线：胸剑联合处环身一周

将躯体分为上下两段。上段：左右上肢，横膈线以上的上 1 区、上 2 区、上 3 区、上 4 区、上 5 区、上 6 区。下段：左右下肢，横膈线以下的下 1 区、下 2 区、下 3 区、下 4 区、下 5 区、下 6 区。

二、进针点定位及主治

（一）腕部进针点及主治

左右两侧共 6 对，在腕横纹上二寸（同身寸，相当于内关穴或外关穴）位置上，环前臂做一水平线，从前臂内侧尺骨缘开始，沿前臂内侧中央、前臂内侧桡骨缘、前臂外侧桡骨缘、前臂外侧中央、前臂外侧尺骨缘顺序，依次取上 1、上 2、上 3、上 4、上 5、上 6 进针点。（表 8-1、图 8-2）

表 8-1　腕部进针点

进针点	定位	主治
上 1	在小指侧的尺骨缘与尺侧腕屈肌腱之间	前额痛、面神经麻痹、面肌痉挛、三叉神经痛、眼睑瞤动、近视眼、白内障、麦粒肿、结膜炎、鼻炎、花粉症、前牙痛、耳鸣、冠心病、心律失常、胸痛、自主神经功能失调、失眠、嗜睡、烦躁、梅核气、肢体麻木、荨麻疹、遗尿、甲状腺功能亢进症、抽动秽语综合征、呃逆、高血压病、肠易激惹综合征等
上 2	在腕掌侧面的中央，掌长肌腱与桡侧腕屈肌腱之间，相当于内关穴处	颞前痛、三叉神经痛、后牙痛、麦粒肿、白内障、面肌痉挛、颞颌关节综合征、甲状腺疾病、胸痛、胁痛、乳腺炎、冠心病、心律失常、美尼尔病、手指疼痛麻木等
上 3	在桡骨缘与桡动脉之间	偏头痛、耳前痛、腮腺肿痛、肩周炎、面神经麻痹、颞颌关节综合征、颈肩综合征、胁痛等

（续表）

进针点	定位	主治
上 4	在拇指侧的桡骨内外缘之间	颠顶痛、美尼尔病、耳痛、耳鸣、三叉神经痛、面神经麻痹、面肌痉挛、颞颌关节综合征、颈椎病、上肢运动性损伤、颈肩综合征、肩关节前侧痛、中风偏瘫等
上 5	在腕背的中央，桡骨与尺骨两边缘之间	头痛、枕神经痛、眩晕、美尼尔病、颈椎病、落枕、颈肩综合征、肩背肌筋膜炎、肩关节痛、中风偏瘫、小儿舞蹈症、帕金森病等
上 6	在腕背侧，距小指侧尺骨缘 1 分处（同身寸）	后头痛、落枕、颈椎病、肩关节后侧痛、上肢运动性损伤、三叉神经、颈痛、胸椎小关节紊乱、甲状腺疾病等

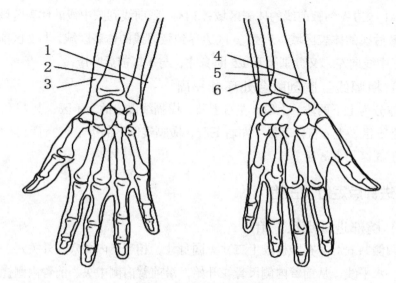

图 8-2 腕部进针点位置

（二）踝部进针点及主治

左右两侧共 6 对，在内踝高点上三寸或外踝上三寸（同身寸，相当于三阴交穴或悬钟穴）位置上，环小腿做一水平线，从小腿内侧跟腱缘开始，沿小腿内侧中央，小腿内侧胫骨缘，小腿外侧腓骨缘，小腿外侧中央，小腿外侧跟腱缘顺序，依次取下 1、下 2、下 3、下 4、下 5、下 6 进针点。（表 8-2、图 8-3）

表 8-2 踝部进针点

进针点	定位	主治
下 1	靠跟腱内缘	胃痛、脐周痛、下腹痛、遗尿、尿潴留、带下异常、痛经、宫颈糜烂、睾丸炎、腰椎骨质增生、肥胖、自主神经功能失调、腓肠肌痉挛、足跟痛等
下 2	在踝部内侧面中央，靠内侧胫骨后缘	肝区痛、侧腹痛、肠易激惹综合征、阑尾炎、带下异常、痛经、腿内侧痛、内踝关节痛等
下 3	在胫骨前嵴向内 1 分（同身寸）处	胁痛、髋关节屈伸不利、膝关节痛、踝关节痛等

（续表）

进针点	定位	主治
下4	在胫骨前嵴与腓骨前缘之间的胫骨前肌中点	侧腰痛、膝关节痛、股外侧皮神经炎、下肢感觉及运动障碍、坐骨神经痛、足背痛等
下5	在踝部外侧面中央，靠腓骨后缘	腰背痛、腰椎间盘突出症、第三腰椎横突综合征、腰椎骨质增生、坐骨神经痛、股外侧皮神经炎、腿外侧痛、外踝关节痛等
下6	靠跟腱外缘处	腰椎间盘突出症、腰椎骨质增生、腰肌劳损、坐骨神经痛、痔痛、便秘、腓肠肌痉挛、足前掌痛等

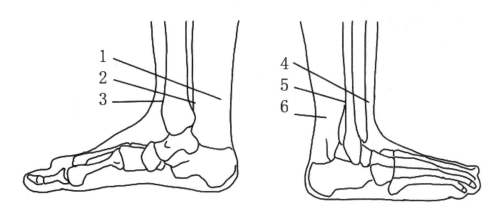

图 8-3　踝部进针点位置

三、操作方法

（一）针前准备

根据病情选择患者舒适、医者便于操作的施术体位。根据病情和进针点选择25mm 或 40mm 毫针。治疗环境应注意环境清洁卫生，避免污染。针具消毒应选择高压蒸汽灭菌法。宜选择一次性毫针。施术部位可用 75% 乙醇或 0.2% 安尔碘或碘伏消毒，医者双手应用肥皂水清洗干净，再用 75% 乙醇擦拭。

（二）针刺方法

医者一手固定进针部位，另一手拇、食、中指持针，针身与皮肤呈 15°～ 30°快速刺入真皮下，然后压平针身，使针身循肢体纵轴沿真皮下缓慢刺入，以针下松软、无针感为宜。刺入长度以露出针身 2mm 为宜。不提插捻转。针刺方向一般朝向近心端。病变部位位于四肢末端时针刺方向朝向远心端，此时进针点位置可沿纵轴向近心端移动，以不妨碍腕踝关节活动为宜。出针时一手用无菌干棉球轻压进针点，另一手将针拔出。

若针刺后症状未能改善或改善不明显，可能与针刺体位、进针点位置、针刺深度、方向等有关。此时，需要将针尖退至皮下，重新调整进针。

（三）留针时间、治疗间隔时间

可留针 20～30 分钟。可依病情延长留针时间，但不宜超过 48 小时。如顽固性疼痛、头晕、肢体麻木、哮喘、精神症状等，在针刺入后的留针过程中才缓慢显效，故针刺后无论显效快与慢都要留针，保持持续刺激，促使机体逐渐恢复。

留针期间不行针，以减少针刺对组织的损伤。治疗间隔时间可选择每日 1 次或隔日 1 次。

治疗次数视病情而定。急性重症者，可每日治疗 1 次，至多针 3 次后要改为隔日针 1 次。需要多次治疗时，以 10 次为 1 个疗程，以后改为一周针 2 次。疗效缓慢者，酌情增加疗程，不必间隔。

（四）注意事项

1. 针刺部位应防止感染。

2. 针刺时如出现针感，应将针退至真皮下重新刺入。

3. 留针期间可用医用胶布固定针柄。

4. 注意晕针的发生。

5. 孕妇慎用。

6. 精神病患者不宜长时间留针。

（五）禁忌证

1. 腕踝部位肌肉挛急者。

2. 针刺部位有血管怒张、瘢痕、伤口、严重溃疡及肿物者。

四、腕踝针临床应用

（一）选穴原则

1. 根据病位选择进针点

（1）上病选上，下病选下，上下同选。根据疾病的症状和体征所在的上下两段不同的身体分区，选编号相同的腕部进针点或踝部进针点。病变部位位于横膈线附近时，则上下同选。

（2）左病选左，右病选右，左右同选。以前后中线为界，选病变所在同侧的进针点；如症状和体征位于中线附近，则两侧同选。

（3）病位不明，选双上 1。不能定位的症状或全身性病症，选两侧上 1 进针点。

（4）肢体有感觉或运动障碍，发生在上肢者选上 5 进针点，发生在下肢者选下 4 进针点。

2. 根据病症选择进针点

根据前文所述，根据各区的主治范围选用。

（二）适应范围

腕踝针可治疗百余种病症，其中对疼痛性疾病如血管性头痛、腰扭伤、牙痛、痛经等止痛效果明显，也常用于治疗神经精神疾病以及内、妇、皮肤、五官、外科科的病症，如对心律失常、面肌痉挛、面神经麻痹、急性乳腺炎、皮肤瘙痒症、哮喘、遗尿、癔症、中风偏瘫等有较好的效果，对急性结膜炎、近视眼、高血压、中风偏瘫等亦有一定疗效。

五、典型病例

病例1：某患，男，9岁，1988年9月12日初诊。全身发风疹、瘙痒半天，数日前曾有发热达38℃。症状定位与针刺点：因荨麻疹遍及全身不能定位，故针RL1。进针后全身痒即止，留针后风团逐渐消散，但皮肤发红及水肿未能立即消退，留针达一小时，症状显著好转。

病例来源：张心曙，凌昌全，周庆辉.实用腕踝针疗法[M].人民卫生出版社，2002：311.

病例2：某患，女，20岁。1989年9月20日初诊。间歇头痛已3年，疼痛位于右侧或左侧不定，持续时间较长，近4日来加重，与气候及经期无关。检查：双侧眼球压痛（+），双侧天柱与肩井压痛明显（+++），伴局部肌紧张，神经系统无异常。症状定位与针刺点：双侧眼球压痛属上1区，皆属上5区，双侧天柱与肩井压痛，属上5区，故针RL1、5。第一次治疗时，各压痛点均消失，头痛亦止。初时患者对针刺恐惧，针后症状显著好转，恐惧感随即消失，主动要求继续针疗。隔日复诊，头痛已减轻，压痛点也减轻。在以后针疗过程中，头痛虽间歇出现，但程度减轻得多，持续时间也短。压痛点（–）。共治疗10次，取得显著效果。

病例来源：张心曙，凌昌全，周庆辉.实用腕踝针疗法[M].人民卫生出版社，2002：55.

附篇：利用数据挖掘技术探析腕踝针疗法的优势病种及临床应用特点

利用数据挖掘技术对所搜集的腕踝针疗法相关文献进行分析，总结腕踝针疗法的适宜病种，为腕踝针疗法效应特异性的研究评价提供参考。所纳入腕踝针疗法相关文献中，其治疗疾病范围共涉及7个疾病科属。期刊文献中临床应用疾病种类达83种，其中又以外科伤筋及漏肩风的临床应用最为多见，其应用频次分别为34次和24次；整理分析期刊文献数据所得腕踝针疗法总有效率为内科92.74%、外科91.39%、妇科91.51%、皮肤科90.88%、儿科96.20%、五官科89.05%、精神科88.78%。腕踝针疗法医案文献中涉及疾病118种，其治疗疾病以疼痛、痹证较多，蛇串疮也为常见病种，精神科疾病应用腕踝针疗法较多。

疾病以焦虑症、狂躁症多见。结论：腕踝针疗法广泛应用于临床各科疾病中，并且疗效佳，其临床应用范围以外科、内科（神经内科较为多见）、皮肤科（以带状疱疹多见）疾病最为多见。此外，五官科、妇科、儿科、精神科等疾病的治疗也涉及腕踝针疗法。

腕踝针治疗疾病病种的构成比：录入的328篇文献病种分析显示，腕踝针治疗各科病种共83个，以内科应用最多，共30个，占所有病种的36.14%，其次是外科病种28个，占所有病种的33.73%，儿科病种3个，妇科病种6个，皮肤科病种3个，精神科病种4个，五官科病种9个。

腕踝针治疗疾病频次的构成比：在录入的文献中外科出现频次最多，为165次，占各科总频次的50.31%，其次是内科104次，妇科15次，皮肤科15次，五官科15次，儿科9次，精神科7次。七大科属中疾病出现频次≥5的病种分列如下。（表8-3）

外科：伤筋（34）、颈椎病（11）、痹证（12）、腰腿痛（21）、漏肩风（24）、疼痛（17）、乳痈（6）、肌痹（6）、落枕（5）。

内科：不寐（17）、头痛（13）、中风后遗症（10）、呃逆（6）、面瞤（5）、心悸（5）、口眼㖞斜（6）。

儿科：小儿遗尿（6）。

妇科：经行腹痛（8）。

表8-3 期刊文献中腕踝针治疗各科疾病应用分析

科属	疾病（应用次数）	疾病种类（百分比）	科属频次（百分比）
外科	伤筋（34）、颈椎病（11）、痹证（12）、人工流产术后疼痛（1）、腰腿痛（21）、漏肩风（24）、腰痛（2）、乳痈（6）、痔（2）、癌痛（2）、消渴（1）、肌痹（6）、鹤膝风（3）、落枕（5）、筋瘤（1）、筋痹（3）、筋结（1）、气胸（1）、骨痹（2）、腹部术后并发症（1）、足跟痛（1）、筋挛（1）、运动损伤（2）、臀肌筋膜炎（1）、岩（1）、疼痛（17）、胸痛（1）、手口综合征（1）、枕神经痛（1）	29（33.72%）	165（50.30%）
内科	胁痛（3）、胸痹（1）、虚劳（1）、咳嗽（2）、郁证（2）、不寐（17）、中风后遗症（10）、头痛（13）、呃逆（6）、中风（4）、面痛（2）、面瞤（5）、胃脘痛（1）、腹痛（1）、淋证（1）、癃闭（3）、痿证（3）、子痛（2）、眩晕（3）、心悸（5）、尿失禁（1）、肥胖（1）、口眼㖞斜（6）、肠易激综合征（1）、颤证（1）、遗尿症（1）、高血压病（1）、脑血管性偏瘫（1）、嗜睡症（1）、肾绞痛（1）、呕吐（1）、阳痿（2）、面瘫（1）	33（38.37%）	104（31.71%）
儿科	小儿惊风（2）、小儿脑瘫（1）、小儿遗尿（6）	3（3.49%）	9（2.74%）
五官科	筋惕肉瞤（1）、牙痛（4）、鼻渊（2）、耳鸣（2）、美尼尔病（1）、针眼（2）、眼睑瞤动（1）、近视眼（1）、红眼病（1）、	9（10.47%）	15（4.57%）

（续表）

科属	疾病（应用次数）	疾病种类（百分比）	科属频次（百分比）
妇科	经行腹痛（8）、崩漏（1）、产后癃闭（2）、带下（2）、妊娠高血压疾病（1）、异位妊娠（1）	6（6.98%）	15（4.57%）
皮肤科	蛇串疮（10）、粉刺（1）、瘾疹（4）	3（3.49%）	15（4.57%）
精神科	焦虑症（3）、癔症（1）、烟草依赖（1）	3（3.49%）	5（1.52%）

腕踝针疗法治疗临床各科疾病的疗效分析：腕踝针治疗临床各科疾病总有效率均约为 90.0%，鉴于儿科样本量过少，总有效率为 96.20%，但是没有足够的治疗例数作为支持，所以治疗效果最好的是内科与妇科，总有效率分别为 92.74% 和 91.51%。妇科主要通过腕踝针治疗经行腹痛，效果尚佳，内科治疗病种以不寐和头痛最为常见。其次为外科 91.39%，治疗例数最多，其中治疗最多的病种为伤筋和漏肩风。皮肤科总有效率 90.88%，蛇串疮治疗效果极佳。五官科总有效率 89.05%；精神科总有效率 88.78%。妇科为痊愈率最高的科属，达到 58.11%，其次是儿科，痊愈率为 57.42%。腕踝针治疗疾病总有效率结果由高到低依次排列为儿科、内科、妇科、外科、皮肤科、五官科、精神科。（表 8-4）

表 8-4　期刊文献中腕踝针治疗疾病的疗效分析

科属	痊愈	显效	有效	无效	总病例数	总有效率
外科	7905（48.89%）	3485（21.55%）	3387（20.95%）	1393（8.61%）	16170	93.19%
内科	3861（40.89%）	2816（29.33%）	2231（23.24%）	692（7.21%）	9600	92.79%
妇科	1136（58.11%）	138（7.06%）	515（26.34%）	166（8.49%）	1955	91.51%
儿科	302（57.41%）	113（21.48%）	91（17.30%）	20（3.80%）	526	96.20%
五官科	546（40.48%）	208（15.38%）	450（33.28%）	148（10.95%）	1352	89.05%
皮肤科	387（55.13%）	134（19.09%）	117（16.67%）	64（9.12%）	702	90.88%
精神科	484（34.87%）	313（22.55%）	427（30.76%）	164（11.82%）	1388	88.18%

期刊文献中腕踝针配合疗法的种类分析：在众多期刊文献中，治疗方法不仅是单纯腕踝针治疗，328 篇文献中有 159 篇提到了配合疗法，许多疾病配合其他治疗方法效果更佳。配合疗法主要分为针刺治疗、物理疗法、推拿手法、按摩、刺络放血、电

针疗法、耳穴疗法、艾灸疗法、药物治疗、康复治疗等，其他疗法中包括拔罐、饮食治疗、穴位割治、穴位注射等疗法。在治疗疾病时，常配合使用的治疗方法有药物治疗与针刺治疗，使用频率分别为22.64%和20.13%。因为腕踝针治疗方便，也无需针感，多以针灸或药物配合治疗，以增强疗效；但如果是病情较重或者是慢性病的住院治疗患者，可多配合一些相对复杂的治疗，比如康复训练、物理疗法、刺络放血等。以下是各种疗法的分布比例情况。

医案资料运用腕踝针疗法治疗的不同病种及分科：关联中共涉及7个疾病科属，118种疾病，318个医案病例，按在各个科属中使用次数由多到少排列依次为外科、内科、五官科、精神科、皮肤科、儿科、妇科。医案资料主要来源于《实用腕踝针疗法》和《微针系统诊疗学》。其中腕踝针治疗外科疾病123次，占38.68%。疼痛和肌痹出现次数较多，分别为39次和14次。在皮肤科方面，蛇串疮也有很好的治疗效果。（表8-5）

表8-5 医案文献中腕踝针治疗各科疾病的应用分析

科属	疾病（应用次数）	疾病种类（百分比）	科属频次（百分比）
外科	痹证（11）、肠痉挛性腹痛（1）、尺神经麻痹（1）、尺神经损伤（1）、腹痛（3）、关格（1）、红丝疔（1）、颈肩腕综合征（4）、颈椎病（6）、痉挛性斜颈（2）、肋间神经痛（1）、立行不能症（1）、镰疮（1）、漏肩风（2）、脑瘤术后（1）、脑外伤（2）、乳痈（1）、伤筋（2）、伤口不愈合（1）、手口综合征（1）、书写痉挛（1）、疼痛（39）、胸痛（4）、腰腿痛（4）、正中神经障碍（2）、痔（1）、足跟痛（4）、桡神经麻痹（2）、腓总神经麻痹（1）、肌痹（14）、麻木（3）	31（25.83%）	121（38.17%）
内科	便秘（2）、颤证（3）、盗汗（1）、多发性神经炎（2）、腹胀（1）、感觉过敏（2）、感冒（4）、功能性偏瘫（1）、汗证（3）、咳嗽（2）、口臭（2）、立行不能症（1）、立行不稳症（2）、立行缓慢症（3）、慢性抽动症（1）、面痛（1）、脑出血（1）、脑外伤（1）、脑血栓（1）、脑卒中后遗症（1）、尿频（4）、呕吐（3）、帕金森病（2）、伸舌不能症（3）、畏寒（3）、无汗症（1）、哮喘（1）、泄泻（3）、眩晕（7）、厌食（4）、遗尿（4）、战汗（1）、重症肌无力（1）、呃逆（3）、痫证（5）、癃闭（2）、癔症性头痛（1）、郁证（2）、头痛（14）、眩晕（1）、嗜睡症（2）	41（34.17%）	98（30.91%）
儿科	抽动症（1）、小儿惊风（2）、小儿遗尿（4）	3（2.50%）	7（2.21%）
妇科	带下病（1）、会阴下垂（1）、经行腹痛（1）、乳房肿胀（2）、乳头分泌异常（3）	5（4.17%）	8（2.52%）
皮肤科	冻疮（1）、风疹（1）、接触性皮炎（1）、蛇串疮（8）、眼睑瘙痒（1）、痒风（1）、瘾疹（1）	7（5.83%）	14（4.42%）

（续表）

科属	疾病 （应用次数）	疾病种类 （百分比）	科属频次 （百分比）
五官科	白睛溢血（3）、暴喑（1）、耳聋（1）、耳鸣（4）、高风雀目（1）、红眼病（4）、近视（3）、流泪（1）、目盲（5）、视歧（5）、瞳孔强直（1）、瞳孔障碍（1）、牙痛（2）、咽喉炎（2）、眼痛（3）、眼睑眴动（1）、针眼（1）	17 （14.17%）	39 （12.30%）
精神科	阿尔兹海默病（3）、产后精神病（2）、焦虑症（2）、精神分裂症（4）、恐怖性神经症（2）、梦惊症（2）、偏执型精神病（3）、强迫性神经症（1）、双相情感障碍（2）、抑郁症（1）、晕厥（1）、躁狂症（2）、坐立不宁症（1）、癔症性抽搐发作（1）、癔症性情感发作（1）癔症性朦胧状态（2）	16 （13.33%）	30 （9.46%）

第九章 面 针

第一节 概述

面针是在面部的一些特定穴位上针刺，用于治疗多种疾病的一种方法。

一、面针发展概况

《黄帝内经》中有关于面部分区和根据色泽变化来诊病的记载。在《灵枢·五色》中就有"五色各有其脏部"、"各以其色言其病"的论述。并对面部的反应区进行详细的记述，把面部分成若干部分，相应配属脏腑。根据五色的沉浮、聚散、泽夭、明暗等配以五行生克的吉凶顺逆变化，以推断疾病的所在部位，病势发展，预后良恶。如"庭者，首面也。阙上者，咽喉也。阙中者，肺也。下极者，心也。直下者，肝也。肝左者，胆也。下者，脾也。方上者，胃也。中央者，大肠也。挟大肠者，肾也……"等。但因其文字古奥，所以后世医家做了些注解，其中以《类经》注文比较详细。另外，在《针灸甲乙经》《灵枢经合纂》《内经知要》《诊家正眼》《四诊抉微》和《形色外诊简摩》等历代文献中也有记述。因此，目前对于面针疗法穴位定位主要根据《灵枢·五色》及《类经》注解。近人参考了古代文献，通过临床不断实践，于20世纪50年代末至60年代初，确定了在面部治疗全身疾病的24个分区，并取得了满意的疗效，面针疗法从此问世。

二、面部解剖

（一）面部的浅筋膜、面肌

面部可分为眶区、鼻区、口区和面侧区。面部皮肤薄而柔软，富有弹性，含有较多的皮脂腺、汗腺和毛囊。浅筋膜由脂肪组织等构成，内有表情肌及神经、血管和腮腺管等穿行。面肌又称表情肌，属于皮肌，薄面纤细，起自颅骨或筋膜，止于皮肤，主要围绕在睑裂、口裂、鼻和耳的周围，有缩小或开大孔裂的作用，收缩时可牵动皮肤，使面部呈现各种表情。

（二）面部的血管分布

面部浅层的主要动脉为面动脉，静脉回流入面静脉。面动脉起自颈外动脉，分支主要有颏下动脉、下唇动脉、上唇动脉和鼻外侧动脉等。面静脉始于内眦静脉，伴行于面动脉的后方，于舌骨大角高度注入颈内静脉。

（三）面部的淋巴分布

面部浅层的淋巴管非常丰富，常吻合成网，通常注入下颌下淋巴结和颏下淋巴结。这些淋巴结引流面部的淋巴，其输出管均注入颈外侧深淋巴结。

（四）面部的神经分布

面部的感觉神经来自三叉神经，支配面肌运动的是面神经的分支。三叉神经为混合神经，发出眼神经、上颌神经和下颌神经三大分支：眶上神经为眼神经的分支，分布于额部皮肤；眶下神经为上颌神经的分支，分布于下睑、鼻翼及上唇的皮肤和黏膜；颏神经为下颌神经的分支，分布于颏部、下唇的皮肤和黏膜。面神经呈扇形，分为5组分支，支配面肌：颞支支配额肌和眼轮匝肌上部；颧支支配颧肌、眼轮匝肌下部及提上唇肌；颊支支配颊肌和口裂周围诸肌；下颌缘支支配下唇诸肌及颏肌；颈支支配颈阔肌。

第二节　理论基础

一、面与经络的关系

头面是全身脏腑、肢节、经络的反应中心。《灵枢·邪气脏腑病形》指出："十二经脉，三百六十五络，其血气皆上于面而走空窍……其气之津液，皆上熏于面……"张景岳在《类经》中认为："头面为人之首，凡周身阴阳经络无所不聚。"强调了头面部为诸经络所聚会的特殊意义。而诸经脉和各脏腑又有着络属关系。因此，头面部也就成为全身脏腑、肢节反应的中心。

十二经脉中手足三阳的主干直接分布到头面，而手足三阴经中，手少阴心经"上挟咽，系目系"，足厥阴肝经"上入颃颡，连目系，上出额与督脉会于巅"，并"从目系，下颊里，环唇内"，也循行到面部。十二经的循行分布在体内沟通表里脏腑后，表里两经的经别都相合而上走头面部。在奇经八脉中，督脉"下额，抵鼻柱"，任脉"循面入目"；冲脉除并于任脉循面入目外，还"渗诸阳，灌诸精"，加强了头目与全身内外的联系，通过经络气血的转输，使面部与全身的脏腑肢节联系为一个有机的整体，故脏腑肢节的病理变化能在面部的一定区域反应出来。而针刺这些穴位则能对有关的脏腑肢节起到通经脉、调气血、恢复机体阴阳平衡的作用。

面部24个穴区与经络的关系，可大体分为三类：

一类与身体十四经脉（经别、经筋）有着平行、穴位相近甚至相重的关系。而且主治范围及其作用亦是相仿的。如肩、臂、手区，分布在主管上肢的手太阳小肠经的颧部到听宫的经络循行路线上。如背、股、膝、足区几乎就在循行及腰背及下肢的足阳明胃经及足少阳胆经的听会、颊车、大迎等穴处。又如小肠、胃区也在主治相同的足阳明胃经的经络循行路线上。

第二类则是与十四经穴相重，但作用不完全相同，如膀胱（子宫）区与水沟穴相重，腰区与素髎穴相重。

第三类目前尚看不出它们与十四经脉间的联系，如心区、肝区、咽喉区、肾区及肺区等。

二、面与脏腑的关系

在《灵枢·五色》就有较详细的记述。后代医学家据《灵枢》经文配以图，使人一目了然。原文以额中央为庭，两眉间是阙，鼻称明堂，内眼角为内眦，两颊侧为蕃，耳门为蔽，鼻唇沟为巨分，鼻翼及鼻尖称面王（图 9-1）。面部应脏腑：首面在庭，阙中是肺，阙上是咽喉，肺下是心，心下是肝，鼻尖是脾，两鼻翼是胃，鼻下是膀胱，鼻翼外上方是小肠，小肠外下方是大肠，大肠外侧，面颊部是肾和膺（图 9-2）。面部应肢节：颧部是肩，肩外是臂，臂下是手，内眦是膺乳，耳垂前的面颊部属首，背下是股，面颊中央属膝，膝下为胫足，巨分部属股里（图 9-3）。面针穴位即是参考这些记载，通过临床总结出来的。

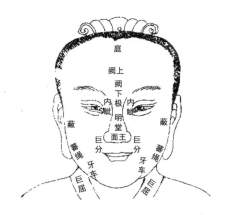
图 9-1 《类经图翼》面部各部位名称图

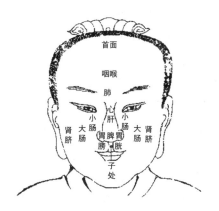
图 9-2 《类经图翼》面部应脏腑图

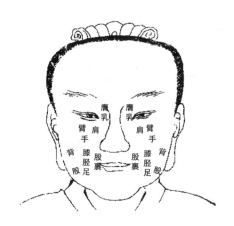
图 9-3 《类经图翼》面部应肢节图

此外，《灵枢·脉度》说："五脏常内阅于上七窍也，故肺气通于鼻，肺和则鼻能知香臭矣；心气通于舌，心和则舌能知五味矣；肝气通于目，肝和则目能辨五色矣；脾气通于口，脾和则口能知五谷矣；肾气通于耳，肾和则耳能闻五音矣。五脏不和则七窍不通。"五脏开窍于面部五官，五官是人体与外界联系的重要器官，与五脏为中心的功能系统关系密切。五官各与人体五脏中的一脏有特定的联系，如《灵枢·五阅五使》说："鼻者，肺之官也；目者，肝之官也；口唇者，脾之官也；舌者，心之官也；耳者，肾之官也。"外界环境的各种变化可以通过五官影响到内脏，内脏功能活动正常与否，可以反映在五官。

三、神经学说的解释

神经解剖学方面，面部感觉是由三叉神经主管的，从前额一直到颞、腭、颊，分别分布着它的眼支、上腭支和下腭支。它们都归入脑桥，再分出升降支（作为主要部分的升降支，在脑桥及延髓下方），陆续止于三叉神经脊髓束核，后者与罗氏胶质成为一个连续的灰质纵柱分节，供应头皮。面、舌咽和迷走神经有一些感觉纤维，亦归入三叉核，内脏性的感觉和运动纤维，都集中在面、舌咽和迷走神经中。入脑后，感觉纤维合成孤束，止于延髓中纵柱状的孤束核，这个束核与三叉脊髓束核邻接并列。在孤束核中，迷走神经占首要地位，支配着呼吸。循环和消化器官的大部孤束核与三叉脊髓束核大致上是依头皮上、下和前后的序列有机定位，彼此间分节对立。

延髓孤束核和三叉脊髓束核的关系是如此接近，因此会形成脊髓分段的牵涉痛觉反向现象。由于针刺面部的这些内脏皮肤反应点，通过中枢和有关的神经反向作用，而改进或治疗有关脏腑的病变。

从高级神经活动学说方面来说，在内脏正常活动时成为的冲动，是不到意识领域的程度，亦不会形成优势兴奋灶的；但当有病时，特别是强烈的感觉影响时，它们就成为劣势刺激，而在大脑皮层中代表领域的作用，就清楚地显示出来（形成优势灶）。受影响后，大脑皮层就向病变部发出阴性反射，影响原病灶，甚至形成恶性循环。由此，面部针刺对某些疾病器官的作用较其他器官更为明显。

从面针特定区域对胃蠕动、血压、心电图、白细胞等方面的影响，可以说明针刺面部一定区域，确实可以引起机体在生理状态和病理状态时相应脏腑的不同共能改变。因此，面针的治疗作用，可能在于消除病态优势灶，加强机体疾病的生理性措施的作用。这种作用是以通过病体原有或已形成的皮肤－内脏反向径路来完成的。通过体表末梢受纳器进来的、非特异性的针刺刺激，是一种良性刺激作用。它在中枢神经系统内引起的兴奋或抑制作用，可以通过扩延、诱导和优势原则等机制，达到疾病在中枢神经系统的代表领域，改变它甚至代替它的恶性优势，改变大脑皮层的功能状态，恢复对有关脏腑正常性的反射而达到治疗目的。

第三节　穴位及操作方法

一、面针穴位的分布规律

面针穴位共有 24 个，其中分布于人体前正中线上的有 7 穴，分布在正中线两侧的有 17 穴。内脏及躯干相应穴位多分布在中线及中线附近；上肢相应穴位分布在颧骨附近；下肢相应穴位分布在下颌角附近。

二、面针穴位定位及主治

（一）单穴

见表 9-1、图 9-4。

表 9-1　面针单穴

穴名	定位	主治
首面	位于额正中部，当眉间至前发际正中线上的上、中三分之一交界处	头痛、头晕
咽喉	当眉心至前发际正中连线的中、下三分之一交界区，即首面穴与肺穴连线之中	咽喉肿痛及其他咽喉部疾患
肺	当两眉内侧连线的中点，与印堂穴定位相同	哮喘、喘息
心	位于鼻梁骨最低处，正当两眼内眦连线的中点	心悸、胸痛
肝	在鼻梁骨最高点之下方，当鼻正中线与两颧连线之交叉点，即心穴与脾穴连线之中点	胁肋疼痛、肝病
脾	在鼻尖上方，当鼻端准头上缘正中处	食呆纳差、消化不良
膀胱、子宫	在人中沟上，当人中沟的上、中三分之一交界处，其位置与人中（水沟）穴同	痛经、尿潴留

（二）双穴

见表 9-2、图 9-4。

表 9-2　面针双穴

穴名	定位	主治
胆	在鼻梁骨外缘偏下方，当肝点的两旁，目内眦直下，鼻梁骨下缘处	胁肋痛、恶心、呕吐
胃	在鼻翼中央偏上方，当脾点的两旁，胆点直下，两线交叉处	胃脘胀闷、疼痛
膺乳	在目内眦稍上方，鼻梁外缘凹陷处	产后缺乳，胸肋疼痛
股里	在口角旁 5 分，当上、下唇吻合处	股及大腿内侧疼痛与活动不便
背	在耳屏前方，当耳屏内侧与下颌关节之间	腰背疼痛

（续表）

穴名	定位	主治
小肠	在颧骨内侧缘，位于肝、胆穴之同一水平线上	肠鸣泄泻、口舌生疮
大肠	在颧面部，当目外眦直下方，颧骨下缘处	便秘、腹痛、泄泻
肩	在颧部，当目外眦直下方，颧骨上缘处	肩臂疼痛，伸屈不利
臂	在颧骨后上方，当肩穴之后方，颧弓上缘处	肩臂肿痛、活动不便
手	在颧骨后下方，当臂穴之下方，颧弓下缘处	手部肿痛、活动不利
股	当耳垂与下颌角连线的上、中三分之一交界处	腰腿疼痛、伸屈不利
膝	当耳垂与下颌角连线的中、下分之一交界处	膝部肿痛、活动不便
膝膑	位于下颌角上方凹陷处，相当于颊车穴	膝部损伤疼痛
胫	下颌角之前方，下颌骨上缘处	踝部肿痛、腓肠肌痉挛
足	在胫穴前方，目外眦直下，下颌骨上缘处	足部肿痛、活动不利
肾	在颊部，当鼻翼的水平线与太阳穴直下垂线的交叉处	腰痛、尿频尿痛
脐	在颊部，当肾穴下方约7分处	腹部疼痛不适、泄泻

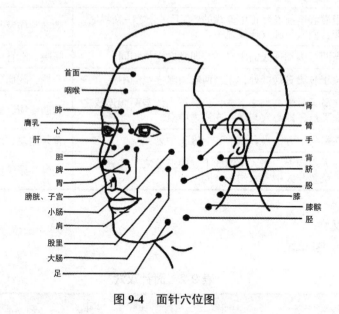

图9-4　面针穴位图

三、操作方法

（一）针前准备

鉴于面针的特殊情况，宜用较细（0.25～0.32mm）的毫针，以0.5～1.5寸为宜，针前各项准备同一般体针治疗，针具及皮肤表面之消毒无菌操作要特别注意。针前先在选择好的区域内，用针柄端探索敏感点，探索时用力须均匀，找到敏感点后经过消毒即可进针。

（二）针刺方法

视穴位处组织的厚薄及针刺的需要，分别以横刺、斜刺或直刺的角度，迅速穿皮再徐徐刺入需要的深度。如首面、咽喉等区，皮下组织浅薄，多用沿皮刺法，进针时将针身与穴位部皮肤成 15°～20°刺入。首面、咽喉、肺、心、肝、脾等区宜采用夹持进针法，可减轻患者痛感，进针亦比较容易。肩区在颧骨尖上，肾靠近颧骨，宜采用斜刺，将针身与穴位部皮肤成 45°～65°刺入。此外，背、股、股里等区肌肉较丰厚，可以直刺，将针身直立于穴位皮肤上，呈 90°刺入。

针刺得气后可留针 10～30 分钟，每隔 5～10 分钟行针 1 次，如有需要也可用皮内埋针法。在面针麻醉时一般采用持续捻针，在不便于长时间运针的额、鼻、眼旁穴位，往往用电针持续刺激。脉冲频率一般为 180～240 次／分钟，连续诱导 20～45 分钟，刺激强度以患者能耐受为度。

（三）注意事项

1. 面部尤其是鼻唇区属危险三角区，所以针具和皮肤必须严格消毒。

2. 由于鼻部皮肉较薄，选用针具宜短不宜长，不宜直刺进针，以免引起强烈疼痛。

3. 由于面部血管分布丰富，针刺易发生血肿，故出针时必须以消毒干棉球按压针孔片刻。

4. 面部如有痤疮、湿疹、外伤及瘢痕等，局部不宜针刺。

四、面针临床应用

（一）选穴原则

面针渊源于中医诊断学色诊的论述，古人认为面部与脏腑肢节有相应的联系，当某一脏腑或肢体某些部位患病时，在面部的相应部位就可能会有异常的改变。所以，面针的选穴原则也应以中医的脏腑理论为主要依据。具体有以下三种：

1. 对应取穴

根据面针穴位与全身各部相对应的原理，选取相应的面针穴位来治疗其所对应的某部病症。如咳嗽、气喘属肺病，当取肺穴；胸痹、心痛、心悸、怔忡属心病，当取心穴；咽痛取咽喉穴，肩痛取肩穴等。

2. 辨证取穴

根据中医脏腑经络辨证方法，选取相应的面针穴位进行针刺。如肝与胆互为脏腑表里关系，肝病取穴除取肝穴之外，还须加用胆穴；又如肝主筋，开窍于目，因此筋痹可加用肝穴，眼病亦可取用肝穴；此外，因"肺主皮毛"，所以针刺麻醉时常取肺穴来减轻或抑制切皮、缝皮时的疼痛。

3. 反应点取穴

由于经络的联系，在全身各部脏腑器官病变时，都可在相对应的面针穴位上有所反应。根据这个道理，用经络测定仪在面针穴位上逐次探测，当出现异常敏感或显示阳性反应时，该点即可作为针刺的穴位（反应点）。

（二）适应范围

面针的应用范围很广泛，体针所能治疗的疾病，应用面针多能取得满意疗效。

1. 治疗面针穴位相应脏器的疾患，如消化性溃疡、慢性胃炎、腹痛、心悸等。

2. 治疗各种痛症，如关节肿痛、肌肉痉挛、痛经、面痛等。

3. 治疗某种特殊病症，如少乳、缺乳。

4. 用于手术麻醉。

五、典型病例

病例1：张某，29岁，初产妇，产后40天乳汁不足，曾先后经体针乳根、少泽、足三里等穴无效，后用中药王不留行及单方猪、羊蹄汤等法亦效果不佳。经面针胸乳穴后即觉乳房胀满，数分钟后即溢出乳白色乳汁，随访此后未再缺乳。

病例来源：371医院. 面针"胸乳穴"下乳初步观察. 天津医药，1975，（10）：520.

病例2：孙某，女，35岁。1993年4月20日初诊主诉面部色斑5年加重2年。患者5年前不明原因出现面部色斑，未予重视。近2年渐加重，伴形寒肢冷，月经量少，色暗有块，心烦寐差，余尚可。经多种治疗效不好，查其色斑主要分布于面针肝穴、膀胱子宫穴、胆穴、大肠穴、肾穴、小肠穴等处，选取双侧肝穴、肾穴、膀胱子宫穴为1组穴；大肠穴、胆穴、小肠穴为2组穴，2组交替针刺，并相应选取肝俞穴、肾俞穴和胆俞、大肠俞（或小肠俞）穴位注射，隔日1次，10次为1个疗程。休息5天后开始第2疗程。2疗程后患者面部色斑基本消失，纳眠好，月经亦正常，继续巩固1个疗程而痊愈。1年后随访无复发。

病例来源：尚蓉，赵琍钰，李丽红. 面针及相应背俞穴穴注治疗黧黑斑100例. 针灸临床杂志，2001，17（8）：19–20.

第十章　口　针

第一节　概述

口针法是针刺口腔黏膜上的特定穴区，以治疗全身疾病的一种方法。因其针刺取穴均在口腔内而得名。

一、口针发展概况

早在《内经·风论》中就记载："心风之状，多汗恶风，焦绝，善怒吓，赤色，病甚则言不可快，诊在口，其色赤。"这是观察病症在口腔部特定点反应的最早记录。后世历代医家都十分重视观察口部的特征，隋代巢元方在《诸病源候论》中关于口部的描述就有 30 余论、60 余候。《名医指掌》《医学心悟》《医宗金鉴》等都有大量的望唇诊病的记载。

应用口腔部特定点治疗疾病的记载也见于医家著作中。晋代皇甫谧在《针灸甲乙经》中记载了治疗癫狂、鼻病、牙痛等疾病的方法："痉，烦满，龈交主之……鼻中有浊疮，龈交主之……目痛不明，龈交主之……"唐代孙思邈在《备急千金要方》记载了治疗黄疸、寒暑瘟疫、癫狂等病针刺上颚、唇里等口内穴位。

明代王肯堂在《证治准绳》中总结了口部与十四经的联系："唇属足太阴脾经，又属足阳明胃经，又属手少阴心经，又属手太阴肺经，夹口统属冲任二脉，上唇夹口属于手阳明大肠经，下唇夹口，属足阳明胃经。"

到现代 20 世纪 70 年代，刘金荣教授在总结前人经验的基础上，根据中医学脏腑经络学说，结合现代医学理论及神经密集分布于口腔的特点，并在临床实践中不断研究探索，形成现代较为系统的口针疗法，并出版《口针疗法》一书。书中对口针穴位分区、功能主治等均做了详细的记载，促进了口针疗法的推广和发展。2009 年，国家颁布了中华人民共和国国家标准《针灸技术操作规范：口唇针》，进一步促进了口针疗法的标准化进程和推广应用。

二、口腔解剖

1. 口腔的骨、软组织

口腔由骨和软组织构成，包括颊、口唇、舌、齿龈、腭、咽等，分为口腔前庭和固有口腔两部分。牙列与唇颊之间的空隙叫口腔前庭，牙列以内到咽部叫固有口腔。口腔内有牙齿，小儿乳牙20个，成人恒牙28至32个。牙区分为中切牙、侧切牙、尖牙、前磨牙、磨牙5种。口腔骨骼起着支持和保护作用，与口针有关的骨骼有上颌骨、下颌骨。

2. 口腔的神经分布

口腔部的神经非常丰富，主要的分支有三叉神经、面神经、舌咽神经、舌下神经等。上唇的运动神经由面神经的下颌支支配，下唇由下颌缘支所支配。上唇的感觉神经由三叉神经第二支的眶下神经的分支支配，下唇则由三叉神经第三支的下牙槽神经支配。

3. 口腔的血管分布

动脉：口腔的动脉血全部来自颈外动脉的分支。

静脉：口腔的静脉吻合成静脉丛经面前静脉、面后静脉注入面后总静脉。

4. 口腔的淋巴分布

口腔部的淋巴主要由颌下淋巴结、颏下淋巴结、颈深上淋巴结等组成。

第二节　理论基础

一、口与经络的关系

口直接或间接地与多条经络、多个脏腑相联系。从诸多医籍的记载得知，在经络系统中，部分经脉、经别、经筋、络脉与口有直接的联系，十四经穴中的腧穴都可以治疗口病，说明了口与经络联系密切。（表 10-1）

表 10-1　经穴主治口病一览表

经脉名称	穴名	口病	出处
手少阴心经	少冲	口中热，咽中酸	《金针秘传》
足阳明胃经	颊车	口急	《针灸甲乙经》
	大迎	厥口僻	《针灸甲乙经》
足太阴脾经	商丘	目昏口噤	《针灸甲乙经》
手太阳小肠经	阳谷	阳谷、侠溪，颌肿口噤并治	《百症赋》
足太阳膀胱经	昆仑	口闭不能开	《针灸甲乙经》
足少阴肾经	复溜	复溜祛舌干口燥之悲	《百症赋》
	然谷	口不开，善惊	《针灸甲乙经》
手阳明大肠经	商阳	口中下齿痛	《针灸甲乙经》
	偏历	口僻	《针灸甲乙经》
	温溜	口齿痛	《针灸甲乙经》

（续表）

经脉名称	穴名	口病	出处
手太阴肺经	列缺	口噤不开牙	《针灸大全》
	少商	少商、曲泽、血虚口渴同施	《百症赋》
足厥阴肝经	行间	嗌干烦渴	《金针秘传》
手厥阴心包经	劳宫	口中腥臭	《针灸甲乙经》
手少阳三焦经	翳风	口僻不正，失欠口不开	《针灸甲乙经》
足少阳胆经	足窍阴	心烦，喉痹，舌强，口干	《金针秘传》
督脉	龈交	口不可开	《针灸甲乙经》
任脉	承浆	口舌生疮	《中国针灸大全》

二、口与脏腑的关系

口与中焦脾胃的联系最为密切。如《素问·阴阳应象大论》中"脾主口……在窍为口"，《灵枢·五阅五使》中"口唇者，脾之官也"，《灵枢·阴阳清浊》中"胃之清气，上出于口"。脾开窍于口，胃经食道、咽而直通于口齿，为胃系之所属，饮食、口味等与脾之运化功能有关。脾主运化，脾气健旺，则津液上注口腔，唇红而润泽，舌下金津、玉液二穴得以泌津液助消化，则食欲旺盛，口味正常。口唇与脾胃在生理功能上互相配合，才能完成腐熟水谷、输布精微的功能。脾主肌肉，口唇为脾之外候，故脾胃的生理病理常从口唇的变化反映出来。

口不仅为脾之窍，而且与心、肾、肝等有密切的关系。《罗氏会约医镜》曰："口者，五脏六腑之所贯通也。脏腑有偏胜之疾，则口有偏胜之症。"舌为心之苗；肾主骨，齿为骨之余；肝脉环唇内，络舌本，其气上通舌唇。据此，口腔的生理病理与心、肾、肝等脏腑关系密切。因此，口唇不仅能反映出脏腑的功能状态，通过刺激口唇部的相关穴位，还可治疗相应脏腑的病证。

三、口与神经的关系

口腔部分布的神经，来自脑神经及其分支。因此，针刺口针穴位对于大脑的调节作用要比一般的穴位强。口针疗法的显著疗效与口腔部的神经分布特点有密切的关系。临床中发现，对部分脑梗死后遗症患者进行口针针刺，数分钟内，患者的患侧肌力明显提高，可由0级上升至2～3级。

第三节 穴位及操作方法

一、口腔部分区与口穴

口腔前庭属外为阳，治疗肢体外侧的病变；固有口腔属内为阴，治疗肢体内侧及脏腑区域的病变。口针的特定分区共有 10 个区域，即上肢区域、下肢区域、生殖泌尿区域、头部区域、腰部区域、眼及血压区域、皮肤区域、神经区域、消化区域、脏腑区域。各区域治疗相对应组织器官的疾病。

（一）上肢区域

上肢区域分布在上颌两侧、齿龈黏膜以及口腔前庭黏膜处。（表 10-2、图 10-1）

表 10-2　口针上肢区域穴位定位及主治

穴名	定位	主治
拇指穴	中切牙中点上的齿龈，距牙齿 0.4 寸处	拇指麻木、伸屈不利、关节疼痛、扭伤
四指外侧穴	中切牙与侧切牙之间的齿龈上 0.2 寸处	四指运动性病变、四指关节疼痛、麻木、指关节炎、末梢神经炎、正中神经炎
四指内侧穴	中切牙与侧切牙之间，内侧齿龈上 0.2 寸处	弹指症、四指功能性病变
手背穴	侧切牙中点上的齿龈，距牙齿 0.5 寸处	手背痛、上肢运动功能障碍
手掌穴	侧切牙内侧中点上的齿龈，距牙齿 0.5 寸处	手掌痛、握力差、上肢运动障碍
手腕外侧穴	侧切牙与尖牙之间的齿龈上 0.5 寸处	腕关节炎、扭伤、运动功能性病变
手腕内侧穴	侧切牙内侧中点上的齿龈，距牙齿 0.2 寸处	手腕内侧痛、上肢功能性病变
前臂外侧穴	尖牙与第一前磨牙之间的齿龈上 0.5 寸处	前臂内侧病、上肢瘫痪、正中神经麻痹
前臂内侧穴	尖牙与第一前磨牙之间的内侧齿龈上 0.5 寸处	前臂内侧病、上肢瘫痪、肌肉萎缩及神经性病变
肘外穴	尖牙与第一前磨牙之间的齿龈上 0.1 寸处	肘关节疼痛、关节炎、关节扭伤、运动功能性病变
肘内穴	第一、第二前磨牙之间的内侧齿龈上 0.1 寸处	肘内侧疼痛、肘关节炎、肘不能伸屈及运动功能性病变
上臂外侧穴	第二前磨牙与第一磨牙之间的齿龈上 0.3 寸处	上臂痛、上肢瘫痪、肌肉萎缩、肩关节周围炎、正中神经麻痹
上臂内侧穴	第二前磨牙与第一磨牙之间的内侧齿龈上 0.3 寸处	上臂内侧痛、上臂抬高困难、神经性病变
肩前穴	第一、第二磨牙之间的齿龈上 0.3 寸处	肩周炎、肩关节扭伤、肿痛、上肢瘫痪

（续表）

穴名	定位	主治
腋窝穴	第一、第二磨牙之间的内侧齿龈上 0.3 寸处	腋窝痛、上肢运动困难
肩后穴	第二、第三磨牙之间的齿龈上 0.3 寸处	肩后痛、上肢运动困难
肩内穴	第二、第三磨牙之间的内侧齿龈上 0.3 寸处	肩内侧痛、抬举困难

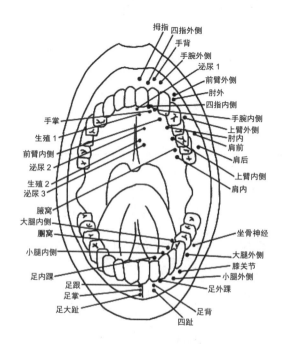

图 10-1　口针的四肢、生殖泌尿区域穴位示意图

（二）下肢区域

下肢区域在下颌两侧，齿龈黏膜及口腔前庭黏膜处。（表 10-3）

表 10-3　口针下肢区域穴位定位及主治

穴名	定位	主治
足大趾穴	中切牙中点下的齿龈，距牙齿 0.5 寸处	趾疼痛、痉挛、趾关节炎
四趾穴	中切牙与侧切牙之间的齿龈下 0.5 寸处	四趾麻木、痉挛、趾关节炎
足掌穴	中切牙中点下的齿龈，距牙齿 0.3 寸处	足掌痛、足掌无力
足背穴	中切牙与侧切牙之间的齿龈下 0.3 寸处	足背痛及扭伤
足跟穴	中切牙中点下的齿龈，距牙齿 0.1 寸处	足跟痛
足外踝穴	侧切牙与尖牙之间的齿龈下 0.2 寸处	足踝关节炎、下肢瘫痪、神经根炎、脉管炎
足内踝穴	侧切牙与尖牙之间的内侧齿龈下 0.2 寸处	内踝关节炎、关节扭伤

（续表）

穴名	定位	主治
小腿外侧穴	尖牙与第一前磨牙之间的齿龈下 0.4 寸处	小儿麻痹、下肢麻木、脉管炎、多发性神经炎
小腿内侧穴	尖牙与第一前磨牙之间的内侧齿龈下 0.4 寸处	小腿内侧痛、肌无力、肌萎缩
膝关节穴	第一前磨牙与第二前磨牙之间的齿龈下 0.2 寸处	膝关节炎、膝关节肿胀、扭伤
腘窝穴	第一前磨牙与第二前磨牙之间的内侧齿龈下 0.2 寸处	膝关节炎、腘窝部疼痛、坐骨神经痛
大腿外侧穴	第二前磨牙与第一磨牙之间的齿龈下 0.2 寸处	下肢瘫痪、小儿麻痹、坐骨神经痛、肌肉萎缩、下肢运动困难、感觉异常
大腿内侧穴	第二前磨牙与第一磨牙之间的内侧齿龈下 0.2 寸处	大腿内侧痛、肌肉风湿痛、下肢瘫痪、坐骨神经痛、臀神经痛
坐骨神经穴	第一磨牙与第二磨牙之间的齿龈下 0.2 寸处	坐骨神经痛

（三）生殖泌尿区域

生殖泌尿区域位于上颚，包括软腭和硬腭。（表 10-4）

表 10-4　口针生殖泌尿区域穴位定位及主治

穴名		定位	主治
泌尿穴	泌尿穴 I	上颌硬腭前端正中，两中切牙之间内侧，腭乳头上	尿闭、尿潴留
	泌尿穴 II	上颌硬腭中点，腭缝两侧 0.2 寸处	遗尿、阳痿
	泌尿穴 III	上颌硬腭与软腭的连接处，腭缝两侧 0.2 寸处	膀胱炎、肾盂肾炎
生殖穴	生殖穴 I	上颌两中切牙内侧，第一泌尿穴后，左右旁开 0.1 寸处	阳痿、遗尿、肾盂肾炎
	生殖穴 II	上颌硬腭与软腭的连接处，腭缝两侧 0.1 寸处	催产

（四）头部区域

头部区域在下唇系带周围及口腔前庭黏膜组织上。（表 10-5、图 10-2）

表 10-5　口针头部区域穴位定位及主治

穴名	定位	主治
前额穴	下唇系带中点处	前头痛
头顶穴	下唇系带中点上 0.2 寸处	头顶痛
枕部穴	下唇系带中点上 0.4 寸处	后头痛
颈部穴	下唇系带中点上 0.5 寸处	颈部痛、颈部扭伤、落枕

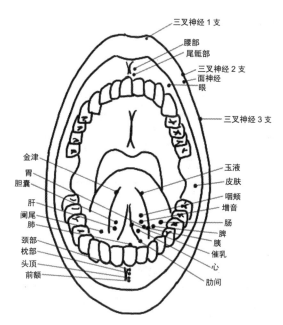

图 10-2　口针的头、腰、眼、皮肤、神经、消化、脏腑区域穴位示意图

（五）腰部区域

腰部区域在上唇系带周围及口腔前庭黏膜组织上。（表 10-6、图 10-2）

表 10-6　口针腰部区域穴位定位及主治

穴名	定位	主治
尾骶部穴	上唇系带下端中点处	尾骶骨痛
腰部穴	上唇系带中点处	腰肌劳损、急性腰扭伤、腰椎骨质增生等腰部病变

（六）眼及血压区域

眼及血压区域在上颌两侧，尖牙与前磨牙上方黏膜处。（表 10-7、图 10-2）

表 10-7　口针眼及血压区域穴位定位及主治

穴名	定位	主治
眼穴	尖牙与第一前磨牙之间的齿龈上 0.5 寸处	眼压高、视网膜炎、目昏、复视、早期视神经病变
血压穴	尖牙与第一前磨牙之间的齿龈上 0.5 寸处	高血压

（七）皮肤区域

见表 10-8、图 10-2。

表 10-8　口针皮肤区域穴位定位及主治

穴名	定位	主治
皮肤穴	左右口角处	局部麻木症、局部神经炎、多发性神经炎

（八）神经区域

神经区域在上、下唇上，以及上、下颌连接处的黏膜皱襞处。（表 10-9、图 10-2）

表 10-9　口针神经区域穴位定位及主治

穴名	定位	主治
三叉神经穴	将上唇正中至口角分为三等分，依次相当于三叉神经 1、2、3 支	三叉神经痛
面神经穴	上唇上（根据病变反应点取穴）	面神经麻痹

（九）消化区域

消化区域位于舌下腔内。（表 10-10、图 10-2）

表 10-10　口针消化区域穴位定位及主治

穴名	定位	主治
咽颊穴	金津、玉液穴下，舌系带旁开 0.2 寸处	咽炎
胃穴	舌系带左侧，旁开 0.4 寸处	胃神经痛、慢性胃炎、消化不良
肠穴	催乳穴两侧 0.7 寸处	肠炎、肠鸣、腹痛、肠胀气
阑尾穴	舌系带右侧 0.7 寸处，肠穴之下	阑尾部疼痛
胰穴	脾穴与胃穴之间	胰腺炎

（十）脏腑区域

脏腑区域位于舌下腔内。（表 10-11、图 10-2）

穴名	定位	主治
心穴	舌系带中点向左旁开 0.2 寸处	神经性心动过速
肝穴	舌系带中点向右旁开 0.3 寸处	肝区痛
脾穴	舌系带中点向左旁开 0.4 寸处	消化不良、肠胀气
胆囊穴	肝穴上 0.1 寸处	胆区疼痛
肺穴	舌系带根部，旁开 0.2 寸处	咳嗽、气管炎
肋间穴	舌系带根部与齿槽连接处旁开 0.2 寸处	肋间神经痛

二、操作方法

（一）针刺方法

针刺治疗前，应先清洁口腔，一般用 3% 的高锰酸钾溶液或淡盐水漱口。针具须严格消毒。患者多采取坐位或仰卧位。在进针之前应向患者解释清楚口针的特点，消除患者的紧张情绪。

选取长 15mm 或 50mm、直径 0.20 ～ 0.25mm 的毫针。在针刺口腔部区域的穴位时，令患者口自然张开，医者戴上无菌手套，持无菌纱布捏住患者的上唇或者下唇，或用消毒棉签暴露施术部位。在针刺消化区域或者脏腑区域的穴位时，令患者口自然张开，将舌尖向上反卷，舌尖抵上齿，以充分暴露施术部位，另一手持针柄将针刺入口腔黏膜穴位或者特定分区。

根据针刺的部位，选择合适的进针角度和深度。因口针穴位分布密集，可采用一针多穴的透刺方法。针刺手法以患者耐受为度，可无针感。可留针，留针时间视疾病而定，一般疾病留针 30 分钟。留针时应嘱咐患者运动患部，以提高针刺疗效。

针刺过程中，应密切观察患者的反应，尽量避免出现不良反应。

（二）注意事项

1. 消毒要彻底，防止口腔黏膜感染。

2. 取穴要准，进针动作要轻缓，防止出血。

3. 有严重的口腔疾患患者，或常有自发性出血或损伤后出血不止的患者，中、重度糖尿病患者，精神病患者，孕妇及传染病患者等慎用口针疗法。患者在过于饥饿、疲劳，精神过度紧张时，不宜立即进行针刺。对身体瘦弱、气虚血弱的患者，进行针刺时宜轻柔，并应尽量选用卧位。

4. 医者在进行针刺时精神必须高度集中，严格掌握进针的深度、角度，以防事故的发生。

5. 如患者出现晕针，按照晕针的常规处理法予以处理。

三、口针临床应用

（一）选穴组方原则

1. 辨病取穴

按病性取穴，根据病变的部位、性质，选取相对应的穴位进行针刺。如落枕取颈部穴，糖尿病取胰穴等。

2. 辨证取穴

根据经络循行及脏腑的络属关系，按脏象学说的理论，根据病变部位取相对应区域的腧穴。如失眠，根据心主神志等理论，取心穴。

3. 对症取穴

根据症状的不同，选取针对主症有效的腧穴进行针刺。如牙痛取牙痛穴，突发性耳聋取聋哑穴等。

4. 交叉取穴

指根据经络循行交叉的特点，采用左右配穴的特殊针刺法，即左病取右，右病取左，如左侧膝关节疼痛取右侧膝关节穴。

5. 经验取穴

临床医生结合自身的经验灵活选穴。

（二）适应范围

1. 各种疼痛性病症

如坐骨神经痛、急性腰扭伤、痹证、急性结膜炎、牙龈肿痛、咽喉肿痛等。

2. 痿证

如小儿麻痹后遗症、中风后遗症等。

3. 神经系统疾病

如面神经麻痹、癫痫等。

4. 其他

如口疮、产后缺乳、小儿惊痫、遗尿、呕吐、咳喘、鼻塞等。

四、典型病例

病例1：王某，男，42岁，1976年5月20日来诊。经河南某医院诊断为坐骨神经痛，经中西药治疗3个月未见好转。主诉：腰及右下肢疼痛，行走困难已3个多月，活动稍有不慎则疼痛骤起，咳嗽、打喷嚏时疼痛加剧，大腿后侧沿小腿至足跟掣痛阵作。检查：第4、第5腰椎之间明显压痛，皮肤感觉正常。直腿抬高试验阳性，压迫环跳、委中、昆仑穴，沿坐骨神经分布区呈放射性疼痛。X片示腰椎无异常。治疗：取右下肢区的坐骨神经穴、大腿穴、小腿穴，隔日针刺1次，12次痊愈。随访7年未复发。

病例2：杨某，男，55岁，农民。患食道癌放疗40天后出现胸骨柄处和右肋第7、8肋间疼痛，沿肋骨走向，向脊柱放射。舌红，苔黄腻，脉弦数。外科诊断为肋间神经痛。穴位选择：口针穴位选脾、胃、肾在口腔的对应区及口角两侧，并加用足太阳膀胱经的三焦俞穴。针刺方法：针刺口针穴时，令患者张口抬舌，舌尖抵硬腭，然后用三棱针快速点刺脾、胃及肾在口腔的反应区数下，令其出血，在口角两边赤白肉际处向兑端穴方向各针刺1针，留针半小时。针刺三焦俞穴时，用电针治疗仪连接两个三焦俞穴，用高频治疗。治疗1次后，疼痛缓解，治疗5次后疼痛消失。

第十一章　鼻　针

第一节　概述

鼻针法是一种在经络理论指导下，针刺鼻部范围内的特定穴位，用以治疗疾病的方法。

一、鼻针发展概况

早在春秋战国时代，就有通过观察鼻部皮表色泽变化以推测发生疾病脏腑的记载，如《灵枢·五色》说："五色独决于明堂……明堂者，鼻也。"古人称鼻为"明堂"。《灵枢·五阅五使》云："五色之见于明堂，以观五脏之气。""脉出于气口，色见于明堂。"《灵枢·杂病》曰："哕，以草刺鼻取嚏，嚏而已。"这是有关以鼻治病较早的记载。

其后历代医家对鼻的研究和论述都有一定发展。晋代皇甫谧的《针灸甲乙经》、东晋葛洪的《肘后备急方》、唐代孙思邈的《千金翼方》及王焘的《外台秘要》等著作中，对鼻的论述更为详尽，记载了鼻及周围邻近部位的腧穴已有十余个，并指出通过鼻不仅可以治疗一般疾病，还可用于危重患者的抢救。

金元《疮疡经验全书》载："鼻居面中，为一身之血运。"元代《东垣十书》云："以窍言之，肺也；以用言之，心也。"这与《素问·五脏别论》中"五气人鼻，藏于心肺，心肺有病，而鼻为之不利也"的认识不谋而合，认为鼻部与全身气血和心、肺，以至心神的功能活动有密切的联系。此时期，用鼻治病的方法也得到发展，如以药物粉末搐鼻、烟熏、敷涂等。针灸穴位也进一步丰富，遍布鼻区，经穴、经外奇穴共达 20 多个。

至现代，在总结前人丰富理论与经验的基础上，众多研究者通过反复实践而创用了以鼻针治疗全身病痛的新疗法，形成比较完整的体系。这是从鼻部望诊到针刺治疗疾病的一大发展。

二、鼻部解剖

1. 鼻部的软骨、肌肉、皮肤

鼻由外鼻、鼻腔、鼻窦组成。外鼻以骨和软骨为支架，上覆软组织及皮肤，形如一个基底在下方的三棱椎体。鼻腔是吸入氧气、辨别气味的通道，为一狭长腔隙，顶窄底宽，前后径大于左右径，前起于鼻前孔，向后经鼻后孔通鼻咽部，鼻腔由骨和软骨组成的鼻中隔将鼻腔分为左右两半，外侧壁有上、中、下3个鼻甲，形成3个鼻道。鼻窦是鼻腔周围颅骨内的含气空腔，分别为上颌窦、筛窦、额窦、蝶窦。鼻窦对鼻腔的加温、加湿和共鸣等功能有辅助作用。鼻部皮肤在鼻根、鼻背部薄而松弛，在鼻尖、鼻翼部厚且与皮下连接紧密，且鼻尖鼻翼处富含皮脂腺和汗腺。

2. 鼻部的神经分布

鼻部的运动神经主要来自面神经，感觉神经主要来自三叉神经，三叉神经分出眼神经和上颌神经，眼神经分出的滑车上、下神经支配鼻根、鼻梁的皮肤；上颌神经分出的眶下神经支配鼻背、鼻翼、前庭部皮肤。

3. 鼻部的血管分布

动脉：鼻部动脉血主要来自眼动脉和颈外动脉的分支。其由颈外动脉分支面动脉发出上唇动脉后继续向上延续而成的鼻外侧动脉供给，如一侧鼻外侧动脉缺如，则由内眦动脉供给。鼻外侧动脉发出的鼻底支供应鼻底皮肤和对应的鼻黏膜，其主干继续向上发出的鼻翼支与对侧分支相交通，供应鼻骨、鼻软骨部皮肤和鼻黏膜。由眼动脉分出鼻背动脉供应鼻背部血液。

静脉：鼻部静脉起自额静脉，向下流入内眦静脉，一方面内眦静脉通过眼上静脉和眼下静脉经过海绵窦、岩上窦、岩下窦汇入颈内静脉；另一方面内眦静脉与面前静脉会合，通过面总静脉汇入颈内静脉。

4. 鼻部淋巴分布

外鼻部淋巴主要汇入下颌淋巴结和腮腺淋巴结。

第二节　理论基础

一、鼻与全息理论的关系

全息理论认为每个生物个体中的具有生命功能又相对独立的局部（又称全息元），均包含了整体的全部信息。全息元在一定程度上即是整体的缩影。

鼻就是一个相对独立的全息元，形成一个人体的缩影，但这一缩影与身体的部位在整体空间排布并不完全一致，而是按大脑中的投射区、功能的重要程度决定。鼻穴就是机体各个器官系统在鼻部的投射区，当身体有病时，其对应的鼻区内常出现阳性反应。

通过对鼻穴实施的针刺刺激，可通过全息反射路传达给身体相应的器官，从而调节相应组织器官的状态，使其恢复正常状态，从而达到治疗疾病的目的。

二、鼻与经络脏腑的关系

鼻直接或间接地与许多经络脏腑相联系。从《内经》等医籍的记载来看，经络系统中的部分经脉、经别、经筋、络脉与鼻有直接的联系。鼻为经脉聚焦、清阳交会之处。循行于鼻的经脉：足阳明胃经起于鼻外侧，上行至鼻根部，向下沿鼻外侧进入上齿龈；手阳明大肠经止于鼻翼旁；足太阳膀胱经起于目内眦；手太阳小肠经，其支者从颊抵鼻旁到内眦；督脉沿额正中下行到鼻柱至鼻尖端至上唇；任脉、督脉均直接循经鼻旁。

经络与鼻的关系亦可以从经穴主治鼻病上反映出来。（表 11-1）

表 11-1　经穴主治鼻病

经脉名称	穴名	舌病	出处
手太阴肺经	天府	血溢鼻口	《针灸甲乙经》
手阳明大肠经	二间	鼻衄赤多血	《针灸甲乙经》
	迎香	鼻塞、衄齈有痈	《针灸甲乙经》
	阳溪	鼻衄齈	《针灸甲乙经》
足阳明胃经	厉兑	衄齈、鼻不利	《针灸甲乙经》
手太阳小肠经	少泽	鼻齈不止	《医宗金鉴》
	后溪	衄齈	《针灸甲乙经》
足太阳膀胱经	曲差	鼻窒	《针灸甲乙经》
	通天	鼻窒衄齈	《针灸甲乙经》
	天柱	鼻塞	《千金翼方》
	风门	鼻不利	《针灸甲乙经》
	攒竹	鼻衄齈	《针灸甲乙经》
	京骨	衄齈血不止	《针灸甲乙经》
	至阴	衄齈、鼻不利	《针灸甲乙经》
足少阳胆经	头临泣	鼻塞	《铜人针灸腧穴图经》
	风池 脑空	鼻塞、鼻齈、鼻渊 鼻管疽发为厉	《医宗金鉴》 《针灸甲乙经》
	承灵	衄齈鼻窒	《针灸甲乙经》
督脉	素髎	鼻塞、鼻渊、鼻齈	《铜人针灸腧穴图经》
	水沟	鼻衄不得息，不收涕，不知香臭	《针灸甲乙经》
	龈交	鼻中息肉不利，鼻头额颊中痛，鼻中有蚀疮	《针灸甲乙经》
	上星	鼻中息肉	《千金翼方》

从上表可以看出，十四经穴中有 7 条经脉的腧穴可以治疗鼻病，尤其是远端的穴位，如二间、厉兑、少泽、至阴等穴可治鼻病，进一步说明了鼻与经络的联系。

鼻通过经络与多个脏腑有联系。其中，鼻与肺的关系最为密切。鼻为肺窍，是气体出入的门户，主呼吸，司嗅觉，助发音。鼻隆于面部正中，又称明堂。清阳之气出入鼻窍，心宁肺利，清阳升散，灵目清明，故鼻窍又谓清窍。肺气充沛，宣发宗气、卫气布散于鼻窍，鼻得宗气、卫气的温煦，则生理活动正常。不少疾病始于鼻，鼻部疾病皆与肺有关，鼻与各脏腑的关系实则为肺与各脏腑的关系。若气血瘀滞，脏腑失调，七情内伤，必致气血两虚，若感受邪气，正邪相交争，诸病生焉。比如，鼻塞、鼻衄、鼻渊等，久之可转化为痰核、痰毒，以及出现失荣等难治鼻病。

其次是鼻与脾。鼻为肺之窍，肺属金，脾属土，二者乃子母关系，脾的盛衰势必影响鼻的生理病理，而脾主升清，鼻为清窍，有赖于清气的温养，故脾气健旺，升举清气，通于鼻窍，鼻窍得清气的温煦则保持其清虚通畅；若脾脏虚损，输布失调，鼻窍失养而发为鼻塞、肌膜萎缩、鼻涕稠浊、鼻干、头闷、头昏等。若过食辛辣厚味，内酿湿热，湿热熏蒸，则可发为鼻塞、鼻涕稠浊而量多、头重、头晕等。

与鼻关系密切的还有肾和胆。《素问·骨空论》中记载督脉的分支有"其络循阴器……一别绕臀，至少阴……少阴上股内后廉，贯脊属肾"，说明肾通过督脉分支与督脉相通，而督脉循鼻柱达鼻头。肾为气之根，肺为气之源，肺金生肾水，故称肺为肾之母，肺金不足，久之伤肾水。若肾水不充，虚火上浮，延及肺系，致肺与鼻的病变。肾气虚，气不摄津，清涕不止。故肾对鼻部疾病尤其是鼻的过敏性疾病起着重要的影响。《证治汇补》说："凡鼽渊疮痔，久不愈者，非心血亏，则肾水少。"指出肾精不足是鼻鼽日久不愈的原因之一。胆为"中精之府"，内藏"精汁"，胆的脉络布于后脑，通过经脉运行与鼻发生关系。胆腑平和，则头面清窍通利不为病。若胆腑有热，循经上移于脑，热壅清窍，清窍不利，发为鼻渊。《素问·气厥论》曾谓："胆移热于脑，则辛颏鼻渊，鼻渊者，浊涕下不止也。"

三、鼻与神经的关系

鼻部的神经丰富，其外鼻部的感觉神经主要来自三叉神经的眼支和上颌支，包括筛前神经（三叉神经第一支的分支）、滑车下神经（眼神经的鼻睫神经的分支）、滑车上神经（眼神经的额神经的分支）及眶下神经（三叉神经第二支——上颌神经的分支）。这些神经共同支配着鼻的感觉功能。嗅神经起于鼻腔上部嗅黏膜内的嗅细胞，向上穿过鼻腔上壁进入颅腔，终于嗅球，支配着鼻的嗅觉。

分布在外鼻部的三叉神经分支与中枢神经联系密切，进而与全身联系密切。针刺鼻部的穴位，可能兴奋了三叉神经分支及嗅神经的感受器，由此产生的各种冲动传入中枢神经，汇集至三叉神经脊束核。而研究发现三叉神经脊束核与迷走神经的关系密切，因而与内脏感觉传入汇聚在迷走神经的中枢，可能有特殊作用于内脏的效应，从而表现为鼻针的治疗作用。另外，三叉神经脊束核传递冲动至脑干的网状结构。网状结构是由延髓到丘脑下部的脑干全长的异质性神经元集团。网状结构功能和结构的特点，是这一系统的神经元中各种冲动的高度集合的体现。它对各种内脏活动的调节和对感受功能的调节都有重要的影响。网状结构很可能是鼻针作用的高级神经部分。

第三节 穴位及操作方法

一、鼻部穴位

鼻针的穴位共 23 个，分布在面部面中线、鼻孔线及鼻旁线 3 条线上。（图 11-1）

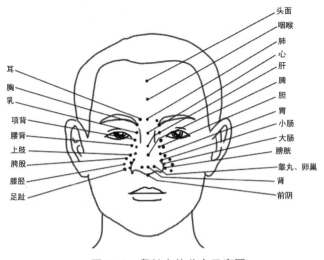

图 11-1 鼻针穴位分布示意图

（一）面中线（第一线）

面中线起于前额正中，止于水沟穴之上，共 9 个穴位。（表 11-2）

表 11-2 面中线上鼻针穴位定位及主治

穴名	定位	主治
头面	额正中处，眉心与前发际中点连线的上、中 1/3 交点处	头部疾病，如头痛、眩晕
咽喉	头面与肺之间，当眉心与前发际中点连线的中、下 1/3 交点处	咽喉部疾病，如扁桃体炎、气管炎等
肺	两眉头连线之中点	肺部疾病，如咳喘、气喘
心	两目内眦连线之中点	心脏疾病
肝	当鼻梁最高处，鼻正中线与两颧骨连线之交点处	肝胆疾病、眼病、两胁疼痛
脾	当鼻准头上缘正中线上	脾胃疾病
肾	在鼻尖端处	肾病及溺水、昏厥，用于急救
前阴	在鼻中隔下端尽处	睾丸疾病、外阴疾病、妇科疾病
睾丸、卵巢	在鼻尖肾点的两侧	妇科疾病、生殖系统疾病

（二）鼻孔线（第二线）

鼻孔线起于目内眦下方，紧靠鼻梁骨两侧，至鼻翼下端尽处止，共5个穴位。（表11-3）

表 11-3　鼻孔线上鼻针穴位定位及主治

穴名	定位	主治
胆	位于肝区的外侧，目内眦下方	胆囊炎、胆结石
胃	位于脾区的外侧，胆区直下方	脾胃病、腹痛
小肠	在鼻翼上 1/3 处，胃点下方	腹痛、肠炎
大肠	在鼻翼正中处，小肠点下方	急、慢性肠炎
膀胱	在鼻翼壁尽处，大肠点下方	膀胱炎、前列腺炎

（三）鼻旁线（第三线）

鼻旁线起于眉内侧，沿鼻孔线的外方，止于鼻翼尽端外侧，共9个穴位。（表11-4）

表 11-4　鼻旁线上鼻针穴位定位及主治

穴名	定位	主治
耳	在眉内侧端，与肺相平	耳聋、耳鸣、眼病
胸	在眉棱骨下，目窠之上	胸痛、胸闷
乳	在睛明穴之上方	乳腺炎
项背	在睛明穴之下方	落枕、颈椎、胸椎病
腰脊	在胆区之外，项背点外下方	腰背痛
上肢	在胃区之外方，腰脊点外下方	手痛、肘关节炎、腕关节扭伤、肩关节炎、肩胛痛
胯股	在鼻翼上部相平处外侧，上肢点外下方	坐骨神经痛
膝胫	在鼻翼正中外侧，胯股点下方	膝关节炎
足趾	在鼻翼下部相平处外侧，膝胫的下方	足趾麻木肿痛

（四）鼻针新穴

见表11-5。

表 11-5　鼻针新穴

穴名	定位	主治
高血压上点	两眉正中点，即印堂穴处	高血压
腰三角	正中点在心穴下方，鼻骨下缘，两侧点在正中点外下方	腰痛
消化三角	正中点在腰三角中点的正下方，两侧点在其外下方，即鼻尖处的小等腰三角形	消化性疾病

（续表）

穴名	定位	主治
高血压下点	鼻尖稍下方	高血压
上肢穴	肩臂肘下穴	上肢病证
阑尾穴	位于鼻翼外上部	阑尾炎
下肢穴（即膝胫穴）	在鼻翼正中外侧，胯股点下方	膝关节炎等下肢病证
创新穴	两鼻孔上沿线与正中线的交点处	鼻病、昏厥
增一穴	两鼻翼内沿（缘）凹陷处	脾胃病证
增二穴	从增一起沿鼻翼内纹连线延至鼻孔上缘处	肾、膀胱病证
子包穴	鼻中隔稍下，水沟穴上方	痛经、附件炎

二、操作方法

（一）针刺方法

选择患者舒适、医者便于操作的体位，以仰卧位为宜。根据病情在鼻部选取相应的穴位，在穴区内寻找敏感点。用含 75% 乙醇或 0.5% 碘伏的棉球消毒施术部位。强刺激部位宜用 0.5% 碘伏的棉球消毒。医者双手用肥皂水清洗干净，再用 75% 乙醇的棉球擦拭。针具选择一次性毫针，直径 0.22 ～ 0.28mm，长 15 ～ 25mm，所选针具的针身应光滑、无锈蚀，针尖应锐利、无倒钩，针柄应牢固、无松动，针具用高压消毒。

根据穴位所在的部位，采用斜刺或平刺法，快速刺入所选定的穴位，针刺的深度视具体部位而定，以 2 ～ 5mm 为宜。可适当行针，捻转要轻，待患者有酸、麻、胀、痛或流泪、打喷嚏等针感时，留针 10 ～ 30 分钟。出针时快速将针拔出。用消毒干棉球或干棉签按压针孔。

（二）注意事项

1.由于鼻部肌肉较薄，鼻区皮肤比较敏感，刺激宜轻，避免进针过深以及强烈提插、捻转。

2.鼻部有瘢痕时针刺应避开。

3.防止晕针的发生。若发生晕针应立即出针，使患者呈头低脚高卧位，注意保暖，必要时可饮用温开水或温糖水，或掐水沟、内关等穴，即可恢复。严重时按晕厥处理。

4.患者精神紧张、大汗后、劳累后或饥饿时不适宜运用本疗法。

5.孕妇慎用。

（三）禁忌证

1.鼻部皮肤局部有感染、溃疡、创伤者禁针。

2.有出血倾向者禁针。

3.对金属过敏者禁针。

三、鼻针临床应用

鼻针穴位均按人体器官的名称命名，因此，穴位名称即主治相应的器官疾病。

（一）选穴组方原则

辨证取穴：根据中医脏腑经络学说，辨证选取相应的穴区，如感冒可取肺穴。

对应选穴：直接选取发病脏腑器官或肢体部位对应的穴区，如膝关节痛取膝胫穴。

经验取穴：临床医生结合自身的经验灵活选穴。

（二）适应范围

内科疾病：如支气管炎、高血压、胃炎、肠炎等。

神经、精神科疾病：如偏头痛、面神经麻痹等。

骨伤及软组织疾病：如落枕、肩周炎、腰肌劳损及各部位软组织损伤等。

外科疾病：如阑尾炎、胆囊炎等。

男科疾病：如睾丸炎、前列腺炎等。

妇科疾病：如痛经、慢性盆腔炎等。

五官科疾病：如咽喉炎、鼻炎、牙痛、耳鸣等。

四、典型病例

病例1：姚某，男，25岁，在徐州文工团工作。曾患慢性喉炎兼鼻炎，已治疗很长时间，未痊愈，自觉声带、喉咙发痛、发痒，发音时很费力，经检查为慢性喉炎、鼻炎。近几天疼痛加重，两膝关节常酸痛，饮食正常，二便调和，呼吸音正常，咽喉浅部无异常现象，舌苔淡白，脉微弦。1980年4月26日鼻针反应点是胃点、咽喉点、膝点，以5分长的毫针针之。4月28日复诊：自觉效果佳良，喉稍有痛，鼻诊时又出现喉点与膝点两个反应点，复针之。4月29日复诊：喉痛与膝痛均消失，唯有锁骨部气户穴上方按之疼痛，胸间作闷，遂直取气户穴、天突穴、右三间穴，针之。5月4日复诊：喉痛、膝痛痊愈。

病例2：张某，36岁，在机械局工作，1980年4月23日初诊。头晕、头痛，甚则目眩，失眠，健忘，阳痿，今已4年，屡经治疗，未获痊愈，今又发现头发脱落，面色红润，呼吸音正常，舌质紫，苔白，脉象弦滑。诊断：神经衰弱。治疗：用大头针在患者肝点试探有压痛，即针此处，又配以照海穴，针后头晕减轻。4月25日复诊：头晕、头痛好转，失眠已愈。

第十二章 人中针

第一节 概述

人中针疗法是在人中沟的特定穴位上进行针刺，用以治疗全身多种疾病的一种方法。

一、人中针发展概况

人中又称水沟，位于鼻与上唇之间正中处，古代医籍中被称为"鼻下"。《灵枢·五色》载："面王以下者，膀胱子处也。""唇厚，人中长，以候小肠。"指出人中与人体相应部位的对应关系。通过诊察人中以诊察疾病，古代多将其与口、唇、鼻等部位一起描述，如《中藏经》中"唇正中赤生，唇面俱青者死""中风之病，鼻下赤黑相兼，吐沫身直者，七日死"。针刺人中治疗疾病的记载，见于多部古代书籍中，如《针灸甲乙经》载："寒热头痛，水沟主之……水肿，人中尽满，唇反者死，水沟主之。"《备急千金要方》载："目风痒赤痛，灸人中近鼻柱二壮，仰卧灸之。"《玉龙歌》中"中风之症症非轻……再刺人中立便轻"。

现代医书中，如《中医诊断学》第 2 版教材有通过从人中长短的变化，预测疾病吉凶的描述；近年来，亦有通过观察人中推测子宫结构、功能正常与否的报道。到 20 世纪 60 年代，国内有学者将人中分成三部，共设 9 穴，以治疗全身性疾病，逐渐形成了现代人中针疗法。

二、人中部解剖

1. 人中部软骨、肌肉、皮肤

人中沟分为皮肤、皮下组织和肌肉三层。皮肤薄而柔嫩，富有弹性，具有丰富的血管和神经，皮下组织由疏松的结缔组织构成，肌层为口轮匝肌之提上唇肌。

2. 人中部神经分布

人中部皮肤的神经来自三叉神经的感觉纤维和交感神经颈上节的血管运动纤维。皮下组织内有三叉神经的上颌神经之眶下神经，肌层有面神经分支及眶下神经分支分布。

3. 人中部血管分布

动脉：来自面动脉分支的上唇动脉。

静脉：与上唇动脉伴行的上唇静脉。

第二节 理论基础

一、人中与经络脏腑的关系

根据经络循行，人中为督脉循行所过之处，督脉上通于脑，下贯心络肾，"总督诸阳"，为"阳脉之海"，与任脉交于龈交穴，使阴阳二脉相联系。手阳明大肠经"交人中"，足阳明胃经"挟口环唇"，手太阳小肠经"别颊上抵鼻"，足厥阴肝经"环唇内"等。因此，人中为经络气血运行之重要通路，刺激此处穴位，可调和阴阳气血，通达脏腑，疏通经络，开窍镇痛，治疗全身多种疾病。

有"一源三歧"之称的冲、任、督脉皆起于胞中，三条经脉直接或通过分支均交于人中，且三脉与人体肾及阳气关系密切，因此，人中部可反映阳气的存亡和肾气的盛衰，是肾、命门、阳气重要的外在表现部位。

从胚胎发生学的角度分析，中肾旁管形成的时期，恰好是上唇（人中）形成的时期，如此时期胚胎受到某种病理因素的影响，则中肾旁管和上唇的形成均可能出现形态上的同步变异，而子宫形态异常与中肾旁管发育异常有关。因此，人中部的异常改变可以反映男女泌尿生殖系统的状况。观察人中变化对诊断泌尿生殖系统疾病具有指导意义。

二、人中与神经的关系

人中的神经末梢丰富且敏感，即使很轻的刺激，也可迅速在大脑皮层中产生较强的兴奋灶或抑制灶。这也可能是人中穴能够治疗和急救多种全身性疾病的原理所在。

第三节 穴位及操作技术

一、人中部穴位

（一）人中部穴位的分布规律

将人中沟等分为上、中、下3段，每段内有3个穴，其穴均在人中沟内，按照由唇向上的顺序命名为沟1～沟9，共计9个穴位。（图12-1、图12-2）

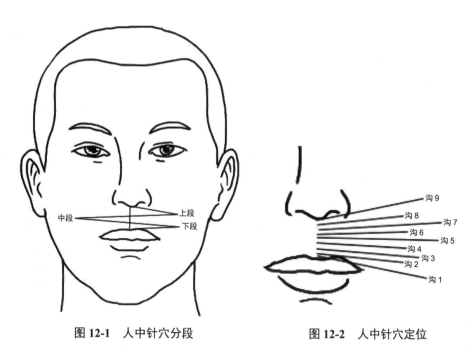

图 12-1　人中针穴分段　　　　　　图 12-2　人中针穴定位

（二）人中部穴位的定位及主治

见表 12-1。

表 12-1　人中部穴位的定位及主治

穴名	定位	主治
沟1穴	将人中沟从唇向上分为9段，依次为沟1～沟9穴，本穴在第1段上，即兑端穴处	颅脑病急性期、口唇痛麻、口唇炎症、牙痛等
沟2穴	在人中沟第2段上	头面及颈背疼痛、面神经麻痹、脑出血、脑梗死等
沟3穴	在人中沟第3段上	心肺及胸、臂、肘、腕部等病症
沟4穴	在人中沟第4段上	胃痛、胸部不适、乳腺炎等
沟5穴	在人中沟第5段上	中焦脾胃病及腰脊痛，尤其是急性腰扭伤、胰腺炎、胆道蛔虫症等
沟6穴	在人中沟第6段上	下焦肝肾病变及腰脊疼痛等病症
沟7穴	在人中沟第7段上，即水沟穴处	中风昏迷、小儿惊风、癫狂痫、高热惊风、晕厥、中暑、产后血晕、牙关紧闭、失语、面肿、口眼㖞斜、面肌痉挛、鼻渊、癔症、精神病等，亦可治疗膝以上大腿及腹股沟病变，为急救要穴之一，常透沟8穴。本穴有清热开窍、镇痛宁神、回阳救逆、祛风止痛之功效
沟8穴	在人中沟第8段上	双下肢和膝部疼痛、麻木等
沟9穴	在人中沟第9段上	鼻腔病症

二、操作方法

（一）针刺方法

针具选择：28～30号、0.5～1寸的不锈钢毫针。

根据病情选准穴位后，可用针柄端压痕作为进针点，局部用75%酒精棉球消毒，然后快速进针，先直刺而后依病变部位分别向左右、上下斜刺。如病变偏于左侧上部，针尖偏于左侧下部；病变偏于左侧下部，针尖偏于左侧上部，反之亦然。治疗督脉所主头、面、脊背、腰、骶部及下肢病变，针尖宜斜向上刺；治疗任脉所主胸腹部病变，针尖宜斜向下刺。针刺至一定深度并得气后，根据病变性质留针或不留针。一般久病或邪深者宜深刺，留针时间宜长；新病或急症者宜浅刺不留针，或短时提插捻转等。一般病症每次只取1穴，也可配合体针。刺入10～15mm，针感以得气为度；疗程宜短。用于醒脑开窍急救时，宜强刺激，使患者泪下或双目湿润为佳。急救时不分疗程，有效即可。

（二）注意事项

1.每日或隔日1次，一般10次为1个疗程，疗程之间可休息5～7日。

2.针刺前穴位应严格消毒，防止局部感染。

3.此处神经丰富，针刺较痛，针前需向患者说明，且手法宜快，防止过重刺激。

4.人中沟部位小而穴位多，故应取穴准确，才能获得良效。

三、人中针临床应用

（一）选穴组方原则

辨证取穴：根据中医脏腑经络学说辨证选取相应穴区。如食欲不振、消化不良等属中焦脾胃病变，可取沟5；咳嗽、气喘、感冒等多属肺胃病变，可取沟3；盗汗、腰膝酸软而为肾阴虚者，属下焦病变，可取沟6、沟7等。

对应选穴：直接选取发病脏腑器官或肢体部位对应的穴区。如鼻病取沟9，腹痛取沟4，下肢病变取沟8，项背痛取沟2等。需要注意的是，上述三部9穴均可主治头面疾病，尤以下段3穴效果最好；偏于下焦上部的病变，应取上段偏下之穴，上、中焦病变同理。

重点选穴：对于中枢神经系统病变，重点选取调节神经系统功能紊乱的穴位或选取有特异性治疗作用的穴位。

经验取穴：临床医生结合自身的经验灵活选穴。

（二）适应范围

人中针疗法常用于急救，如昏厥、小儿热惊厥、高热、脑出血、脑梗死、精神分裂症、癫痫、癔症、三叉神经痛、肋间神经痛、头痛、关节痛、心肺疾病、胃肠疾病、胰胆疾病、肝肾疾病及妇科疾病等。

第十三章 手 针

第一节 概述

手针疗法是指在经络理论的基础上，针刺手部一些特定穴位，以治疗全身疾病的一种方法。

手部是手三阳经、手三阴经的井、荥、输等特定穴所在之处，加上已发现的手部经外奇穴，其所治疗的疾病已有很多，在中医诊断、治疗上一直占有重要的地位。

一、手针发展概况

早在 2000 年前，《黄帝内经》中就记载了三部九候诊法，后世寸口诊脉法因其简便、效验得以盛行，沿用至今。

明代《小儿按摩经》中就系统记载了手部分区、主治病症及操作方法，如脾经定位在拇指螺纹面，"曲指左转为补，直推之为泻，饮食不进，人瘦弱，肚起青筋，面黄，四肢无力用之"。此外，书中还记载了心经、内八卦、外八卦等，体现了手作为治疗全身疾病的部位在小儿按摩术上的应用。

20 世纪 60 年代初，我国医务工作者在中医理论的指导下，受手部按摩分区、主治的启发创立了手针疗法。20 世纪 70 年代初，各地医家结合自己的临床实践，提出了许多新见解，尤其是手针穴位的数量、主治范围都有所扩大。例如，朱振华以经络学说、整体观念、相对平衡学说为基础，提出手针新疗法，常用穴位 159 个，呈规律排列；方云鹏发现在手上存在着 3 个缩小的人形，分别排列和互相重叠于手的不同部位，主要由手伏象、手伏脏、桡倒象、桡倒脏、尺倒象、尺倒脏六部分组成；王新明绘制了手部十四经分布图——手经图。以上这些是对手针疗法的进一步补充。另外，台湾吴若石提出的手病理按摩法，韩国柳泰佑发明的高丽手指针法，也逐渐被国内所认识。20 世纪 80 年代以来，国内掀起了手纹诊病的热潮，手针疗法的研究取得较大发展。

二、手部解剖

手部由手腕、手掌、手指三部分组成，各部以同名骨命名。手部表面，划分为四个侧面，即掌侧面、背侧面、桡侧面、尺侧面。根据手部各部的组织形态，大致分为手骨和软组织两部分。

1. 手骨

手骨由腕骨、掌骨和指骨组成。

腕骨有 8 块，排成近心侧、远心侧两列。近心侧列有 4 块，由桡侧向尺侧依次为手舟状骨、月骨、三角骨、豆骨。远心侧列有 4 块，由桡侧向尺侧依次为大多角骨、小多角骨、头状骨、钩骨。

掌骨有 5 块，由拇指侧向小指侧依次命名为一、二、三、四、五掌骨。各掌骨的近心端与腕骨相接，远心端与指骨相连，构成掌指关节。

指骨共有 14 块，除拇指有两节指骨外，其余均有三节指骨。由近心端到远心端依次称为第一、第二、第三指骨。

2. 软组织

软组织主要由皮肤、神经、血管、肌肉、肌腱、骨膜及其他多种形态的结缔组织组成。

皮肤：手部表面覆以上皮组织。在末端指骨的掌侧和手掌内的皮肤内，分布有极其众多的皮层乳样突起。这些突起内均有丰富的神经末梢，构成感觉小体。手部的感觉非常精细、灵敏。

神经：手部主要有桡神经、正中神经、尺神经分布。桡神经分布于手背桡侧两个半指及相应的手背皮肤；正中神经分布于大鱼际和手掌桡侧三个半指及相应的皮肤；尺神经分布于大部分手肌及手掌尺侧一个半指和手背侧两个半指的皮肤。

血管：桡动脉和尺动脉分别经手腕桡侧和尺侧入手掌中，其分支形成掌深、浅动脉弓，在掌内互相吻合，分布于手掌和手指的两侧。手深静脉分别与桡静脉、尺静脉吻合上行。手背静脉网与头静脉、贵要静脉吻合。

肌肉：手肌除前臂的长肌外，还有许多短小的手肌。在掌面可分三群：大鱼际（外侧）、小鱼际（内侧）、中间肌群（掌侧）。

其他：丰富的结缔组织和淋巴组织。

第二节　理论基础

一、手与经络的关系

手是根本穴区之一，是经脉之气生发、布散之处。十二经脉的循行和衔接与手部有着直接或间接的联系。《灵枢·逆顺肥瘦》中记载"手之三阴，从胸走手，手之三阳，从手走头"，详细论述了经脉在手部的循行与衔接。如手太阴经行于手大鱼际处，止于拇指桡侧端；手阳明经受手太阴脉气之交，起于食指桡侧端，上行手背出合谷两骨之间；手厥阴经经掌侧腕后两筋间，入掌中，出中指尖端；手少阳经受手厥阴经气之交，起于无名指尺侧端，行于手背第四、第五掌骨间出腕；手少阴经经掌后锐骨止于

手小指桡侧端，出于尺侧交于手太阳；手太阳经起于小指尺侧端，经掌外侧赤白肉际
至腕。手三阴经、手三阳经不仅内属相应的脏腑，且通过表里经和同名经与足三阴经、
足三阳经相连，通过八脉交会穴与奇经八脉相通。此外，手部的经脉又通过经别、络
脉进一步加强表里经和表里脏腑的联系。

此外，手经的井、荥、输穴均在手部，原穴（阴经以输为原）也在手部。在八脉
交会穴之中，后溪、列缺在手部（内关、外关在腕上 2 寸），它们是十二经与奇经经
气相通的穴点。特定穴是脏腑精气输注较多的穴位，如原穴被认为是"五脏六腑之所
以禀三百六十五节气味"，"五脏有疾，应出十二原"。由于手与脏腑经络系统的广
泛联系，所以对手部穴位的针刺可以调整全身及一定部位的功能状态，达到防病、治
病的目的。

二、手与阴阳气血的关系

手与阴阳、气血也有密切的联系。《灵枢·动输》中说："夫四末阴阳之会者，
此气之大络也。"《灵枢·卫气失常》又说："皮之部，输于四末。"以上均说明手
足是阴阳经脉气血会合联络的部位，对经气的通接具有重要作用。这样，手就与全身
的经脉、脏腑紧密地联系起来了。因此，手能反映全身的生理、病理信息，人体的五
脏六腑、四肢百骸、五官七窍都与手有全息对应关系，针刺手部的全息穴，通过信息
传导，可以调整机体各种不正常的状况。

第三节 穴位及操作方法

一、手针穴位的定位与主治

（一）手针背侧穴位

见表 13-1、图 13-1。

表 13-1 手针背侧穴位

穴名	定位	主治
眼穴	在拇指指关节尺侧赤白肉际处	眼病
肩穴	在食指掌指关节桡侧赤白肉际处	肩周炎
前头穴	在食指第 1 指关节桡侧赤白肉际处	前头痛、胃肠病、阑尾炎、膝踝趾关节痛
头顶穴	在中指第 1 指关节桡侧赤白肉际处	头顶痛、项背痛
偏头穴	在环指第 1 指关节尺侧赤白肉际处	偏头痛、胸胁痛
会阴穴	在小指第 1 指关节桡侧赤白肉际处	会阴部瘙痒、疼痛
后头穴	在小指第 1 指关节尺侧赤白肉际处	后头痛、咽喉痛、颊痛、臂痛
脊柱穴	在小指掌指关节尺侧赤白肉际处	腰背痛、尾骨痛、鼻塞、耳鸣

（续表）

穴名	定位	主治
坐骨神经穴	在手背第4、第5掌指关节间，靠近第4掌指关节处	坐骨神经痛、髋部痛、臀部痛
颈项穴	在手背第2、第3掌骨间，近第2掌指关节处	落枕、颈项痛
腰腿穴	在手背腕横纹前1.5寸，指总伸肌腱两侧凹陷中	腰痛、急性腰扭伤
升压穴	在手背腕横纹中点处	低血压、休克
呃逆穴	在手背中指第2指指关节横纹中点	呃逆
退热穴	在手背中指桡侧蹼处	发热
腹泻穴	在手背第3、第4掌指关节间向后1寸处	腹泻
止痒穴	在手背第5掌骨与腕骨交界处尺侧赤白肉际处	荨麻疹、瘙痒症
咽喉穴	在手背第3、第4掌指关节间	急性扁桃体炎、咽喉炎、牙痛、三叉神经痛

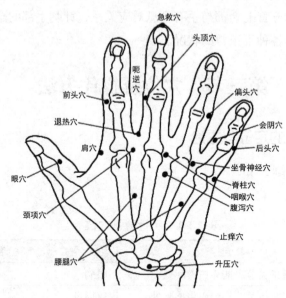

图 13-1　手针背侧穴位

（二）手针掌侧穴位

见表 13-2、图 13-2。

表 13-2　手针掌侧穴位

穴名	定位	主治
胃肠穴	在劳宫穴与大陵穴连线的中点处	急慢性胃炎、溃疡病、消化不良

（续表）

穴名	定位	主治
咳喘穴	在手掌食指掌指关节尺侧处	支气管炎、哮喘
足跟痛穴	在胃肠穴与大陵穴连线的中点处	足跟痛
疟疾穴	在第1掌骨与腕关节结合处的桡侧赤白肉际处	疟疾
扁桃体穴	在第1掌骨中点桡侧的赤白肉际处	扁桃体炎、咽喉炎
急救穴	在中指尖，距指甲缘2分许	昏迷
咳喘新穴	在手掌第4、第5掌指关节间	哮喘
脾穴	拇指指关节横纹中点处	腹胀、肠鸣、泄泻、水肿
小肠穴	食指第1指关节横纹中点处	腹痛、腹泻、咽喉痛、尿频、尿急
大肠穴	食指第2指关节横纹中点处	腹痛、腹泻、腹胀、肠鸣、便秘
三焦穴	中指第1指关节横纹中点处	胁肋疼痛、耳鸣、耳聋、咽喉疼痛
心穴	中指第2指关节横纹中点处	心悸、失眠、多梦
肝穴	环指第1指关节横纹中点处	胁肋疼痛、恶心、呕吐、不思食、目昏、眩晕
肺穴	环指第2指关节横纹中点处	咳嗽、气喘、身热
命门穴	小指第1指关节横纹中点处	腰痛、阳痿、遗精、月经不调
肾穴（夜尿点）	小指第2指关节横纹中点处	腰痛、夜尿频、遗精、月经不调、耳鸣
踝穴	拇指掌指关节桡侧赤白肉际处	踝关节疼痛
胸穴	拇指指关节桡侧赤白肉际处	胸痛、吐泻、癫痫

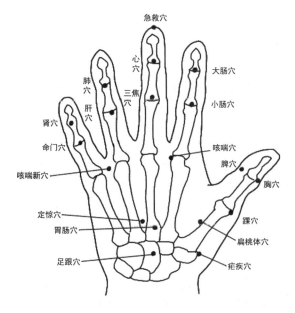

图 13-2 手针掌侧穴位

二、操作方法

（一）辅助诊断

1. 手掌分区

手掌分为6区，基本上是以大、小鱼际和掌心纵横纹理为自然标志划分的。（图13-3）

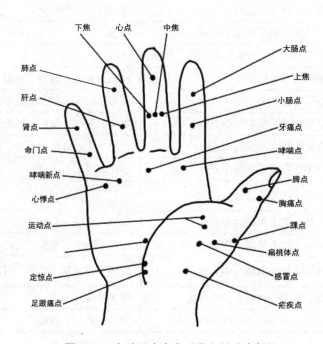

图 13-3 内脏反应点在手掌上的分布规律

2. 具体诊断方法

（1）医者拇指指腹均匀地触压患者手掌，按定位分区，先纵后横、先上后下进行压诊。

（2）在点压时，如患者掌心局部有酸、麻、胀或痛感时，要反复点压，以确定部位。

（3）左手出现特殊感觉后，再点压右手，一般双手均有反应，只是有轻微的差别。

3. 注意事项

（1）取得患者的密切合作，譬如让患者充分了解并熟悉医者的要求和意图。

（2）在测定同一部位的压痛点时，要保持压力一致（包括大小、方向）。

（3）为了增加诊断的准确性、可靠性、客观性，测试过程中不得有任何形式的暗示。

（4）反复按压会改变被测区的自然痛阈，故应在获得可靠结果的前提下，尽可能减少测压的次数。

（5）本法是在医患合作的条件下进行的，其诊断依据主要是患者的主观感觉，所以与测试过程中的诸多因素有关。痛阈的个体差异较大，因此要参考受试者被测的多个部位的反应及其他方法的检查方可诊断。

4. 点压诊断法的临床意义

（1）胀痛感提示炎症病变。

（2）酸麻感提示慢性疾病，如肝硬变。

（3）麻木感多提示顽固性疾病，如肝硬变。

（4）一手的两个肾区、两个卵巢区的感应不同，说明病变在左侧或右侧，或提示双侧病变的轻重不同。

5. 点压诊断法的临床应用

（1）一定区域内的阳性反应，提示相应部位或脏器、组织的功能异常或器质病变。由于脏腑有表里相属的关系，故本法用于临床应灵活辨证。

（2）临床治疗时选感应区进行施术，如针刺、割治、封闭或指针等。

（3）此方法仅供参考，健康普查时不可仅据此就下诊断。

（二）针刺方法

手取自然弯曲位，皮肤常规消毒后，用28～30号、1～1.5寸的毫针，快速透皮，深度3～5分，以不刺入骨膜为准。一般用捻转、提插的强刺激手法，留针3～5分钟。治疗腰部、颈项部及各种关节软组织损伤时，应边捻转边令患者活动或按摩患处。针刺疼痛性疾病时，痛止后，还必须继续行针1～3分钟，必要时可以适当延长留针的时间，或采用皮下埋针法，也可以加用电针治疗。

（三）注意事项

1. 手部软组织较薄，神经、血管分布较密集，针感较强，故治疗施术前应向患者充分说明，取得合作再行操作，以防止不适感及晕针。

2. 对于严重的心脏病、高血压患者需慎刺，以防止针感强烈而引起心脑血管意外。

3. 手部针刺宜轻、柔、稳，避免刺伤掌中血管网，引起手掌部血肿。

4. 把握进针深度，切勿伤及骨膜。

5. 针刺过程应严格消毒，防止针孔感染及由此导致的腱鞘炎及骨髓炎。

6. 孕妇慎刺，尤其习惯性流产孕妇禁刺。

7. 过度疲劳、饥饿、身体虚弱、精神紧张过度者，取卧位针刺，并掌握好刺激强度，防止晕针。

8. 手部有开放性创伤者、局部严重感染者、局部有其他疾病者（如皮肤病、不明肿物等）勿刺。

三、手针临床应用

（一）选穴原则

对应取穴：如肺病取肺穴；心病取心穴；眼病取眼穴；踝关节痛取踝穴。

辨证取穴：如目疾选肝穴，因"肝开窍于目"；失眠选心穴，因"心主神志"；遗精选肾穴，因"肾主藏精"；皮肤病选肺穴，因"肺主皮毛"等。

对症选穴：针对某些病症选取有效的穴位，如瘙痒取止痒穴；哮喘取哮喘穴；呃逆取呃逆穴；落枕取落枕穴等。

交叉取穴：由于经络左右交叉的流注关系，根据针灸"缪刺"的原理，在选穴时，可选取与病变部位对应的对侧穴位治疗，即病在左侧取右手穴，病在右侧取左手穴治疗。如右侧偏头痛，取左侧偏头穴；若两侧病变或内脏病取双侧穴。

凡主治性能相似的手针穴位，临证时可配合应用。如咽喉肿痛，可选用咽喉穴、后头穴、扁桃体穴等同时针刺治疗。在同一疾病中有兼症时，可对症配穴。

（二）适应范围

手针疗法适应范围比较广，主要分为以下几个方面。

1. 疼痛性疾病，包括：①神经性疼痛，如神经血管性头痛、高血压性头痛、神经衰弱性头痛等多种头痛，以及三叉神经痛、肋间神经痛、疱疹性神经痛、坐骨神经痛等。②创伤性疼痛，如扭伤、挫伤、落枕、骨折、分娩性疼痛及各种手术后疼痛。③多种炎症性疼痛，如中耳炎、牙周炎、胆囊炎、阑尾炎、肿瘤压迫所致的疼痛等。④多种绞痛：如结石引起的胆绞痛、肾绞痛、肠绞痛、胃痉挛等。

2. 功能性病变，如神经衰弱、性功能紊乱、多汗症、肠胃功能紊乱、癔症、功能性心律失常、心胆综合征等。

3. 代谢性疾病，如甲状腺功能失常等。

此外，手针还用于治疗过敏性疾病、皮肤病、乳少、眼肌痉挛等病症。

四、典型病例

薛某，女，27岁，1985年2月初诊。半个月前自觉感冒后头部痛，时有加剧，但可耐受。近3个月来因家务劳累，觉周身乏力，后头痛加剧，甚则影响睡眠，服中、西药治疗，只能止痛1～2小时。查舌质红，苔薄白，脉弦数，属太阳病。初步诊断：头痛。取双侧后头穴，配双侧风池穴，针后10分钟痛止，留针30分钟，每日1次，治疗5次而愈。

附篇：基于数据挖掘的手针疗法研究

一、基于数据挖掘的手针疗法临床应用病种规律和特点

采用数据挖掘技术，以搜集期刊、医案、医籍中手针治疗疾病的文献作为原始数据，建立手针疗法治疗疾病数据库，对60多年来手针疗法相关文献进行整理、筛选、录入、审核、提取数据、统计分析，总结手针疗法在临床应用中的规律和特点。

手针疗法在临床各科中均有应用，其中外科以伤筋、腰腿痛为主，内科以腹痛、哮喘为主，儿科以小儿遗尿、小儿腹泻为主，五官科以肌筋膜疼痛功能紊乱综合征、乳蛾为主，妇科以经行腹痛为主，皮肤科也有应用。取单侧手部穴位治疗疾病愈显率较高。手针治疗外科疾病时多配合运动疗法。手针疗法在治疗各科疾病时均有较好的疗效。

手针疗法治疗各科疾病病种与科属频次情况：期刊文献中手针疗法的运用涉及到6个疾病科属，共43种疾病。按照在各科属中的使用频次由多到少依次为外科、内科、儿科、五官科、妇科和皮肤科。其中手针疗法在外科疾病中共应用132次，占66.33%；治疗频次较高的前3位的疾病依次是伤筋75次、腰腿痛18次、小儿遗尿15次。按照在各科属中治疗的病种由多到少排列依次为外科、内科、五官科、儿科、妇科和皮肤科。其中外科病种最多，共16种，占37.21%。见表13-3。

表 13-3 期刊文献中手针疗法临床应用科属与病种频次分析

科属	疾病频次	科属频次	科属百分比	病种个数	病种百分比
外科	伤筋（75）、腰腿痛（18）、颈椎病（8）、足跟痛（7）、痛症（5）、落枕（5）、漏肩风（4）、麻醉（2）、鹤膝风（1）、痹证（1）、筋痹（1）、截瘫（1）、肘劳（1）、肌痹（1）、运动创伤（1）、痉挛（1）	132	66.33%	16	37.21%
内科	哮喘（9）、便秘（6）、头痛（3）、咳嗽（3）、癃闭（2）、腹痛（2）、胁痛（2）、呃逆（2）、不寐（2）、中风后遗症（1）、中风（1）、口眼㖞斜（1）、尿失禁（1）、中老年涎唾缺乏症（1）、面痛（1）	37	18.59%	15	34.88%
儿科	小儿遗尿（15）、小儿腹泻（2）	17	8.54%	2	4.65%
五官科	肌筋膜疼痛功能紊乱综合征（3）、乳蛾（2）、咽部异物（1）、针眼（1）、失喑（1）、牙痛（1）、鼻衄（1）、目赤肿痛（1）	11	5.53%	8	18.60%
妇科	经行腹痛（1）	1	0.50%	1	2.33%
皮肤科	粉刺（1）	1	0.50%	1	2.33%

手针疗法治疗疾病科属与疗效分析：手针治疗疾病愈显率由高到低依次为儿科、五官科、外科、内科、皮肤科、妇科。治疗病例总人数外科最高，其次为内科、五官科、儿科、皮肤科、妇科。各科愈显率最高的是儿科90.65%，其他各科愈显率均在60%以上。

手针疗法中针刺选择何侧穴位应用情况与愈显情况的分析：运用计算机挖掘技术

提取录入数据库的 199 篇文章中的治疗组信息，有 124 个治疗组涉及选择何侧手部穴位进行针刺，占总数的 62.31%。录入文献时整理得到单侧、双侧、患侧、健侧、男左女右 5 种情况，频次由多到少排列依次为：双侧 50 次、健侧 49 次、患侧 14 次、单侧 7 次、男左女右 4 次。其中单侧愈显率最高为 96.72%，其次为患侧和男左女右分别为 92.76% 和 92.38%，双侧和健侧的愈显率分别是 86.82% 和 85.24%。

　　手针疗法中配合运动疗法的应用情况与科属频次分析：运用计算机挖掘技术提取录入数据库的 199 篇文章中的治疗组信息，有 107 个配合了运动疗法，占总数的 53.77%。配合运动疗法的科属分别是外科、内科、五官科，其中外科配合运动疗法的频次最高，为 100 次，占总数的 93.46%。（表 13-4）

表 13-4　手针配合运动疗法的科属频次分析

科属	配合运动疗法科属频次	未配合运动疗法科属频次
内科	4	33
外科	100	32
妇科	0	1
五官科	3	8
儿科	0	17
皮肤科	0	1

　　医案文献挖掘手针疗法结果：医案文献中手针疗法治疗疾病的科属与病种关联中，外科出现频次最高，为 73 次，疾病 11 种；内科出现病种个数最多，为 17 种，频次 59 次。治疗频次较高排在前五位的疾病依次为伤筋 30 次、腰腿痛 10 次、漏肩风 10 次、胸胁损伤 9 次、眩晕 9 次。（表 13-5）

表 13-5　医案文献手针疗法临床应用科属与病种频次分析

科属	疾病频次	科属频次	科属百分比	病种个数	病种百分比
外科	伤筋（30）、腰腿痛（10）、漏肩风（10）、胸胁损伤（9）、瘿瘤（3）、鹤膝风（2）、肌痹（2）、肘劳（2）、落枕（2）、痹证（2）、甲下瘀血（1）	73	50.69%	11	32.35%
内科	眩晕（9）、咳嗽（6）、头痛（5）、胁痛（5）、口眼㖞斜（5）、不寐（4）、胸痹（4）、腹痛（4）、冷感（4）、胃脘痛（3）、中风（2）、面痛（2）、泄泻（2）、哮喘（1）、呃逆（1）、消渴（1）、血瘀（1）	59	40.97%	17	50.00%

科属	疾病频次	科属频次	科属百分比	病种个数	病种百分比
五官科	鼻渊（2）、喉痹（2）、暴喑（1）、失喑（1）	6	4.17%	4	11.77%
妇科	经行腹痛（4）、带下病（2）	6	4.17%	2	5.88%

医籍文献挖掘手针疗法结果：医籍文献中手针疗法治疗的科属与病种关联中，涉及 6 个疾病科属，123 种疾病。按在各科属中使用频次由多到少排列依次为内科、外科、五官科、妇科、儿科、皮肤科。其中手针疗法治疗内科疾病共 338 次（占 58.78%），疾病 56 种（45.53%）。治疗频次较高、排在前三位的疾病依次为腹痛 22 次、腰腿痛 19 次、胸痹 17 次。（表 13-6）

表 13-6　医籍文献手针疗法临床应用科属与病种频次分析

科属	疾病频次	科属频次	科属百分比	病种个数	病种百分比
外科	腰腿痛（19）、漏肩风（9）、伤筋（6）、落枕（6）、肠痈（5）、颈椎病（4）、关格（3）、胸胁损伤（2）、肘劳（2）、痹证（2）、背痛（1）、足跟痛（1）、筋结（1）、疝气（1）、痔（1）、骨折（1）、截瘫（1）、瘿瘤（1）、岩（1）	67	11.65%	19	15.45%
内科	腹痛（22）、胸痹（17）、头痛（16）、消渴（15）胁痛（14）、胃脘痛（14）、咳嗽（14）、眩晕（13）、水肿（13）、哮喘（11）、癔症（11）、郁证（11）、面痛（10）、便秘（9）、不寐（9）、中风（9）、癃闭（9）、阳痿（7）、癫痫（7）、厥证（6）、感冒（5）、呃逆（5）、痞满（5）、淋证（5）、泄泻（5）、痄腮（5）、脱肛（5）、口眼㖞斜（5）、遗精（5）、肥胖（4）、尿失禁（4）、心悸（4）、面顺（3）、肺胀（3）、胃缓（3）、蛔厥（3）、阴挺（3）、疟疾（3）、血证（3）、发热（3）、急惊风（2）、颤证（2）、噎膈（2）、汗证（2）、慢惊风（1）、虚劳（1）、健忘（1）、嗜睡（1）、提高免疫功能（1）、改善血管功能（1）、早泄（1）、惊恐（1）、呕吐（1）、痴呆（1）、口渴证（1）、肾绞痛（1）	338	58.78%	56	45.53%
儿科	小儿遗尿（7）、小儿腹泻（6）、肺炎喘嗽（5）、顿咳（3）、小儿惊风（2）、小儿脑瘫（2）、食积（1）、小儿口疮（1）、小儿疝气（1）	28	4.87%	9	7.32%

科属	疾病频次	科属频次	科属百分比	病种个数	病种百分比
五官科	牙痛（7）、红眼病（6）、喉痹（6）、近视眼（6）、目赤肿痛（6）、乳蛾（5）、五风内障（5）、青盲（5）、针眼（4）、鼻渊（4）、耳鸣（4）、失音（2）、眼病（1）、失明（1）、夜盲（1）、耳聋（1）、鼻衄（1）	65	11.31%	17	13.82%
妇科	经行腹痛（9）、腹痛（6）、不孕症（6）、崩漏（5）、经闭（5）、月经不调（5）、乳癖（3）、绝经前后诸症（3）、胎位不正（2）、产后乳少（2）、带下病（1）、难产（1）、阴痒（1）、胞衣不下（1）、会阴疼痛（1）	51	8.87%	15	12.19%
皮肤科	蛇串疮（7）、牛皮癣（6）、痒风（4）、瘾疹（4）、扁瘊（2）、粉刺（2）、发堕（1）	26	4.52%	7	5.69%

综上所述，手针疗法在临床各科中均有应用，内科科属频次最多，治疗病种个数最多；在运用手针治疗的疾病中，伤筋使用手针疗法的频次最高；儿科愈显率最高；针刺治疗时多选择双侧或健侧手穴，但以选择单侧手穴愈显率最高；运用手针疗法治疗外科疾病时多配合运动疗法，且在治疗时配合运动疗法的效果最佳。

由于近些年对于手针疗法的研究较少，相关的文献内容不够完善，因此本研究只是对其数据简单的关联分析，希望临床工作者加强对手针的应用，对手针疗法进行更深层次的研究。

二、手针不同流派的比较与反思

笔者整理分析近60年手针疗法的相关文献，对主要手针流派的理论基础、针刺方法、优势病种等进行归纳比较，以期提供最佳手针治疗方案。

1. 手针疗法历史源流

（1）手针疗法古代源流

早在《黄帝内经》中就有手与人体关系的记载，《灵枢·终始》曰："阳受气于四末，阴受气于五脏。"《灵枢·动输》载："夫四末阴阳之会者，此气之大络也。"指出了手部穴位具有调理气机、沟通阴阳的作用。《素问·太阴阳明论》云："故阴气从足上行至头，而下行循臂至指端；阳气从手上行至头，而下行至足。"指出阴气与阳气均与手有关，这也是手针调气治病的基础。经脉以及标本根结增强了手部与躯体各部的联系，也成为了手针治疗全身疾病的理论基础。《黄帝内经》中还有手穴治疗疾病相关记载，例如《灵枢·热病》云："喉痹舌卷，口中干，烦心心痛，臂内廉痛，不可及头，取手小指、次指爪甲下，去端如韭叶。"《灵枢·厥病》："耳聋取手小指次指爪甲上与肉交者……耳鸣取手中指爪甲上。"此外,《黄帝明堂经》《针灸甲乙经》《针灸大成》等均有手穴相关记载。

（2）手针疗法近现代源流

20世纪60年代初,手针疗法的发展突飞猛进,涌现出一大批手部新穴。据可查文献,"手针疗法"一词最早见于1961年《全国中西医结合研究工作经验交流会议资料选编》一书。1961年至1970年间,手针疗法逐步发展,手部穴位数量逐渐增加。

1971年的《中医简易教材（试用本）》为手针发展的重要转折点,总结了前10年的手部新穴,之后传统手针流派的穴位基本都是在其基础上发展而来,并且至此才开始以穴位主治或治疗部位命名手穴。

1973年,张颖清教授提出第二掌骨侧穴位群及生物全息律,之后的手针流派多以全息理论为基础创造新的手针模型。

1977年,柳泰佑在整理和研究李王朝针医许任的针灸经验过程中得到启示,并提出高丽手指针针法,并创造性的提出"微经气脉图"。

1980年,方云鹏提出手上有3个人体缩影、反应穴区和针刺系统,即手伏象、手伏脏、桡倒象、桡倒脏、尺倒象及尺倒脏。

1985年,吴若石编著《手足病理按摩》一书,提及手部反射区疗法。

2002年,袁其伦以实现针灸学现代化为己任,依据手部穴位的科学认识,提出现代针灸学手穴疗法新方案。

2010年,葛钦甫先生发明了小六合针法（又名葛氏掌针法）,在易经及道家文化的影响下,纳入河图、洛书、太极、八卦、阴阳五行理论,结合手掌的经络腧穴和现代新医学理论形成了独特的小六合针法。

2011年,张泽全尽得其父及西安济慈真人真传,融合了临床实践经验和现代理论,著成《泰铭手针》。

王新明提出手部经脉分布和手部人像设想,于2018年出版《王新明独特针灸经验真传》推出手经图疗法。

2. 手针流派比较

（1）手针流派分类说明

笔者对收集到的文献进行整理,筛选出独具特色且有详细记录的手针疗法,按照其历史源流、基础理论及不同特点,将手针流派分为8个,详细分类说明如下。

第一流派为传统手针派。1961年《全国中西医结合研究工作经验交流会议资料选编》按照《针灸大成》所载于部推拿部位,整理出掌面13个穴位,全1969年《新医疗法与针灸奇穴汇编》记载手背10个穴位。这标志着传统手针派雏形基本形成。之后在此基础上增添新穴、经验穴或奇穴者,笔者均将其归入传统手针派,如1974年《中医学基础》在此基础上增加至27个穴位,1976年《针灸新穴》记载手部穴位58个,包括我国现代医家徐少承、金伯华及日本医学家竹之内诊佐夫,其用到的手部穴位均为正经穴位、奇穴、新穴，故亦属于此流派。其中以朱振华的《手针新疗法》最有代表性，因朱氏总结了之前几乎所有手部的正经穴位、新穴、奇穴，其中包括老穴位 50 个，新穴位为 32 个，新增穴位 77 个（包括皮下刺激穴 9 个），共 159 个穴位。（图 13-4）

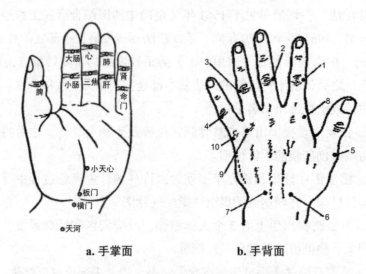

a. 手掌面　　　　　　　**b. 手背面**

图 13-4　传统手针派手部穴位定位图

第二流派为高丽手指针派，代表人物为柳泰佑。柳氏认为人体某内脏出现病变在手部会出现相应的反应点。出现反应点的途径有三：一是某一脏腑出现病理变化时通过大脑神经反射在手部出现压痛点；二是人体内十四经穴分布于手部的经穴反应点；三是脏腑直接与五指连接的相应反应点。柳氏认为可以通过刺激手部反应点调整脏腑的寒热虚实，以达到治病目的。其独创手针气脉图，思路新颖独特，故自成一派。

第三流派为以方云鹏为代表的方氏手象针派。方氏将人体躯干腹面和肢体屈面的刺激点安排于手掌面，故称为"某某脏"；人体躯干背面和肢体伸面的刺激点安排于手背面，故称为"某某象"，以此创造出 3 组手针模型。

第四流派为手部反射区派，以吴若石和季秦安为代表。其基础理论以反射学理论为主，且其穴位是区域而非点，故单独列出此流派。

第五流派为人胚形手针派，代表人物为袁其伦。袁氏在胚胎学理论基础上，首创人胚形手针图。

第六流派为小六合手针派。葛钦甫以易经、太极、八卦等理论为基础，运用天人相应、掌气相通的易医学理论，结合传统中医经络腧穴理论和现代新的医学理论，以四通八法交汇效应为机制，通过针刺手掌布卦相应区域来调节脏腑阴阳。

第七流派为泰铭手针派。张泽全结合全息象及中医理论，提出多维全息理论，创造出 6 区 22 穴。

第八流派为王氏手经图派，王新明创造出独具特色的手经图疗法。

（2）定位方法比较

传统手针派：传统手针派定位方法并不单一，其手掌面穴位定位主要依据古代相术、五行特性、八卦分区、经络理论及全息理论；手背面穴位定位受传统经脉理论"列缺通任脉，后溪通督脉"的影响，手背部被看作体位为侧位的人，桡侧对应人体前正中线，尺侧对应人体脊柱，手指对应人体头部，掌指关节对应人体颈肩部，手背对应躯干，腕背横纹对应人体足部。掌面穴位主要治疗脏腑疾患，背面穴位主要治疗肢体躯干疾患。值得说明的是，传统手针派受"低电阻点即穴位"热潮的影响，创造出一批奇穴新穴。有的奇穴虽然以经脉理论和全息理论为基础，但是以另一种小全息为主（如小骨空），并不符合手部对应侧位人形的基本全息元；有的直接在相关患者身上检测低电阻点进行治疗，并以相关病症命名，如止血点。此类穴位杂乱，不易用单一理论总结。（图13-4）

高丽手指针派：《手指针入门讲座》中将中指对应人体头颈胸，食指与环指对应人体上肢，拇指与小指对应人体下肢，脏腑在手掌的排布主要按照手部任气脉排列，且将人体十四经脉安排至手部，形成独具特色的手针气脉图，共记载穴位345个。（图13-5）

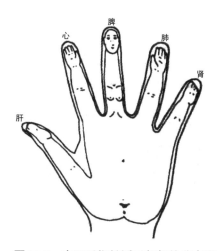

图13-5 高丽手指针派手部躯体分布图

方氏手象针派：方氏认为手上存在3个人体缩形、反应穴区和针刺系统。人体腹面的刺激点都分布在手的掌面；而人体背面的刺激点则分布于手的背面。其一是头部位于中指之上，朝着指端方位俯伏在手背侧的一具人体缩形系统，命名为手伏象穴区（图13-6a），与该区域相对应的手掌部位为手伏脏穴区（图13-6b）。其二、三是均为头部朝向近心方位，分布在手背侧的人体缩形系统。因为它们的图像恰好与手伏象分布方向相反，所以称为手倒象穴区，其掌面部位，称为手倒脏穴区。这两个穴区中，一个位于手的桡侧穴区系统，命名为桡倒象、桡倒脏；另一个在手尺侧的穴区系统，命名为尺倒象、尺倒脏（图13-6c、图13-6d）。

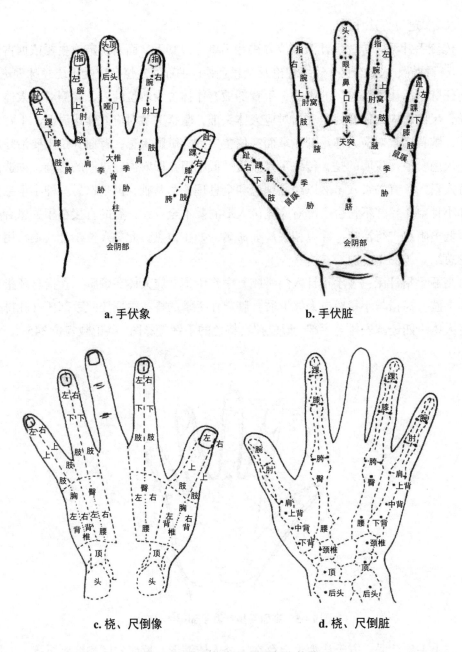

a. 手伏象　　　　　　　　　　b. 手伏脏

c. 桡、尺倒像　　　　　　　　d. 桡、尺倒脏

图 13-6　方氏手象针派手部穴位图

　　手部反射区派：季秦安认为手掌上脏腑反射区与人体胸腔、腹腔和盆腔位置相同，腕部为上，掌指关节为下，从腕部到掌指关节依次为胸部、上腹部、下腹部反射区。头部反射区在手背部第三掌指关节处，脊柱反射区在手背部五个掌骨处，上肢反射区在拇指和小指，下肢反射区在食指和环指。季氏也创造性地将十四经络按照季氏手部反射区安排至手部。台湾吴若石的手部反射图与季氏正好相反，以手指对应头部，腕处对应阴部，因其是仿照足底反射区发展而来，反射区对应部位较为扭曲。

　　人胚形手针派：袁其伦发现人翘拇指握拳时很像人胚 2 个月左右的模样，即翘起的拇指类似于人胚的头颈，拇指的第二节类似于头面，第一节类似于颈部；另外 4 个手指类似于人胚的 4 个肢芽，食指、中指对应人体上肢；环指、小指对应人体下肢；手掌类似于人胚的躯干，包括了胸部、腹部、盆部及相应的内脏器官；手背部类似于躯干的背部、腰部；腕部类似于人胚的脐带。

小六合手针派：葛氏将人体的脏腑组织与手掌八卦穴位做了相应的归属，其实质也是一种手掌全息的投射模式。葛氏认为第一掌骨、第二掌骨和第五掌骨侧均布有人体整体的穴位信息系统，而这 3 个掌骨的穴位信息系统都与手掌八卦相关，如第一掌骨侧与艮卦相关，第二掌骨侧与震、巽两卦相关，第五掌骨侧与乾、兑两卦相关等。葛氏以传统周易八卦理论为基础，将人体各部合于卦象中，如乾卦对应下腹区、大肠区、小肠区、直肠区、肛门区、肺区等；坎卦对应生殖区、肾区、膀胱区、尿道区、盆腔区、前列腺区等；艮卦对应心脏区、肺区、胃区、腰椎区、肩关节区等，以此类推。

泰铭手针派：张泽全结合了多个全息象及中医理论，提出多维全息理论。将手背部第一掌骨赤白肉际处命名为 0 区；手背部，第一、第二掌骨间命名为 1 区；第二、第三掌骨间命名为 2 区，以此类推，第五掌指关节后侧命名为 5 区，共计 6 个穴区。除 0、1 区各设 5 穴外，其他穴区的起止部及中间各设 1 穴，共 22 穴。以近腕部为头及上焦，近手指部为下肢及下焦。

王氏手经图派：王新明证明了手部有十四经脉的分布，食指、环指为手三阴、手三阳经循行部位，与上肢关系密切。拇指、小指为足三阴、足三阳经循行部位，与下肢有关。中指为督脉、任脉循行部位，与头颈有联系。由此得出全息象，第二、第四指代表人体上肢；第一、第五指代表人体下肢；中指代表人体头颈；手背代表人体背腰；手掌代表人体胸腹。（图 13-7）

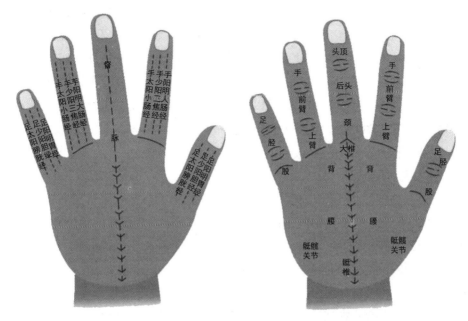

图 13-7 王氏手经图派穴位定位图

（3）针刺手法比较

①针刺角度：在 8 个手针流派中，以直刺手穴为主的流派包括传统手针派、高丽手指针派、方氏手象针派、手部反射区派、人胚形手针派、小六合手针派和泰铭手针派。其中传统手针派、方氏手象针派及泰铭手针派仍用斜刺与平刺法。王氏手经图派是唯一不采用直刺法的手针流派，以斜刺或平刺为主。

②针刺层次：传统手针派以针刺至骨膜为主；高丽手指针派针刺层次最浅，要求只刺至表皮；方氏手象针派针刺层次从皮至骨均可，与其针刺角度多样有关；手部反射区派、人胚形手针派和小六合手针派均要求刺至肌肉；泰铭手针派及王氏手经图派可以刺至表皮和肌肉，但仍以刺至肌肉层为主。

③留针时间：传统手针派、高丽手指针派、方氏手象针派要求留针 20~30 分钟；手部反射区派留针时间不超过 2 分钟；人胚形手针派留针时间为 1 分钟；小六合手针派要求留针 15~20 分钟；泰铭手针派留针时间为 15~30 分钟；王氏手经图派留针时间为 30 分钟左右。

④取穴部位比较：传统手针派、小六合手针派、泰铭手针派均为对侧取穴；方氏手象针派、王氏手经图派要求同侧取穴；高丽手指针派及人胚形手针派同侧或对侧取穴均可；手部反射区派要求男左女右的取穴方法。

（4）优势病种比较

传统手针派以急慢性疼痛和功能性疾患为优势病种；高丽手指针派治疗范围较广，包括消化系统疾病、运动系统疾病、循环系统疾病、呼吸系统疾病和其他疾病（如皮肤病、神经痛、眼病等）；方氏手象针派中不同手象针优势病种不同，手伏象、桡倒象、尺倒象主治神经系统、血管系统和运动系统疾病，手伏脏、桡倒脏、尺倒脏主治皮肤疼痛、冷痛、麻木、瘙痒等及内脏疾病；手部反射区派可治十种疾病，包括呼吸系统疾病、消化系统疾病、循环系统疾病、神经系统疾病、泌尿系统疾病、生殖系统及妇科疾病、五官疾病、运动系统疾病、内分泌系统疾病和皮肤疾病；人胚形手针派以治疗第 9 胸椎节段以上的相应器官或组织病症为主；小六合手针派主治各种急性运动性损伤和急性痛症；泰铭手针派以痛症和急性病证为主；王氏手经图派优势病种为肌肉损伤引起运动障碍、肢体关节急性疼痛。

3. 讨论

（1）相似之处

①定位方法相似：各手针流派基本都是以手掌面为脏腑，手背面为肢体躯干。高丽手指针派、方氏手象针派中的手伏象、手伏脏和王氏手经图派的定位方法大体相同，均以中指为人头颈，拇指、小指为人体下肢，食指、环指为人体上肢，手背为人体腰背部，手掌为胸腹部。高丽手指针派、手部反射区派和王氏手经图派均创造性地将经脉安排至手部，但安排方式不同。

②针刺手法相似：在诸手针流派中，刺法均以直刺为主。针刺层次以肌肉层为主。

留针时间大多为 30 分钟左右，手部反射区派和人胚形手针派留针时间为 1~2 分钟。传统手针派、小六合手针派和泰铭手针派均以对侧取穴为主；方氏手象针派和王氏手经图派以同侧取穴为主；高丽手指针派和人胚形手针派则不区分同侧、对侧取穴。

③优势病种相似：传统手针派、方氏手象针派、小六合手针派、泰铭手针派和王氏手经图派优势病种均以肢体疼痛类病症为主。

（2）不同之处

①全息象不同：传统手针派受传统经脉理论"列缺通任脉，后溪通督脉"的影响，其全息象为面向拇指侧的人形；高丽手指针派、方氏手象针派中的手伏象、手伏脏和王氏手经图派的定位则是以伏俯人形安排至手部；手部反射区派和方氏手象针派中的桡倒象、尺倒象的全息象以掌根端为头部，正好与伏俯人形全息象相反；人胚形手针派则以人胚 2 个月左右的模样为全息象；小六合手针派以八卦为全息象。

②相同病症取穴不同：取穴不同亦与其全息象不同有关，现以前额头痛（阳明头痛）为例进行说明。传统手针派以前头穴（食指桡侧，第一指关节赤白肉际处）针刺治疗为主；高丽手指针派需要寻找反应点及辨证取穴，如取 A-32（相当于神庭穴，中指掌面指端与指腹连线上 1/5 处）、A-12（相当于中脘穴，中指掌面掌指关节中点与掌心连线中点）；方氏手象针派取手伏脏额穴（中指掌面指端）、桡倒脏的前头穴（掌面桡骨茎突上）；手部反射区派中吴若石以头（拇指指腹）治疗，季秦安以头部（中指背侧掌指关节两侧）治疗；人胚形手针派以头穴（拇指第二指关节前 1/3 部分）针刺为主；小六合手针派以乾卦（在手掌尺侧，当第五掌骨基底与钩骨之间，赤白肉际处）为主；泰铭手针派以 1 区 B 穴（手背部，第一、第二掌骨间，在掌骨近侧端腕掌关节至掌骨远端掌指关节之间划分 5 等分，上 2/5 处）、2 区 A 穴（在手部，第二、第三掌骨间，在掌骨近侧端腕掌关节至掌骨远端掌指关节之间划分 3 等分，上 1/3 处）为主；王氏手经图派以头额（中指第三指关节）为主。

③手部微经系统不同：在手部安排微经系统的有 3 个流派，即高丽手指针派、手部反射区派和王氏手经图派。其安排不同的原因和其全息象不同有关，柳泰佑以伏俯人形为全息象，将全身经脉的缩影安排至手部，食指、环指安排手经，拇指、小指安排足经；手部反射区派头部反射区在手背第三掌指关节处，脊柱反射区在手背五个掌骨处，上肢反射区在拇指和小指，下肢反射区在食指和环指。由于手部反射区派与高丽手指针派的全息象不同，故其手部经脉安排与高丽手指针派完全不同，手部反射区派于食指、环指安排足经，拇指、小指安排手经，高丽手指针派正好相反。王氏手经图派虽与高丽手指针派全息象相同，但是王氏手经图派只是象征性地安排了经脉，且手部微经主要位于手指，未及手背、手掌，高丽手指针派与手部反射区派则将穴位一起安排至手部。另外，高丽手指针派的手部微经安排呈对称性分布，但王氏手经图派手部微经安排则分布于同侧。高丽手指针派将微经安排至食指掌面尺侧与环指掌面桡侧，王氏手经图派则均安排至食指和环指掌面桡侧。

另外，各流派针刺手法及优势病种有所差别，上文已有讨论，不再赘述。

（3）手针疗法面临的主要问题

①定位方法不统一：8个手针流派的定位方法有较大差别，有以五指为头的全息象、以中指为头的全息象、以掌根部为头的全息象、以拇指为头的全息象、以第三掌指关节为头的全息象、以乾卦方位为头的全息象，不同流派对手部认识不同以致全息象差异较大，但是临床都验之有效。这不禁让人怀疑手针疗法有效性是否与穴位的非特异性有关。但对于回答经穴特异性和影响效应产生的关键因素等科学问题，尚缺乏有说服力的结论性研究成果。

②针刺方法不统一：针刺方向、角度及深度是影响针刺疗效的关键因素，大部分手针流派均以直刺法为主，但层次仍然不统一。值得注意的是传统手针派的腰痛点和12个皮下刺激穴，腰痛点不要求直刺，其刺法在历史发展过程中有所变化，《新医疗法与针灸奇穴汇编》中记载针尖朝向阳池穴；《中医学讲义（下）》中记载本穴刺法为两穴透刺；《经络腧穴学》载向掌中斜刺。为何会有如此变化，哪种刺法临床疗效较好等问题，仍需进一步研究。皮下刺激穴的应用与腕踝针和人体区带反射理论关系密切，皮下刺激穴包括内关、外关二穴，但是穴位主治却有所变化，提示针刺层次不同会引起穴位主治的变化，临床验证也的确如此，如合谷穴针刺5种深度层次具有不同的功效。传统手针派以刺至骨膜旁为主，高丽手指针派以刺至皮部为主，在《手象针与足象针》中记述可针刺至表皮、皮内、皮下、肌肉、骨膜，可见手针流派的针刺操作较为复杂，未有统一认识和标准。

③优势病种模糊：手针流派的优势病种模糊。数据挖掘研究发现，手针疗法在临床各科中均有应用，但是在外科和内科中应用频次较高，但其优势病种不明确。虽然人胚形手针派治疗第9胸椎以上神经节段的相应器官或组织病症更为有效，但仍无具体适应证。高丽手指针派的优势病种尤其模糊，可治疗全身诸疾，其他手针流派的书籍中亦有类似描述。这使得临床工作者较难选择最佳手针流派。

（4）手针疗法未来发展方向

对微针疗法的发展方向，李晓峰等提出要规范命名，凝练理论基础；明确最佳适应证；促进流派间的交流与融合；可充分利用现代系统评价及数据挖掘技术对已有成果进行提炼总结。此法同样适用于手针疗法。

另外对一些手针相关问题，笔者提出部分猜想及未来可研究的项目，有待以后进一步研究和验证。对手针刺法，按照朱琏《新针灸学》，弱刺激起兴奋作用，强刺激起镇静抑制作用，那么是否说明高丽手指针派的弱刺激主要以兴奋作用为主，对于虚弱性疾病有较好效果。具体每个层次效果有何区别，不同层次适宜哪些疾病，其量效关系如何有待进一步研究。手针留针时间应该与刺激量有关，金观源认为刺激量等于刺激强度与刺激持续时间的乘积，由此推断，刺激1~2分钟的手部反射区派和人胚形手针派可能较其他流派具有较大的刺激强度。手针取穴部位仍存在矛盾，受《黄帝内经》巨缪刺的影响，大多流派的取穴部位以对侧取穴为主，但是方云鹏和王新明均认为同侧取穴效果优于对侧取穴。数据挖掘研究发现患侧取穴效果优于健侧取穴，单侧取穴效果优于双侧取穴，具体取哪一侧仍需进一步探讨。高丽手指针派治疗方法是所有手针流派中最复杂的，包括相应疗法、基础疗法、配方疗法、微经治疗、五行疗法、奇经八脉疗法和生物节律疗法。这是否意味着将更多的治疗思路或方法融入手针疗法体系中可以增加其优势病种，有待进一步研究。

手部按摩可改善疲劳、焦虑、肌肉不适、紧张、压力和疼痛，提示在治疗前，可先针刺或按摩手部穴位以激发卫气，从而提高临床疗效。这可能与标本根结和提前激发卫气有关。诚如《灵枢·本输》载："凡刺之道，必通十二经络之所终始。"《灵枢·邪客》云："卫气者，出其悍气之慓疾，而先行于四末、分肉、皮肤之间，而不休者也。"这可以成为手针疗法的新应用。

手针疗法是微针系统的重要组成部分，有坚实的现代医学和中医理论基础，临床疗效确切，具有操作简单、主治病种广泛和无不良反应的特点，适宜推广使用。但是手针流派众多，基础理论、穴位及操作方法等均较为复杂，临床中难以适从。未来研究中，要优化手针方案，寻找出最佳全息象、针刺手法及量化标准，促进流派间的融合，使手针疗法历久弥新，融合创新，剔除冗杂和不科学内容，形成相关规范，制定相关国家标准，使得临床大夫"有法可依"，不再迷惑盲从，促进手针疗法的应用与发展。

第十四章　第二掌骨侧针法

第一节　概述

第二掌骨侧针法是指通过针刺等方法刺激第二掌骨侧的相应穴位以治疗全身疾病的一种方法。

一、第二掌骨侧针法发展概况

1973 年，山东大学生物学教授张颖清发现了第二掌骨桡侧的全息穴位群，相关穴位在第二掌骨节肢的分布规律，与它们对应部位在人体整体上的分布规律基本相同，恰似整体的缩影。根据压痛点的有无和位置，在第二掌骨桡侧判断整个机体有无疾病及病变的位置；在压痛点进行相应的刺激（针刺或按摩），就能治疗整体对应部位的疾病。

二、第二掌骨侧解剖

第二掌骨也分一体两端，近侧端称为底，与远侧列腕骨相关节；远侧端为掌骨小头，呈球形，与指骨相关节。第二掌骨周围有肌肉、桡神经、血管掌浅支及皮肤。该部皮肤含有大量的神经末梢。

第二节　理论基础

全息胚理论提出生物体（包括人）的每一个组成部分甚至小到一个细胞，都隐藏着整个生命最初形态的基本结构特征，即生物体（包括人）的每个细胞、每一个组织及每一个器官等都是一个整体的缩影。它包含着全部整体，以及各个部位的生理、病理信息，能量，组成，能真实地反映出整体的全部特征。

第二掌骨与耳、舌等一样，都具有全息胚的特质，而全息胚对于人体来说，是人体相对独立的部分，在结构和功能上都有相对的完整性，并与其他部分有着明显的界线，所以临床可以通过机体的某个局部对全身疾患进行观察、诊断和治疗。同时，这一学说也符合中医学的整体观。

经络学说揭示了同类穴位的连续性分布。穴位全息律揭示了与经络规律对等的另一种穴位的有序分布规律，揭示了同样的穴位分布形式在机体不同部分的重复。它们都是生物全息律在人体的表现形式。

在针灸理论中，腧穴是脏腑、经络之气输注于体表的特殊部位。它既是疾病的反应点，更是疾病的治疗点。机体某一组织或器官有病，就必然会在特定的腧穴点上有所反应。第二掌骨侧为手阳明经所过之处，通过同名经关系与足阳明胃经相关联，以及与相表里的手太阴肺经相联系。胃为五脏六腑之海、水谷之海、后天之本。肺经寸口脉可以诊全身五脏六腑的气血变化，故第二掌骨侧与全身脏腑组织器官密切联系，通过针法刺激特定的点，就能诊断或治疗相应的内在病变。

第三节 穴位及操作方法

一、穴位分布规律

第二掌骨侧存在着一个新的有序穴位群：第二掌骨节肢的近心端是足穴，远心端是头穴。头穴与足穴连线的中点为胃穴。头穴与胃穴连线的中点为肺心穴。肺心穴与头穴分为三等分，从头穴端算起的中间两个分点依次是颈穴和上肢穴。肺心穴与胃穴连线的中点为肝穴。胃穴与足穴的连线分为六等分，从胃穴端算起的五个分点依次是十二指肠穴、肾穴、腰穴、下腹穴、腿穴。从严格意义上讲，机体整体可以划分为无数的部位，从而在第二掌骨侧对应的这些部位的穴位也是无数的。（图14-1）

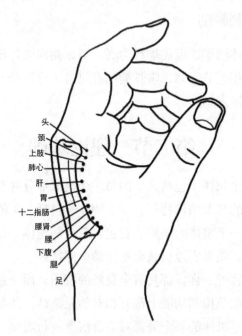

图 14-1 第二掌骨侧穴位定位

如整体的肺还可分为上、中、下，从而对应在第二掌骨侧肺心穴附近又可以有上肺穴、中肺穴、下肺穴。这样就可以认为以肺心穴为中心存在着一个小的区域，可称为肺心区。其他穴位如头、肝、胃、腰等也是如此。每个穴位点实际上代表着以此区为中心的小区域，这样的小区域可以称为穴区。

第二掌骨侧的穴位群将无数的位点简化为一些有数的穴区。如果将人体的各个部分和器官画在它们于第二掌骨节肢各自所对应的区域中，那么，第二掌骨节肢就成了以第二掌骨为脊柱位置的立体的小整体了。所以，这些穴位所对应的就不仅是穴名所指出的整体上的部位或器官，还包括与穴名所指出的部位或器官处于同一横截面及邻近的其他部位或器官，针刺这些穴位就能治疗相应部位或器官的疾病。

二、定位及主治

第二掌骨节肢系统包含着整个人体各个部位的生理、病理信息，故此群穴位被称为第二掌骨侧的全息穴位群。这些穴位所对应的不仅是穴名所指出的整体上的部位和器官，还包括整体上与穴名所指出的部位或器官处于同一横截面及邻近的其他部位或器官。（表 14-1）

表 14-1　第二掌骨侧的全息穴位群的定位

名称	定位
头穴	掌骨远心端稍内与掌心横纹的交点
足穴	近心端稍内第一、第二两掌骨的交点
胃穴	头穴至足穴连线的中点
肺心穴	胃穴与头穴连线的中点
肝穴	肺心穴与胃穴连线的中点
颈穴和上肢穴	头穴与肺心穴之间划分三等分之两个分点
十二指肠穴、肾穴、腰穴、下腹穴和腿穴	胃穴与足穴之间划分六等分之五个分点

三、操作方法

（一）辅助诊断

临床运用第二掌骨侧诊法时，以患者右手第二掌骨侧为例，医者与患者相对而坐，用右手托起患者的右手，患者的右手如松握鸡卵状，肌肉自然放松，虎口朝上，微握拳。医者用左手拇指尖在患者右手第二掌骨的拇指侧与第二掌骨平行处，紧靠第二掌骨且顺着第二掌骨的长轴方向轻轻来回按压。

医者以左手拇指尖逐个按压穴位，指尖垂直于浅凹长槽的方向施力，并略带以第二掌骨长轴为轴的顺时针方向旋转 30° 的揉压动作，从而使指尖的着力点抵达相应内脏的位置。揉压时患者有明显的麻、胀、重、酸、痛感觉的部位为压痛点，可依此推断相应脏腑的病症。

（二）刺激方法

1.针前准备

患者取坐位，常规消毒，一般选用规格为 0.30mm×40mm 的毫针针刺。

2.针刺方法

施术时患者的手要自然放松，医者通过揣穴确定疾病反应的敏感点，以此作为进针点。医者在患者第二掌骨拇指侧与第二掌骨平行处，紧靠第二掌骨且顺其长轴方向轻轻来回按压，即可觉有一浅凹长槽，一般就在此长槽内取穴进针。针沿着第二掌骨指侧的边缘，垂直刺入，深度为 2cm。如头穴用斜刺法，可刺入 1.5～2cm。

取穴准确，针刺入后，患者即会有较强的胀、麻、重、酸感，且往往沿桡尺骨节肢或向上传导，或向其他手指放射，或二者兼而有之。如针感不明显，可通过调整针刺方向以探寻针感最强的点。

留针时间通常为 45 分钟左右。可间歇行针，加强刺激强度。一般每天治疗 1 次，7 天为 1 个疗程，休息 2～3 天后再继续第 2 个疗程的治疗。

3.注意事项

注意事项同常规的毫针刺法。尤其应以少针、穴准、得气感强为较佳。一般用两根针在两手第二掌骨侧的同名穴位针刺，或者用一根针在单手第二掌骨侧的一个穴位上针刺。一次针刺的全过程中只用两根针或一根针。

四、第二掌骨侧针法临床应用

（一）适应范围

第二掌骨侧针法主要对多种功能性疾病和疼痛有一定的疗效，适用于治疗神经官能症、面肌痉挛、神经性头痛、三叉神经痛、牙痛、失眠、落枕、肩周炎、神经性耳聋、鼻炎、癫痫、荨麻疹、胆结石、急性腰扭伤、坐骨神经痛、偏瘫、遗精、闭经、月经不调等病症。

（二）选穴原则

对应选穴：按照部位对应脏腑的关系选穴，如头、眼、耳、鼻、口、牙等部位的疾病，可以取头穴，胰的疾病可以取胃穴等。一般选取与病症同侧的手第二掌骨侧的穴位。患部在人体的左侧，取左手第二掌骨侧对应疾病部位的穴位，反之亦然。

辨证选穴：即根据中医学脏腑经络学说及其生理病理关系选穴，如"心藏神""心者，其华在面，其充在血脉""在窍为舌"，故神志、血脉、舌的疾病可以考虑取第二掌骨侧的心穴。

五、典型病例

张某，男，45 岁，干部。初诊时主诉腰痛 1 个月，因搬重物扭伤所致。开始感到疼痛不甚，近 3 天突然腰痛加重，直立起来不能行走，弯腰困难，卧床翻身疼痛。

第二掌骨侧速诊法提示右手第二掌骨侧腰穴有压痛，遂针刺此穴。约 2 分钟，患者自诉疼痛减轻。每隔 5 分钟左右捻转针 1 次，捻动 3 次时，疼痛基本消失。留针 60 分钟后疼痛完全消失。第 2 天又出现疼痛，但明显减轻。按上法再针 1 次，疼痛消失。以后未见复发。

附篇：第二掌骨侧针法临床应用的数据挖掘研究

计算机检索中国期刊全文数据库（CNKI）、万方数据库。以"第二掌骨全息针法""第二掌骨侧针法""第二掌骨"为检索词。检索时间范围：1974 年 1 月 1 日到 2016 年 12 月 31 日。

按照检索策略，共检索到文献 1103 篇，其中中国期刊全文数据库（CNKI）446 篇、万方数据库 657 篇，通过筛重，阅读文题、摘要，并进一步进行全文阅读，根据纳入和剔除标准，最终纳入 54 篇文献。

对其治疗各科疾病科属频次及病种分析：第二掌骨侧针法主要集中在外科疾病中，在该科中应用频次最高，占 55.6%。其次是内科和五官科，分别占 24.1% 和 18.5%。临床病种以外科病种最多，为 9 个，占 37.5%。该针法临床常用病种是急性腰扭伤、踝关节扭伤、膝关节损伤等。（表 14-2）

表 14-2 第二掌骨侧针法病种频次及科属分布表

科属	病种频数	科属频数	科属百分比	病种个数	病种百分比
外科	急性腰扭伤（9）、踝关节扭伤（4）、膝关节损伤（4）、落枕（3）、腓肠肌损伤（3）、坐骨神经痛（2）、手腕综合征（2）、肩周炎（2）、足跟痛（1）	30	55.6%	9	37.5%
内科	习惯性便秘（3）、失眠（2）、顽固性呃逆（2）、肾绞痛（2）、胆结石（1）、晕车（1）、胃痉挛（1）、呕吐（1）	13	24.1%	8	33.3%
五官科	流行性结膜炎（3）、面神经炎（2）、偏头痛（2）、耳鸣（1）、牙痛（1）、睑板腺囊肿（1）	10	18.5%	6	25.0%
妇科	痛经（1）	1	1.8%	1	4.2%
合计		54	100%	24	100%

第二掌骨侧针法穴位全部分布在第二掌骨桡侧缘，第二掌骨节肢的近心端是足穴，远心端是头穴。本次 54 篇文献显示，32 篇文献选择对应穴，22 文献选择压痛点，故第二掌骨侧针法临床应用选穴主要是对应穴和压痛点。

对应穴是针对病变部位比较明确、比较局限的病症，以及某些器质性病变而采取的选穴方法。压痛点是根据患者第二掌骨侧长轴方向的凹槽从头颈穴区向踝足区，逐个穴区进行按压，来回反复探查，按压过程要注意患者的表情并随时询问患者穴区部感觉，取压痛反应最敏感区为该疾病穴区，多在压痛点最明显的区域针刺。

针刺方法要素包括针刺角度、针刺深度、补泻方法和留针时间。针刺角度以直刺为主；针刺深度以 20 mm 为多；补泻手法以平补平泻为多；留针时间以 30 分钟为多。（表 14-3）

表 14-3　第二掌骨侧针法针刺方法一览表

针刺方法要素	分类	出现频次	百分比
针刺角度	直刺	39	72.22%
	斜刺	8	14.81%
	未描述	7	12.97%
	合计	54	100%
针刺深度	10mm	8	14.81%
	20mm	18	33.33%
	20～30mm	9	16.67%
	未描述	19	35.19%
	合计	54	100%
补泻方法	补法	1	1.86%
	泻法	10	18.51%
	平补平泻	43	79.63%
	未描述	0	0
	合计	54	100%
留针时间	30 分钟	21	38.89%
	30～45 分钟	8	14.81%
	45～60 分钟	15	27.78%
	60 分钟	10	18.52%
	未描述	0	0
	合计	54	100%

第十五章 足 针

第一节 概述

　　足针法是在中医、针灸理论的指导下，用针刺、艾灸、敷药或者按摩等方法刺激足部的穴位或特定区域以达到防病、治病目的的一种方法。

一、足针发展概况

　　早在两千年前，我们的祖先就已经认识到足部的敏感反应点与人体内脏器官的关系，指出刺激这些反应点可起到防治疾病的作用。在中医经典《黄帝内经》中，已经详细介绍了足部的经络和腧穴。其中包括足部经络"阳气起于足五趾之表，阴气起于足五趾之里"。足部分布有许多穴位：肝经的大敦、行间、太冲、中封；脾经的隐白、大都、太白、商丘；肾经的涌泉、然谷、太溪、复溜；膀胱经的至阴、通谷、束骨、京骨、昆仑；胆经的足窍阴、侠溪、临泣、丘墟；胃经的厉兑、内庭、陷谷、冲阳、解溪等。

　　《内经》中还多处提到用按摩的方法治疗疾病。如《素问·举痛》中说："寒气客于肠胃之间，膜原之下，血不得散，小络急引，故痛。按之则血气散，故按之痛止。"《素问·血气形志》中说："形数惊恐，经络不通，病生于不仁，治之以按摩醪药。"又如《素问·异法方宜论》曰："中央者……其病多痿厥寒热。其治宜导引按跷。"

　　汉代司马迁所著《史记》中记载："上古之时，医有俞跗，治病不以汤液醴酒、镵石、跷引、案扤、毒熨，一拨见病之应。"这里的跷引、案（与按相通）扤，都是按摩之法。俞与愈相通，跗即足背，俞跗是医生的名字，也可能是指摸脚治病的医生，其不用汤药，只用按摩，"一拨见病之应"，可见其疗效之显著。流传古籍中曾有"观趾法""足心道"的记载，但因文献流失，有待查证、挖掘、整理。

　　现代意义的足反射疗法，最初出现在 20 世纪初，美国医师威廉·菲兹杰拉德在 1917 年发表的《区域疗法》一书中列举了大量的资料，证明这一源于中国的医学技术有着极为丰富的内涵和实用的诊治价值，引起了德国、法国等欧洲学者的高度重视，后经德国玛鲁多女士反复实验研究，确定了足反射疗法，在西方医学界引起了轰动。

　　美国伊塞尔（Christine Lssel）在 1990 年出版的《反射疗法：技艺、科学与历史》一书中称，1979 年在埃及金字塔中发现的文物证明，在公元前 2500 年，埃及即运用按摩手部、足部的方法来治病。这种按摩疗法，从埃及传到希腊和阿拉伯国家，又经罗马帝国传入欧洲。欧洲中部一些国家一直流传有区域疗法（zone therapy），即对身体的某一区域施加压力，反射到身体的另一部分，以收到治病的效果。我国于1990年4月首次在北京举行了全国足部反射区健康法研讨会，卫生部正式同意成立了中国足部反射区健康法研究会，由此推动了国内足针与足底反射区疗法的发展，并指导临床用于防治疾病。

二、足部解剖

双足是人体运动和负重器官，承受身体的全部重量，由软组织和足骨两大部分组成。双足的足骨有52块，占全身骨数量的25%，分为跗骨、跖骨、趾骨，共有66个关节。软组织主要由皮肤、神经、血管、肌肉、肌腱、骨膜及其他形态结缔组织组成，共38条肌肉、214条韧带，错综复杂地互相连接，相互作用，协调支撑人体完成走、跑、跳、踢、蹬等各种动作。每一侧足部分布有7200个以上的神经末梢，负责与大脑进行信息传递。

足部表面为上皮组织，神经支配主要来自胫神经和腓总神经。坐骨神经下行至腘窝上方，分为胫神经及腓总神经，两者分别下行进入足部。胫神经从内踝后方进入足底后分两终支，一支为足底内侧神经，经足拇展肌深面至趾短屈肌内侧向前，分布于足底内侧肌群及皮肤；另一支为足底外侧神经，经足拇展肌及趾短屈肌深面，至足底外侧向前，分布于足底肌中间群、外侧群及外侧皮肤。胫神经管理足跖屈、屈趾、足内翻、小腿后面及足底感觉。腓总神经分为腓浅神经与腓深神经二支下行入足，一支为腓浅神经，经踝关节前方下行至足背，分布于足背及第2至第5趾背侧相对缘皮肤；另一支为腓深神经，经踝关节前方到达足背，分布于足背肌及第1至第2趾背面相对缘皮肤。腓总神经管理足背屈、外翻、伸趾、足背及趾背感觉。

足部血管主要是来自小腿的腘动脉分出胫后动脉及胫前动脉，两支进入足部形成足背动脉、足底内侧动脉、足底外侧动脉。足部的深静脉均与相应的同名动脉伴行。浅静脉在皮下组织中构成形式不定的静脉网，多处发出吻合支与深静脉吻合。足背静脉网（弓）收集足背的静脉血，其两端沿足两侧缘上行，分别接大隐静脉和小隐静脉：内侧缘经内踝前方上行接大隐静脉，再上行入股静脉；外侧缘经外踝后方上行接小隐静脉，然后上行注入腘静脉。

第二节 理论基础

一、生物全息胚理论与足反射区

人体的各组织器官在足部均有固定的相对应的反射区分布。将一个人的双足并拢，便形成一个盘曲而坐的人的图像。人体的各组织器官分布在双足的反射区位置，是按照机体各组织器官的正常解剖位置排列的。足底是内脏，其反射区代表脏腑器官，如心、肝、脾、肺、肾等。足背是躯面，其反射区代表躯体和颜面部，如肋、面部等。足内是脊中，其反射区代表人体脊柱和分布于正中线上的器官，如鼻、膀胱等。足外是四肢，代表人体的上肢和下肢。足跟是盆腔，代表人体的盆腔部分，如睾丸、卵巢、尿道、阴道、子宫、前列腺、臀部等。

足针疗法提出人体各部的脏腑组织器官都能在足部找到相应的区域，犹如一个平仰的缩小的人形，头部位于足跟，臀部朝着足趾，五脏六腑分布于跖面的中部。

二、足与经络的关系

在十二正经和奇经八脉中，足太阴脾经、足厥阴肝经、足少阴肾经、阴维脉、阴跷脉都起于足部，而足阳明胃经、足少阳胆经、足太阳膀胱经、阳维脉、阳跷脉则终止于足部。手三阴经、手三阳经通过表里经及同名经与足相连。这些经络都联系特定的脏腑，或司辖特定的功能。因此，足部是人体精气之根，人体的脏腑器官均通过经络与足相联系，刺激足部的穴位或反射区可以达到防治疾病的目的。

经过长期的实践和总结，人们发现人体各部的脏腑组织器官都能在足部找到相应的区域。根据这一规律，以经络系统理论为基础，在足部确定了一些特殊的穴位，刺激这些穴位，通过经络这个通道，激发人体的经气，达到疏经活络、理气活血、调和脏腑、平衡阴阳的作用。

三、足与神经的关系

足部的穴位或反射区是足部神经的聚集点，当器官或某部位发生病变时，在足部相应的反射区亦产生变化；同理，足部反射区发生病变时，亦会影响到相关脏腑组织器官的功能。当刺激足部的穴位或反射区时，可引起足部皮肤大量的神经末梢兴奋并传递至神经中枢，同时阻断了其他病理冲动传入神经中枢，将病理的恶性循环变为良性循环，从而起到防治疾病的作用。另外，对足部进行良性刺激后，通过神经反射活动，机体内部的调节机制启动，可促进各组织器官的功能良性效应，从而发挥防病治病的作用。

四、足与血液循环学说关系

人体通过血液循环将氧气和营养物质运输到全身的各组织器官，并且把各组织的代谢产物和二氧化碳等废物排出体外。心脏是血液循环的动力，血液通过心脏的搏动而流向身体的各个部位。足部有着丰富的血管，处于全身最低的位置，离心脏最远，血液流经此处的速度最慢，再加上地心引力作用，血液中的酸性代谢产物和未被利用的钙等矿物质容易沉积下来，日积月累，足部就成了最需要清理的部位。因此，刺激足部能改善足部各反射区的血液循环，使其血管扩张，血流加快，血流量增大，从而促进各组织器官的新陈代谢，使相关脏腑的功能得到改善。

第三节　穴位及操作方法

一、足穴的分布规律

足穴主要分布在足底、足背、足内侧面、足外侧面，足底穴位犹如平仰的缩小人形，足跟为头面，足趾为趾端，中间为脏腑。

二、足穴的定位及主治

（一）足穴的定位方法

1. 足跟后缘中点与第 2、第 3 趾间的连线折为 10 寸，此线定为正中线。

2. 足底各趾间与足跟后缘的连线平行于正中线，其间隔各为 1 寸。

3. 足背以表面的解剖定位取穴。

4. 内、外踝顶点与足底内、外缘的垂直线各折为 3 寸。

具体见图 15-1。

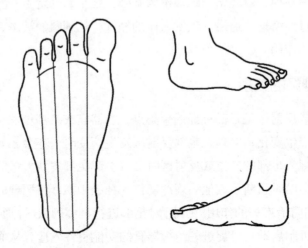

图 15-1　足穴的定位方法

（二）足部基础穴

1. 足底部

见表 15-1、图 15-2。

表 15-1　足底部穴位

穴位	定位	主治
头穴	足跟下赤白肉际中点处前 1 寸	头痛、牙痛

（续表）

穴位	定位	主治
鼻穴	头区前 1 寸，与足跟及头穴对直	急、慢性鼻炎
目穴	鼻穴外 0.6 寸处	急、慢性眼科疾患
耳穴	鼻穴外 1.2 寸处	耳鸣、耳聋
口穴	鼻穴前 1 寸，与鼻穴对直	牙痛、咽痛、扁桃体炎
喉穴	口穴前 0.6 寸，与口穴对直	发热、咽炎、扁桃体炎、感冒
再生穴	喉穴前 0.6 寸，与喉穴对直	颅内和脊髓肿痛。此穴可镇痛并改善症状，刺激时透向跟腱两侧
心穴	再生穴前 0.5 寸，与再生穴对直	高血压、心衰、喉炎、舌炎、失眠多梦
肺穴	心穴旁开 1 寸，稍后 0.1 寸处	咳嗽、气喘、胸痛
安眠穴	心穴前 0.6 寸，与心穴对直	神经衰弱、精神分裂症、癔症
胃穴	安眠穴前 0.8 寸，与安眠穴对直	胃痛、呕吐、消化不良
肝穴	胃穴内侧 1.2 寸	慢性肝炎、胆囊炎、目疾、肋间神经痛
脾穴	胃穴外侧 1.2 寸	消化不良、尿闭、血液病
胆穴	肝穴后 0.3 寸，与肝穴对直	胆囊炎、胁肋痛
小肠穴	胃穴外 1 寸，前 0.3 寸，与肺穴对直	肠鸣、腹痛
前后隐珠穴	前隐珠穴在涌泉穴前 0.4 寸，后隐珠穴在涌泉穴后 0.6 寸，与涌泉穴对直	高血压、精神分裂症、癫痫、高热昏迷
涌泉穴	足底中，足趾跖屈时的凹陷中	高血压、头顶痛、小儿抽搐、休克、癫痫
肾穴	涌泉穴旁开 1 寸，与小肠对直	高血压、精神分裂症、急性腰痛、尿潴留
癌根 1 穴	肝穴前 1 寸，与肝穴对直	对胃、贲门、食管下段肿瘤有镇痛和改善症状的效果。按摩刺激时，宜透向涌泉、然谷、公孙、安眠穴
大肠穴	后隐珠穴向内侧 1.2 寸、后 0.2 寸为左大肠穴；后隐珠穴向外侧 2 寸、后 0.2 寸为右大肠穴	腹痛、腹泻、肠功能紊乱等症
公孙穴	第一跖骨小头前缘赤白肉际处	胃痛、呕吐、消化不良
膀胱穴	涌泉穴前 1 寸	尿潴留、遗尿、尿失禁
生殖器穴	膀胱穴前 0.3 寸	月经不调、白带、睾丸炎、尿潴留
癌根 2 穴	膀胱穴向内侧 2 寸、前 0.1 寸处	对脐以下的内脏肿瘤及淋巴转移癌有镇痛和改善症状的效果。刺激时透向公孙、涌泉、癌根 1 穴
内临泣穴	足临泣穴掌侧面的对应点	偏头痛、胁肋痛、目疾、耳鸣、耳聋、发热等
内侠溪穴	侠溪穴掌侧面的对应点	偏头痛、胁肋痛、目疾、耳鸣、耳聋、发热等

（续表）

穴位	定位	主治
里陷谷穴	陷谷穴掌侧面的对应点	急性胃痛、消化不良、精神分裂症
肛门穴	里陷谷穴前 0.6 寸	腹泻、便秘
内太冲穴	太冲穴掌侧面的对应点	睾丸炎、疝痛、功能性子宫出血、月经不调、带下症、痛经、胁肋痛、精神分裂症、肝炎、高血压、目疾等
里内庭穴	内庭穴掌侧面的对应点	小儿惊风
独阴穴	第 2 趾下横纹中点处	疝气、月经不调、胎盘滞留
蹋趾里横纹穴	足大趾下横纹中点处	睾丸炎、疝痛等
癌根 3 穴	里侧肺穴前 0.6 寸	对食管上、中段与肺、颈、鼻、咽部等肿瘤有镇痛、解痉、改善症状的效果
气喘穴	足趾尖端	脚气、足趾麻木、闭塞性脉管炎
足心穴	足心	神经衰弱、精神分裂症、高血压病等

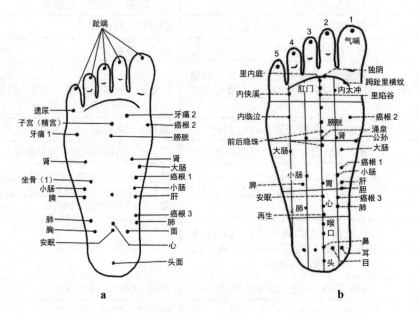

图 15-2　足底部穴位

2. 足背部

见表 15-2、图 15-3。

表 15-2　足背部穴位

穴位	定位	主治
头痛点	足背第 2、第 3、第 4 趾的趾关节内侧赤白肉际处	头痛

（续表）

穴位	定位	主治
扁桃 1 穴	足大趾上，趾长伸肌腱内侧，跖趾关节处	扁桃体炎、流行性腮腺炎、湿疹、荨麻疹
扁桃 2 穴	太冲穴与行间穴连线的中点处	急性扁桃体炎、流行性腮腺炎
腰痛点	第 1 跖骨小头外侧前方凹陷中	急性腰扭伤、腰痛
坐骨 2 穴	在足背，足临泣穴与地五会穴连线的中点处	坐骨神经痛
落枕穴	足背第 3、第 4 趾缝端后 2 寸处	落枕
胃肠点	足背第 2、第 3 趾缝端后 3 寸处	急慢性胃肠炎、胃及十二指肠溃疡
心痛点	解溪穴下 2.5 寸	心痛、心悸、哮喘、感冒
腰腿点	解溪穴下 0.5 寸的两旁凹陷中，左右共两点	腰腿痛及下肢拘挛疼痛

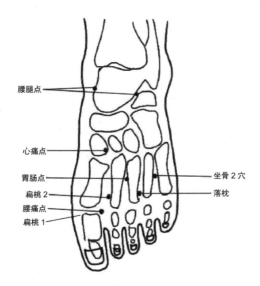

图 15-3　足背部穴位图

3. 足内侧部

表 15-3、图 15-4。

表 15-3　足内侧部穴位

穴位	定位	主治
眩晕点	足内侧舟骨突起上方的凹陷中	眩晕、头痛、高血压、腮腺炎、急性扁桃体炎
痛经 1 穴	内踝高点直下 2 寸	功能性子宫出血、月经不调、痛经
痛经 2 穴	足内侧舟骨粗隆下方的凹陷中	痛经、功能性子宫出血、子宫附件炎
癫痫点	太白穴与公孙穴连线的中点处	癫痫、癔症、神经衰弱
臀穴	昆仑穴直上 1 寸处	坐骨神经痛、头痛、腹痛

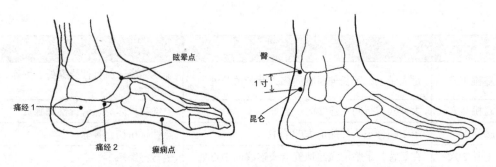

图 15-4　足内侧部穴位

（三）足部新穴组

见表 15-4、图 15-5。

表 15-4　足部新穴

穴位	定位	主治
1 号穴	足底后缘中点直上 1 寸	感冒、头痛、上颌窦炎、鼻炎
2 号穴	足底后缘中点直上 3 寸，内旁开 1 寸	三叉神经痛
3 号穴	足底后缘中点直上 3 寸（足底部外踝与内踝连线的中点处）	神经衰弱、癔症、失眠、低血压、昏迷
4 号穴	足底后缘中点直上 3 寸，外旁开 1 寸	肋间神经痛、胸闷、胸痛
5 号穴	足底后缘中点直上 4 寸，外旁开 1.5 寸	坐骨神经痛、阑尾炎、胸痛
6 号穴	足底后缘中点直上 5 寸，内旁开 1 寸	痢疾、腹泻、十二指肠溃疡
7 号穴	足底后缘中点直上 5 寸	哮喘、大脑发育不全
8 号穴	7 号穴外旁开 1 寸	神经衰弱、癫痫、神经官能症
9 号穴	踇趾与第 2 趾间后 4 寸	痢疾、腹泻、子宫炎
10 号穴	涌泉穴内旁开 1 寸	胃肠炎、胃痉挛
11 号穴	涌泉穴外旁开 2 寸	肩痛、荨麻疹
12 号穴	足底踇趾与第 2 趾间后 1 寸	牙痛
13 号穴	足底小指横纹中点后 1 寸	牙痛
14 号穴	小指横纹中点处	遗尿、尿频
15 号穴	踝关节横纹中点下 5 分两旁的凹陷中	腰腿痛、腓肠肌痉挛
16 号穴	足内侧舟骨突起上方的凹陷中	高血压、腮腺炎、急性扁桃体炎
17 号穴	踝关节横纹中点下 2.5 寸	心绞痛、哮喘、感冒
18 号穴	足背第 1 跖骨头内前的凹陷中	胸痛、胸闷、急性腰扭伤
19 号穴	足背第 2、第 3 趾间后 3 寸	头痛、中耳炎、急慢性胃肠炎、胃及十二指肠溃疡
20 号穴	足背第 3、第 4 趾间后 2 寸	落枕
21 号穴	足背第 4、第 5 趾间后 5 分	坐骨神经痛、腮腺炎、扁桃体炎

（续表）

穴位	定位	主治
22 号穴	足背第 1、第 2 趾间后 1 寸	急性扁桃体炎、流行性腮腺炎、高血压
23 号穴	足拇长伸肌腱内侧的跖趾关节处	急性扁桃体炎、流行性腮腺炎、高血压、结节性痒症、湿疹、荨麻疹
24 号穴	第 2 趾的第 2 关节内侧赤白肉际处	头痛、中耳炎
25 号穴	第 3 趾的第 2 关节内侧赤白肉际处	头痛
26 号穴	第 4 趾的第 2 关节内侧赤白肉际处	头痛、低血压
27 号穴	太白穴与公孙穴连线的中点处	癫痫、癔症、腹痛
28 号穴	足内侧舟状骨突起下方的凹陷中	痛经、功能性子宫出血、附件炎
29 号穴	内踝正中直下 2 寸处	功能性子宫出血、气管炎、哮喘
30 号穴	足外踝后上方 1.5 寸	坐骨神经痛、腰痛、头痛

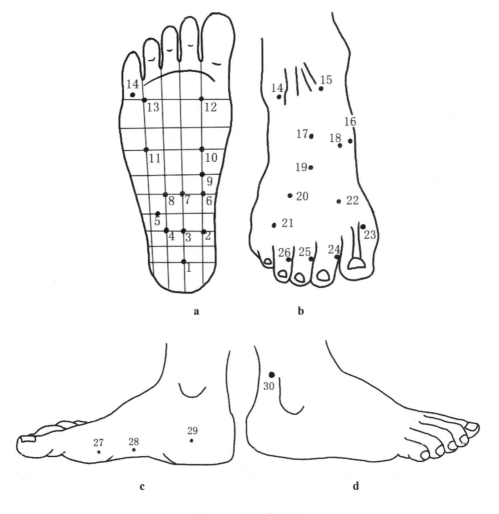

图 15-5　足部新穴图

三、操作方法

1. 针刺方法

一般患者采用仰卧位，两足伸直，如行灸法可采用俯卧位，将足举起，放平施灸。选用 0.30mm×25mm 的毫针，以快速进针法刺入，按部位及临床要求的不同，分别采用直刺法、斜刺法或平刺法。

强刺激手法（泻法）：将针刺入 0.5 ～ 1 寸，进行捻转提插，得气后留针 20 分钟，每隔 5 ～ 10 分钟捻针 1 次。

弱刺激手法（补法）：将针刺入 2 ～ 5 分深，轻捻转数次出针，或留针 15 分钟。10 次为 1 个疗程，疗程间休息 3 ～ 5 天。

2. 注意事项

（1）治疗时要注意辨证论治，虚证宜补，实证宜泻。

（2）足部针刺时针感较强烈，在准备针刺前应向患者说明，特别是初次治疗的患者，以防晕针。

（3）形体消瘦、久病体虚及大汗、出血、孕妇、贫血、低血压等患者要慎针或不针。

（4）针刺前消毒要严格，以免发生感染。

（5）进行针刺的过程中，医生必须高度集中注意力，施以恰当的深度、角度，同时观察患者的反应，以防发生意外。

四、足针临床应用

（一）适应范围

足针应用疾病与症状的范围非常广泛，涉及临床各科多种疾病。主要治疗病症见穴位主治。

（二）选穴原则

辨证取穴：根据中医脏腑经络学说辨证选取相应的穴区。如对肝肾不足、肝阳上亢的眩晕，除取眩晕点外，可取肝点，并配用肾点以滋水涵木。

对应选穴：直接选取发病脏腑器官或肢体部位对应的穴区，如胃痛取胃点等。

经验取穴：临床医生结合自身的经验灵活选穴。

五、典型病例

病例 1：患者，女，38 岁。1989 年 1 月 2 日因和别人争吵，当晚一夜未眠，次日发现双下肢不能活动，曾在其他医院诊断为癔瘫，经针灸、中药治疗 3 天无效而来诊。查体：神清，精神不振，智力正常，血压 130/80mmHg，心肺（－），双下肢肌力 0 级，膝腱反射正常，肌张力无改变，巴宾斯基征（－），脑电图及腰椎片均正常。诊断：癔症性截瘫。取足穴：3 号穴、27 号穴。垂直快刺，行大幅度强刺激手法，双下肢分别出现屈曲反应，患者很兴奋，留针 10 分钟，嘱其伸屈试验，患者抬起、伸屈双下肢自如，首次针毕即行走如常，1 次而愈。

病例 2：贾某，男，14 岁。自幼遗尿，从未间断，每夜遗尿 2～3 次。因其家住农村，故从未治疗。查体：身体营养中等，面色白，精神倦怠，四肢乏力，食欲不振，舌淡，苔薄白，脉细弱。诊为遗尿症（肺脾两虚）。取足穴：十趾缝、元神、中焦、照海、大敦。毫针刺法。治疗 1 次后，患儿家长说夜间只唤起 1 次。嘱其夜间不再唤起，以观疗效，次日夜里未遗尿，又巩固治疗 3 次而痊愈，两年后随访未复发。

第四节　足部反射区及操作方法

一、足部反射区分布规律

生物全息胚理论认为，双脚并拢在一起，可以看成是一个坐着的人。脚的趾相当于人的头部。脚底的前半部相当于人的胸部（其中包括肺和心脏）。脚底中部相当于人的腹部，有胃、肠、胰、肾等器官。右脚有肝、胆，左脚有心、脾等。脚跟相当于盆腔，有生殖器，如子宫、卵巢、前列腺、睾丸、膀胱、尿道、阴道及肛门等。脚的内侧构成了足弓的一条线，相当于人的脊柱（颈椎－胸椎－腰椎－骶骨－内外尾椎）。

注：文中所用的方位术语，按解剖学的一般规定，对人体来说，头部的方向为上，脚的方向为下；对脚部来说，脚背的一面为上，脚底的一面为下；脚趾的方向为前，脚跟的方向为后；踇趾一侧为内，小趾一侧为外。

从脚的侧面看，相当于一个人的侧位像。大趾相当于头部，趾背侧为面部，趾跖面为头后部，趾根部相当于颈，向下依次是胸、腰、骶、臀等部位，踝关节相当于髋关节等。

另外，手足经络在足底的经足穴分布各有区域，如从后外 1/5 处向前内 2/5 处画一条斜线，则线内下方为手六经在足底的经足穴分布区；线外上方为足六经在足底的经足穴分布区。阴阳经在足底的经足穴分布各有区域，如从后内 1/10 向小趾尖画一斜线，则线内上方为阴经在足底的经足穴分布区；线外后方为阳经在足底的经足穴分布区。足六经在足底的经足穴与相应足六经的某些经典穴位接近或重叠，如脾足穴与脾经的太白接近，肝足穴与肝经的太冲接近，肾足穴与肾经的涌泉重叠，胆足穴与胆经的足临泣接近，膀胱足穴与膀胱经的京门接近，胃足穴与胃经的冲阳接近。

二、足部反射区的定位及主治

（一）足底反射区

见图 15-6、表 15-5。

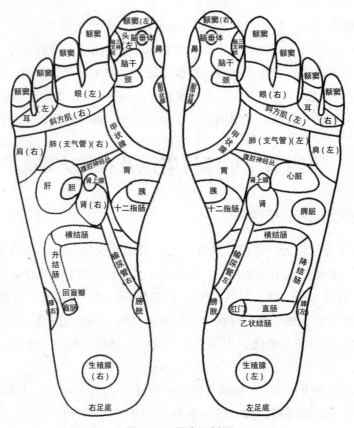

图 15-6　足底反射区

表 15-5　足底反射区定位及主治

穴位	定位	主治
肾	纵向位于第 2、第 3 趾之间，足底人形交叉的下方凹陷处，面积约为拇指指腹的大小	尿路感染、泌尿系统结石、肾炎、遗尿
输尿管	从足底人形交叉下方的凹陷处（肾）到跟垫内前缘（膀胱），略呈弧形	尿路感染、泌尿系统结石、肾炎、遗尿
膀胱	足底与足内侧的交界缘，跟垫内缘前的柔软部	尿路感染、泌尿系统结石、遗尿、前列腺肥大
肾上腺	足底人形交叉的最顶端	荨麻疹、支气管哮喘及其他变态反应性疾病、风湿性关节炎、肾上腺功能减退、帕金森病、虚脱
腹腔神经丛	纵向在第 2 至第 4 趾位置，肾反射区的内、外两侧，呈弦月状	消化不良、腹胀、腹泻、胃、肝、胆等器官的疾病

（续表）

穴位	定位	主治
趾额窦	两侧足底，跚趾顶端	头晕、偏头痛、失眠、脑血栓、脑出血、椎基底动脉供血不足
第 2 至 第 5 趾额窦	第 2 至第 5 趾趾腹	头晕、偏头痛、失眠、脑血栓、脑出血、椎基底动脉供血不足
三叉神经	跚趾外侧与第 2 趾挤压而成的约半圆形的平坦面，右侧三叉神经的反射区在左脚，左侧三叉神经的反射区在右脚	三叉神经痛、面瘫、面肌痉挛、面部痤疮或黄褐斑
小脑	从跚趾腹的外后 1/4 到跚趾外侧接近根部的骨性突起	头晕、失眠、偏头痛、呃逆及其他中枢神经系统疾病
脑干	跚趾外侧骨性突起（小脑）的近侧凹陷处，与足底的颈项反射区处于同一水平	椎基底动脉供血不足、头晕及其他中枢神经系统疾病
颈部	跚趾根部横纹处，右侧颈项的反射区在左脚，左侧颈项的反射区在右脚	颈椎病、椎基底动脉供血不足、颈肩部酸痛、落枕
颈椎	足内侧，跚趾的趾间关节和跖趾关节之间的凹陷处	颈椎病、椎基底动脉供血不足、颈肩部酸痛、失眠、偏头痛、落枕
头部（大脑）	两侧足底，跚趾腹的全部。右侧大脑半球的反射区在左脚上，左侧大脑半球的反射区在右脚上	头晕、失眠、椎基底动脉供血不足及其他中枢神经系统疾病
垂体	两侧足底，跚趾腹中央	椎基底动脉供血不足、脑血栓、脑出血及其他中枢神经系统疾病、各种内分泌功能紊乱
甲状腺	由横段和纵段组成，横段位于跚趾下方的跖垫后缘；纵段从跚趾和第 2 趾根部间，纵向向后与横段外端相连，两者约成直角	甲状腺功能亢进、老年性痴呆、脑血管意外、肥胖
甲状旁腺	跚趾根部（颈项）近侧的骨性突起最高处，当跚趾过伸时该处最为明显	癫痫发作、各种疾病引起的肌强直或肌震颤、甲状旁腺功能低下
眼	位于双足第 2 趾与第 3 趾根部（包括足底和足背两个位置）。右眼反射区在左足，左眼反射区在右足	急慢性结膜炎、眼屈光不正
耳	位于双足第 4 趾与第 5 趾根部（包括足底和足背两个位置）。右耳反射区在左足，左耳反射区在右足	耳聋、耳鸣
斜方肌	纵向位于第 2 至第 5 趾间，跖垫远侧 1/2，眼、耳反射区后方，成一带状	肩周炎、颈椎病、肩背部酸痛
肺	纵向位于第 2 至第 5 趾间，跖垫近侧 1/2	肺部感染、支气管炎、感冒、肺结核、肺气肿

穴位	定位	主治
支气管	纵向位于第3趾，从跖垫中线到趾腹后缘	支气管哮喘、支气管炎、肺部感染、感冒
心	在左足，中心位于第4、第5趾间和跖垫后缘的交点，前半部与肺反射区重叠	心绞痛、心律不齐
脾	在左足，跖垫后内角和跟垫前内角的中点的横向水平（横结肠）与纵向第4、第5趾间有一交点，脾反射区紧挨此交点的远侧，与心反射区在同一纵线上	消化不良、过敏性皮炎、支气管哮喘和其他变态反应性疾病、恶性肿瘤、风湿性关节炎等胶原性疾病、贫血
肝	在右足，中心位于纵向第4、第5趾间和跖垫后缘的交点，前半部和肺反射区重叠，位置和左足的心反射区相同，但此区较心反射区宽	消化不良、肝炎、肝硬化、胆囊炎、胆石症
胆囊	纵向位于右侧第4趾与跖垫后缘交点，肝反射区内下方，并与肝反射区重叠	消化不良、胆囊炎、胆石症、肝炎、肝硬化
胃	纵向位于蹈趾，自跖垫后缘（甲状腺横段）到足内缘中点（横结肠）间的远侧1/2	恶心、呕吐、胃痉挛、消化不良、慢性胃炎、消化性溃疡
胰	纵向位于蹈趾，自跖垫后缘（甲状腺横段）到足内缘中点（横结肠）间的中1/4	消化不良、糖尿病、胰腺炎
十二指肠	纵向位于蹈趾，自跖垫后缘（甲状腺横段）到足内缘中点（横结肠）间的近侧1/4，位于横结肠反射区与胰反射区之间	消化不良、恶心、呕吐、消化性溃疡
盲肠	纵向位于右侧足底第4、第5趾间，跟垫外缘前端。升结肠反射区在其前侧	阑尾炎
升结肠	纵向位于右侧第4、第5趾间，自跟垫外缘前端到足外缘中点（第5跖骨粗隆）的前侧。前连横结肠反射区，后接盲肠反射区	急慢性结肠炎、肠易激综合征
横结肠	两侧足底，足内侧缘中点向外的横向水平线。其外端位于纵向第4、第5趾间，足外缘中点的前方	便秘、急慢性结肠炎、肠易激综合征
降结肠	左侧足底，纵向第4、第5趾间，自足外缘中点（第5跖骨粗隆）前侧到跟垫外缘前端。前连横结肠反射区，后连乙状结肠反射区	便秘、急慢性结肠炎、肠易激综合征
乙状结肠	左侧足底，纵向第2至第4趾，跟垫内、外缘前端的连线，外接降结肠反射区，内连肛门反射区	便秘、急慢性结肠炎、肠易激综合征
肛门	纵向位于左蹈趾延长线与跟垫内、外缘连线的交点。外连乙状结肠反射区，内邻膀胱反射区	急慢性结肠炎

（续表）

穴位	定位	主治
小肠	纵向位于踇趾和第2至第4趾。前缘为足内侧缘中点的横向水平连线（横结肠），后缘为跟垫内、外缘前端的连线，其外缘在左足为降结肠反射区，在右足为升结肠反射区	消化不良、小肠炎
生殖腺	跟垫中央	月经不调、不孕症、失眠、椎基底动脉供血不足

（二）足内侧反射区

见图 15-7、表 15-6。

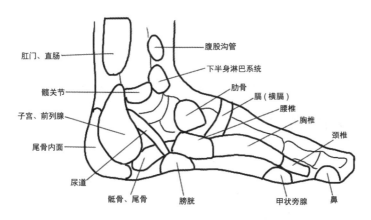

图 15-7　足内侧反射区

表 15-6　足内侧反射区定位及主治

穴位	定位	主治
胸椎	踇趾近侧骨性突起（跖趾关节）到足内缘中点（第1楔骨）远侧（跗跖关节）的内下方	胸椎病、脊髓炎、胃痉挛
腰椎	足内缘中点（第1楔骨）到内踝前卜方的骨性突起（舟骨隆）的下方，前端与胸椎反射区相连，后端和骶骨反射区相连	腰肌劳损、腰椎间盘突出、脊髓炎、坐骨神经痛
骶骨	自内踝前下方的骨性突起（舟骨粗隆）下方，到内踝下方，转向后下方，呈弧形到达跟垫内缘中点	坐骨神经痛、脊髓炎、骶骨损伤
内尾骨（尾骨内侧）	双足内侧，足跟内侧的后缘和下缘	尾骨损伤、疲劳
前列腺（子宫）	双足内侧，内踝后下方，踇骨内侧面，略呈直角三角形，以足跟内侧的后缘和下缘（内尾骨）为其两边；由内踝后下方到跟垫内缘前端（膀胱）的连线为其斜边	前列腺肥大、前列腺炎、尿路感染、功能失调性子宫出血、子宫肌瘤、痛经

（续表）

穴位	定位	主治
尿道、阴道	自跟垫内缘前端（膀胱）到内踝后下方，即前列腺（子宫）的斜边	尿路感染、阴道炎、前列腺肥大
内肋骨	伸蹑趾，自蹑趾背侧到踝部前方显见一肌腱（足拇长伸肌），纵向位于蹑趾处，在此肌腱内侧，足背内侧最高处的近侧平坦处	肋间神经炎
腹股沟	内踝最高处前方的平坦处	腹股沟疝、性功能障碍
内髋	沿内踝下方半圆周形的带状区	坐骨神经痛、髋部损伤、下肢瘫痪
坐骨神经	两侧小腿内侧，自内踝上方沿胫骨内侧缘向上到胫骨内髁下方	坐骨神经痛、糖尿病、腰软组织损伤
下半身淋巴结	内踝前方的凹陷处，足部于背屈及内翻位时，此凹陷更为明显	恶性肿瘤，支气管哮喘、荨麻疹等变态反应性疾病，风湿性关节炎等胶原性疾病

（三）足外侧反射区

见图 15-8、表 15-7。

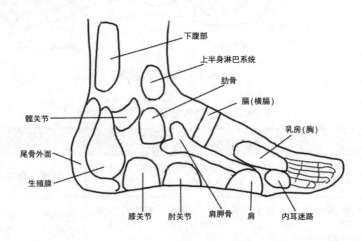

图 15-8　足外侧反射区

表 15-7　足外侧反射区定位及主治

穴位	定位	主治
肩	第 5 趾根部的骨性突出	肩周炎、肩部损伤、肩关节炎、上肢瘫痪
肘	足外缘中点的骨性突起	肘部损伤、肘关节炎、上肢瘫痪
膝	足外缘中点的骨性突起和足跟之间的柔软凹陷区，呈以足底缘为直径的半圆形	膝部损伤、膝关节炎、下肢瘫痪

（续表）

穴位	定位	主治
外尾骨	两侧足外侧，足跟外侧的后缘和下缘	尾骨损伤、疲劳
睾丸（卵巢）	两侧足外侧，外踝后下方，跟骨外侧面	功能性子宫出血、痛经、不孕症、性功能障碍
输精（卵）管	自外踝后下方到跟垫外缘前端(膝)，即睾丸(卵巢)反射区的斜边	功能性子宫出血、不孕症
肩胛部	纵向位于第4、第5趾之间，自足外缘远侧1/2的中点到踝前部至足趾根部中点的骨性突起	肩周炎、肩部损伤、肩背部酸痛
外肋骨	伸趾时自第5趾背侧到踝前部显见一肌腱（趾长伸肌腱）。纵向位于第4趾，在此肌腱外侧，第5跖骨粗隆后方平坦处	肋间神经炎
外髋	沿外踝下方半圆周形的带状区	坐骨神经痛、髋部损伤、下肢瘫痪
下腹部	自外踝最高处后方，沿踝后沟向上4指宽（以受术者的指宽为准）的带状区	功能性子宫出血、痛经
上身淋巴结	外踝前下方的凹陷处，足部在背屈及外翻位时，此凹陷更为明显	恶性肿瘤、支气管哮喘、荨麻疹等变态反应性疾病、风湿性关节炎等胶原性疾病

（四）足背部反射区

见图 15-9、表 15-8。

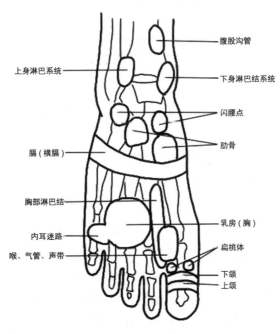

图 15-9　足背部反射区

表 15-8　足背部反射区定位及主治

穴位	定位	主治
上颌	姆趾趾间关节远侧	牙痛
下颌	姆趾趾间关节近侧	牙痛
扁桃体	姆趾根部背侧的内、外侧。与姆趾根部内侧的颈椎反射区、外侧的脑干反射区、底部的颈项反射区位于同一横断面	扁桃体炎、咽炎、感冒、上呼吸道感染
面	在姆趾根部骨性突起（跖趾关节）远侧沿趾背外侧到趾间关节近侧	面神经炎、面肌痉挛、痤疮、黄褐斑
胸部淋巴结	纵向位于第1、第2趾间，自足背最高处（膈）到第1、第2趾根部	恶性肿瘤、各类变态反应性疾病、风湿性关节炎
喉、气管、声带	姆趾根部近侧骨性突起的背外侧	咽炎、感冒、上呼吸道感染
气管	纵向位于姆趾外侧。足背最高点（第1楔骨和第1跖骨连接处）和姆趾根部近侧骨性突起（第1跖趾关节）的中点	感冒、支气管炎
内耳迷路	第4、第5趾根部骨性突起（跖趾关节）间的近侧，肩胛骨反射区在其近侧，耳反射区的第二部分在其远侧	晕动病、高血压病、美尼尔病
乳房（胸）	纵向位于第2至第4趾，踝前部到趾根部远侧1/2，此区较平坦，位于胸部淋巴结反射区和内耳迷路反射区之间，膈反射区是其后缘	乳腺病
膈	踝前部到足趾根部中点的横向骨性突起，呈前凸弧形	膈肌痉挛
鼻	两侧足背，沿姆趾甲内缘到甲床缘的内1/2	感冒、急慢性鼻炎

三、操作方法

（一）常用手法

足底反射区疗法主要是通过医者肢体的某一部位或者器械来刺激相应反射区而达到防治疾病的目的。要求操作者必须掌握一定的手法，不同的手法具有特定的技巧和动作要求，临床上选择不同的手法可更好地达到对反射区有效刺激的作用。

1.单食指叩拳法

操作者一手持足，另一手食指的第1、第2指间关节弯曲扣紧，其余4指握拳，以食指指间关节为施力点，点压反射区，称单食指叩拳法。

将食指弯曲，拇指靠于食指末节，给食指以向上的力量，保持食指指骨同手掌、前臂、上臂成一条直线，以固定着力点，这样可以省力。食指关节按压时，压1次提起 1 次，以解除压力。有些带状反射区，可先用力压下，使患者感到疼痛，然后慢慢移动。本法刺激量较大，故点压力量应由小到大，不可暴力猛然点压。

本法在足部按摩中尤为常用，大部分穴位都可用本法治疗，常用于肾、肾上腺、输尿管、膀胱、额窦、垂体、头部、眼、耳、斜方肌、肺及支气管、心、脾、胃、胰、肝、胆、十二指肠、横结肠、降结肠、乙状结肠、直肠、肛门、腹腔神经丛、肩、肘、膝、上下颌、扁桃体、性腺、上下身淋巴结等足反射区。

2. 拇指指腹按压法

操作者一手持足，另一手以拇指指腹为施力点，轻轻按压，称拇指指腹按压法。拇指关节在受术者足部皮肤上弯曲成直角，垂直用力按压。拇指按压足底时，其余 4 个手指支在足背上；拇指按压足背时，其余 4 个手指支在足底上。按压时力量应由小到大。

本法多用于足底反射区和足两侧反射区，如心、性腺、胸椎、腰椎、骶椎、前列腺或子宫、尿道及阴道、髋关节、直肠、腹股沟、坐骨神经、下腹部、肋骨等足反射区。

3. 食指刮压法

操作者以拇指固定于足部，食指弯曲呈镰刀状，用食指内侧缘施力刮压按摩，称食指刮压法。

本法多用于甲状腺、生殖腺、尾骨内侧、前列腺或子宫、喉与气管及食管、胸部淋巴结、内耳迷路等足反射区。

4. 单食指钩掌法

操作者一手握住患者足部，另一手食指、拇指张开，其余 3 指握成拳状，以食指桡侧缘擦摩足部反射区，称单食指钩掌法。食指、拇指张开，其余 3 指握成拳状，以拇指固定于足部，食指桡侧缘擦摩足反射区。

本法适用于胸部淋巴结、喉、气管、尾骨、坐骨神经、内耳迷路等足部反射区。

5. 双指钳法

操作者将食指、中指弯曲成钳状，夹住受术者的足趾，以中指的第 2 指骨外侧固定足穴位置，以食指内侧在其上加压，称双指钳法。操作者一手握足，另一手食指、中指弯曲呈钳状，夹住受术者的足趾，以食指的第 2 节指骨内侧固定足穴位置，并用拇指相对用力加压。本法的施力部位在食指内侧，虽然是以食、中指夹住足穴，但中指的作用是固定足穴，食指的作用是加压。

本法常用于颈椎、甲状旁腺两个足部反射区。

6. 双食指刮压法

操作者将双食指弯曲呈镰刀状，用双手食指内侧同时施力刮压，称双食指刮压法。本法的施力部位同食指刮压法，不过是双手同时操作。

本法常用于足背部膈反射区。

7. 拇指推法

操作者用拇指着力于足的一定部位做单向直线移动，称拇指推法。操作时拇指指腹要贴紧体表，用力稳健，速度缓慢均匀，应沿骨骼的走向施行，且在同一层次上推动。

当相距很近的几个穴位或反射区都需要推拿时，多采用本法操作，如肾、输尿管、膀胱、结肠等足反射区。

8. 擦法

操作者用手掌的大鱼际附着在足部的一定部位上，稍用力下压，沿上下或左右方向进行直线往返摩擦，使治疗部位产生一定热量的手法，称擦法。以大鱼际附着于足部，紧贴皮肤进行往复、快速的直线运动。

本法适用于脚掌心。

9. 叩法

扣法分为食指叩法和撮指叩法两种。食指叩法指操作者将拇、食两指指腹相对，中指指腹放在食指指甲上，三指合并捏紧，食指端略突出，以腕力带动手指上下叩击足部反射区。撮指叩法指操作者将五指微屈，五端捏在一起，形如梅花状，以腕力带动五指上下叩击足部反射区。操作时应以腕部带指，用力要均匀。

食指叩法适用于足部各个穴位和反射区，撮指叩法适用于足部肌肉少的穴位和反射区。另外，足跟痛时用叩法疗效较好。

10. 摇法

操作者一手握住或扶住足趾或踝关节近端肢体，另一手握住足趾或踝关节远端肢体，在关节的生理运动范围内，足趾或踝关节做缓和回旋的被动摇动，称摇法。操作时动作要和缓，用力要稳健，摇动范围在正常生理活动范围之内，由小到大，频率由快而慢，然后再由大至小，频率则逐渐转快。为保护关节，需要在手法操作前先放松关节。

本法适用于足趾关节及踝关节。

（二）按摩方法

1. 向受术者介绍操作过程，以及操作后可能出现的反应，消除受术者的紧张和顾虑。

2. 操作前保持术者手的干净、整洁、温度适宜。

3. 受术者的足趾趾甲应剪短，防止损伤操作者手部的皮肤。

4. 按摩局部需涂抹润滑膏，防止擦破皮肤。若足部有细菌感染者，可涂1%氯霉素霜；若足部患有脚癣，可用2%咪康唑霜；若足部有皲裂，可用2%尿素霜；对于皮肤较干燥者，可用2:1的凡士林和液体石蜡混合制成的油膏涂抹。市售的按摩乳可根据情况选用。

5. 操作的基本顺序：先从左足开始，推拿肾—输尿管—膀胱反射区3遍，然后按足底—足内侧—足外侧—足背的顺序进行按摩。结束时，再按肾—输尿管—膀胱反射区顺序推拿 3 遍。然后再按上述顺序推拿右足。

6.按摩时间因人而异，一般需要 30 ~ 40 分钟做完双足。

（三）注意事项

1.操作时首先检查心脏对应的反射区，以防发生意外。当心脏患有严重病症时，应减轻力度和缩短操作时间。检查完心脏后，可按如下顺序进行：排泄系统—足底—足部内侧—足部外侧—足背—排泄系统。先左足，后右足，此顺序有利于"毒素"的排出。处于紧急情况时，需立即缓解症状的，如偏头痛、牙痛、关节扭伤等病症，可直接按摩其相应的反射区。

2.每个穴位和反射区，一般按摩 1 分钟左右，对肾、输尿管、膀胱反射区，时间可稍长一些，以强化泌尿功能，利于体内"毒素"的排出。对严重的心脏病、糖尿病、肾脏疾病患者，每次按摩时不应超过 10 分钟，遇有不适者应随时减轻手法，出现虚脱者立即停止手法，并针对患者的情况做适当处理。另外，餐后、洗澡后 1 小时内及空腹时，均不宜进行按摩操作。

3.各种严重的出血性疾病、各种急性传染病、各种急性中毒、严重的肾功能衰竭、妇女经期和妊娠期、暴饮暴食、极度疲劳等患者禁止施治。

4.对于足部有外伤、疮疖、脓肿的患者，治疗时要避开患处。

5.老年人骨质疏松、关节僵硬，小儿皮薄肉嫩、骨骼柔软，施治时手法力量宜轻柔。

6.患者接受推拿后半小时，宜饮温开水 300 ~ 500mL，有严重的肾病、心力衰竭、水肿者可酌情减量。

四、足部反射区临床应用

（一）适应范围

足部反射区疗法主要适用于治疗各种功能性疾病。如神经系统疾病：神经痛、神经麻痹、瘫痪、头痛、失眠、神经官能症等；内分泌系统疾病：甲状腺功能亢进或减退、垂体功能失调造成的发育障碍或肥胖症、糖尿病等；消化系统疾病：食欲不振、呕吐、泛酸、腹胀、腹泻、便秘、胃肠功能紊乱、呃逆等；循环系统疾病：心功能异常、心律不齐、高血压、低血压、贫血、心慌、心悸等；呼吸系统疾病：感冒、咳嗽、哮喘等；泌尿系统疾病：尿频、尿急、遗尿、尿闭、功能不良等；生殖系统疾病：不孕症、月经不调、痛经、闭经、阳痿、更年期综合征等；感觉器官疾病：近视、远视、斜视、夜视、耳鸣、重听、晕车等；运动系统疾病：软组织损伤或劳损、骨质增生、关节炎、肌肉痉挛等；皮肤病：痤疮、湿疹、皮炎等。

（二）选穴原则

1.基本选区

由于足部按摩疗法强调的是提高机体免疫和排泄功能，所以将肾、输尿管、膀胱、脾、腹腔神经丛这 5 个反射区作为常规操作的基本选区。任何疾病都可以在这 5 个区上进行手法操作，再配合其他反射区。

2. 重点选区

重点选区是指各种病症所累及的部位和脏腑器官相对应的反射区，如颈椎病的重点选区在颈项、颈椎；痛经的重点选区是子宫、卵巢等。在重点选区进行手法操作时，力度和时间应适当加大和延长。

3. 配伍选区

根据具体的病症和患者的身体情况，在基本选区和重点选区的基础上，选择一些起辅助治疗作用的反射区配合使用。如治疗眼病时常选肝反射区作为配伍选区。

治疗时，上述 3 种选区方法要灵活运用，合理配伍，针对不同的病情采取不同的治疗方法。

五、典型病例

病例 1：龚某，男，27 岁，原田径运动员。患者因发烧到医院就诊为病毒性感冒，输液、服用康泰克治疗 2 周，效果不佳，前来行足部按摩治疗。按摩后患者全身出汗，感轻松，鼻塞减轻，按摩前喉咙发不出声音，按摩后喉咙能发出声音，但声音嘶哑，嘱咐保温，多饮温开水，第 2 天又按摩 1 次，痊愈。

病例 2：某患，女，40 岁。患者诉大便秘结 18 年，每次排便非常困难，便结成团块状，十分坚硬，像羊粪且带血丝，下腹部常感不适或胀痛，用了泻药后方感舒适些。足部反射区检查：升结肠、降结肠可触摸到硬点，乙状结肠、直肠、肛门、肺、十二指肠反射区压痛感强烈。足部按摩 3 个疗程后排便正常，大便畅通、成形，质不硬，没有血丝。随访 1 年未发生便秘。

附篇：足针与足部反射区疗法发展源流

一、足针疗法源流

足针疗法是中医针灸学的瑰宝，有着深厚的历史积淀。在中医经典《黄帝内经》中，早已详细记载了足部经络系统，此外还记载了"病在头者取之足"，初步确立了足针疗法的雏形，并一直被后世沿用。到了晋代，皇甫谧的《针灸甲乙经》记载了 33 个正经足部穴位，并沿用至今。

此外，还有唐代孙思邈在《备急千金要方》中记载的经外奇穴如气端穴、里内庭；宋代《太平圣惠方》中的阴穴；金元时期的窦汉卿在《标幽赋》中记载有"头有病而脚上针"；宋末元初，在《癸辛杂识》中记载有经外奇穴女膝穴；明代泉石心的《金针赋》记载有"头有病而足取之"；清代《勉学堂针灸集成》中记载有阴独八穴、内太冲等奇穴。

中华人民共和国成立之后，目前可查到有关足针疗法的最早文献为 1962 年萧少卿所写的《"足针"治疗 25 种疾病的经验介绍》一文。文中记载有 17 个足部穴位。1973 年，董景昌编著的《董氏针灸正经奇穴学》公开问世，其五五部位、六六部位汇总了董氏针灸足部穴位。

至 1978 年，萧少卿借鉴其他足部新穴位增加入足针疗法中，丰富了足针穴位，并依照自己临床经验对足针刺激区位进行修订，为方便记忆，将足部划分为四个部位和四个线区，再次推动了足针的发展。

至 20 世纪 80 年代，足针疗法出现了书刊杂志，并按照数字顺序排列，共计有 30 个穴位。1987 年，常得新在其著作《经外奇穴纂要》中收录了 42 个足部经外奇穴。1994 年，方云鹏在其著作《手象针与足象针》中记载了其独特的足针经验，并提出足伏象、足伏脏、胫倒像、胫倒脏、腓倒像、腓倒脏的足针疗法。直到 1998 年，李家康编著出版《中国足针疗法》，对足针进行了一次全面系统的总结，总结足针穴位 141 个，治疗 91 种常见疾病。

二、足部反射区疗法源流

足部反射区疗法雏形最早见于《史记》中记载的俞跗通过足部按摩治愈疾病。另外，《庄子·大宗师》中提到"真人之息以踵"，汉代名医华佗提及"足心道"，晋代葛洪所著的《肘后备急方》中记载了按摩足部的方法，还有隋代智者大师所撰《摩诃止观》中的"意守足"与"观趾法"。宋代文豪苏东坡在《苏沈良方》中对摩擦足底涌泉穴的益处大加赞赏，称"其效不甚觉，但积累至百余日，功用不可量……若信而行之，必有大益"。

元代时期，意大利人马可波罗将忽公泰所著《金兰循经取穴图解》译成西文，将足疗传入欧洲，称其为"足部穴区按摩疗法"。1905 年，美国人安娜·卡娅（Anna Kaya）与麦根（Don.C.Matchan）出版《为良好健康服务的反射疗法》，其中记载了足反射区的图谱（图 15-9）。

1913 年，美国医生威廉·菲特兹格拉德（William Fitzgerald）提出人体区带反射理论和人体反射区带图，他用假想的垂直线将人体划分成十个区域，同样再配合想象的平行线，使得每个区域包含了身体所有的部位与器官（图 15-10）。1916 年，鲍尔博士（Dr.E.F.Bowers）将菲氏疗法公诸于众，并于 1917 年出版了《区域疗法》（Zone Therapy）。1919 年，美国的怀特和赖利（White.G S & Riley.J S）一起出版专注《简单的区带疗法》（Zone Therapy Simplified）。

20 世纪 30 年代，美国人英哈姆女士依据菲特兹格拉德的理论，对人体器官在足上的影响进行了研究，且进行了改良，并于 1940 年著成《足会说话》一书。1969 年，美国卡特（Mildred Carter）著成《用足部反射疗法帮助你自己》，其中简略记载了足部反射区疗法图。

1975 年，德国玛鲁多（Marquarde.H）反复实验研究，著成《足反射疗法》一书，至今，西方的足反射疗法均以《足反射疗法》一书作为基本内容。与玛鲁多同时期的法籍瑞士护士玛萨福瑞（Heilds Masafret）在中国工作期间，获得了中国足部按摩图谱，经其整理出版了法文专著《未来健康》。在台湾传教的瑞士神父吴若石（Josef Eugster）运用《未来健康》中的足疗法，治愈了自身的风湿性关节炎，遂将其译成英文，并由李百龄女士译成中文版书籍《病理按摩法》出版，并广为传播。

1980 年，吴若石与陈茂松、陈茂雄共同成立国际若石健康研究会，在《未来健康》的基础上，出版了《病理按摩法》，并将足部反射区由 56 个增加至 63 个，于 1982 年在台湾出版，名为《足部反射区健康法》。

1985 年，英国现代医学协会正式将足部按摩方法定为现代医学健康。1986 年，国际若石健康研究会香港分会会长陈中干先生开始在大陆推广足部反射区健康法。1988 年，吴若石在《足部反射区健康法》的基础上进行了增补和图解，出版《足部反射区健康法：病理按摩法 II》一书，反射区由 63 个增加到 70 个。

1990 年，在中国侨联主席庄炎林先生、原卫生部部长钱信忠先生、革命老干部杭雄文的共同努力下，卫生部批复成立中国足部反射区健康法研究会，由此推动了国内足部反射区疗法的发展。1990 年，吴若石出版发行《综合足部反射区健康法》一书，对之前的足部反射区疗法进行了部分修订与补充，并初次明确了人类躯体和内脏与足部的总体关系，足反射区由 70 个减少至 64 个，实际上是对原来的穴位进行了重新整编，对足反射区编号部位重新修订，如在《足部反射区健康法病理按摩法 II》一书中 15、16、17 号反射区分别为胃、十二指肠、胰腺，在《综合足部反射区健康法》中将上述三个反射区安排到 17A、17B、17C 反射区中。1991 年，杭雄文编写出版《足部反射区健康法学习手册》一书，积极倡导与推广足反射疗法，记载了 62 个足部反射区。1999 年，国务院批准足部按摩师正式成为中国政府承认的一个工种而服务于社会。（图 15-10、图 15-11）

2000 年，国家颁布实施《国家职业标准：足部按摩师》，自此，足部按摩行业逐渐走向职业化、标准化道路。吴若石与郑英吉经历 20 多年的学习切磋，突破了脚底按摩所有的缺点，于 2001 年举行新书发布会。2004 年，国家修订了《国家职业标准：足部按摩师》，增加了足部按摩师的技师级别，将足部按摩行业技术水平提高到了一个新的专业高度。

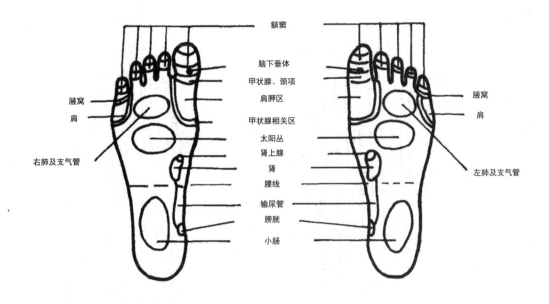

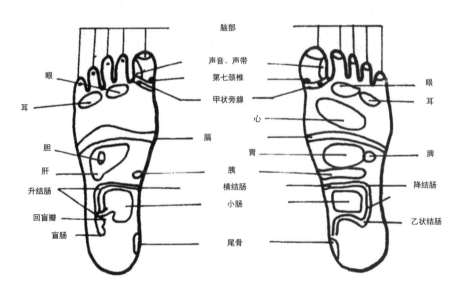

图 15-10 足部反射区

2006 年，中国足部反射区健康法研究会由卫生部接管。2007 年 4 月 25 日，反射疗法正式纳入《中华人民共和国职业分类大典》，成为中国政府承认的一个新职业。近些年来，足部反射区疗法随着理论研究和临床实践的不断深入，以及各方的大力宣传，受到越来越多人的青睐。

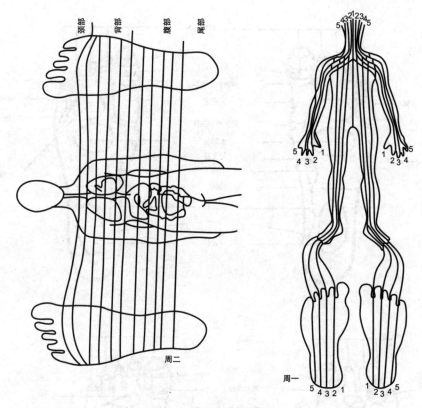

图 15-11 足部区带反射

第十六章　颊　针

第一节　概述

颊针法是指在面颊部的特定穴位上针刺，用于治疗全身疾病的一种方法。颊针法以生物全息理论为指导，是一种全新的全息针灸疗法。

一、颊针发展概况

颊针法的创立，源于针灸临床实践。甘肃中医学院（现甘肃中医药大学）王永洲教授首先发现了面颊部的全息穴位群。1991 年 7 月，王氏在治疗一位牙痛患者时，用毫针针刺了健侧的颊车穴，患者牙痛消失的同时，意外地发现困扰多日的腿痛也明显减轻。这个偶然发现，引起了他的好奇，当他有意识地应用颊车穴又治疗了三名腿痛患者时，都不同程度地出现了效果，而这个结果是传统针灸理论无法解释的。他带着困惑开始了面颊部穴位的探索，1992～1999 年，完成了颊针第一阶段的穴位厘定，颊针雏形初步形成。2000 年，他在《中国针灸》（增刊）上发表了第 1 篇关于颊针疗法的文章，对颊针初期的研究和发展做了阶段性小结。2017 年《颊针疗法》专著出版，颊针疗法进一步系统化、规范化，并迅速推广。

通过大量临床实践，结合具体患者，逐步积累、总结经验。从此，王教授开始用此法进行各种疼痛疾病的治疗，屡屡见效，从而发现面颊部存在着一个涵盖整个人体的全息微缩系统——颊针系统，其中头、颈、躯干分布在沿着眼眶外向下至下颌骨的位置，手足向内侧伸出，分布在口唇上下，如侧坐位背靠耳前的婴儿。颊针疗法根据全息影像对应部位准确取穴，并配合运动疗法治疗全身躯体疼痛疾病。

二、颊部解剖

（一）与颊针相关的面部骨骼

颊针面部相关骨骼有上颌骨、下颌骨、颧骨及颞骨：其中上颌骨居颜面中部，左右各一，互相连接构成面部的支架；下颌骨分为体部及升支部，两侧体部在正中联合；颧骨是人体头颅骨的一部分，位于眼眶外下方，为面部之间最宽阔部分之骨骼；颞骨共两块，左右各一，位于颅骨两侧，上有称为内耳门的开口。颊针穴位的标准化需以骨性标志为定位基础，如下颌角、下颌内角、颞颧缝、颧上颌缝、冠突、颧弓等对颊针取穴有重要意义。

（二）与颊针相关的面部皮肤

面部皮肤薄而柔软，富于弹性，含有较多的皮脂腺、汗腺和毛囊。面部的浅筋膜薄，由疏松结缔组织构成，其中颊部脂肪较多，睑部皮下脂肪少而疏。浅筋膜中有神经、血管和腮腺管等穿行，血管丰富，故创伤后愈合快，但容易造成出血。

（三）与颊针相关的主要面部肌肉

面肌属于皮肌，薄而纤细，起自面颅诸骨或筋膜，止于皮肤，一部分使面部呈现各种表情，又称表情肌。另外一部分较为粗大，能够联合完成咀嚼功能，称为咀嚼肌。主要面肌有颞肌、咬肌、翼内肌、翼外肌、颊肌和口轮匝肌。其中颞肌与颊针的头、颈穴相关；咬肌与颊针的三焦穴浅层、背、腰、骶、髋穴相关；翼内肌与颊针上焦、中焦、下焦穴深层相关；翼外肌与颊针上焦、中焦深层及背穴相关；颊肌与颊针的中焦、下焦相关；口轮匝肌与颊针的手、腕穴，足、踝穴相关。

（四）面部血管、淋巴及腮腺

分布于面部浅层的主要动脉为面动脉，有同名静脉伴行。面动脉：于颈动脉三角内起自颈外动脉，穿经下颌下三角，在咬肌止点前缘处，出现于面部；面静脉：起自内眦静脉，伴行于面动脉的后方，位置较浅，至下颌角下方，与下颌后静脉汇合，穿深筋膜，注入颈内静脉。在两侧口角至鼻根连线所形成的三角区内，若发生化脓性感染时，易循上述途径逆行至海绵窦，导致颅内感染，故此区有面部"危险三角"之称。面部浅层的淋巴管非常丰富，吻合成网。腮腺位于耳垂下前方，前界在下颌支、咀嚼肌面上，后界为乳突，上为外耳道，下为下颌角下方。

（五）与颊针有关的神经

颊针区域分布着主要控制感觉的三叉神经和主要管理运动的面神经。面部的感觉及运动非常敏感和细微，同时有两条完整的颅神经重叠支配，这两条神经构成颊针解剖学及生理学基础。这也为我们继续进一步深化颊针研究提供了可能性。感觉部分收集来自面部和头部的信息，运动部分则控制咀嚼肌。

第二节 理论基础

颊针的传统理论根据为《灵枢·邪气脏腑病形》："十二经脉三百六十五络，其血气皆上于面。"现代解释是在人的面颊部先天存在着一个涵盖整个人体的全息元，整个人体在颊部的投影呈现连续性特征。

一、全息理论

《灵枢·五色》就有关于面诊的详细记载，与颊针中的下肢有部分重叠。面颊与内脏的相关性在《素问·刺热》中有所论述："颊下逆颧为大瘕；下牙车为腹满；颧后为胁痛；颊上者膈上也。"从而发现面颊部存在一个全息系统，也可认为包括整个脏腑系统，为了临床便于操作，将相应部位命名为上焦、中焦、下焦穴。颊分左右，虽然都涵盖着人体全息，但左右功能并不完全对称一致。《素问·刺热》中记载："肝热病者，左颊先赤。""肺热病者，右颊先赤。"左肝右肺影响人体的气旋呈左升右降，左右为阴阳之道路，顺应日月东升西降的自然规律，天人之道相互吻合。颊针的四肢与躯干穴基本上符合全息原理，许多局部疾病可以和相关穴进行治疗，但全息层面对脏腑及身心引起的问题则无法单独解决，需借助三焦穴的概念为基础，通过多种方式的组合来完成。

二、经络理论

从经络理论来看，面颊部主要为手足阳明经和手足少阳经所经过，阳明多气多血，少阳为枢机调节。《太素·五脏痿》云："阳明胃脉，胃主水谷，流出血气，以资五脏六腑，如海之资，故阳明称海。"阳明胃肠为气血生化之源，充养全身。《素问·热论》云："阳明者，十二经脉之长也，其血气盛。"阳明为多气多血之经，能为人体提供充足的能量。所以通过调节面颊部穴位，气血可以传达至全身，并有一定的持续力。手足少阳经也从面颊部经过，少阳为枢，如同门户之枢机，气在半表半里，可出可入，调节气机出入升降，疏通表里内外，为调节人体之关键。《素问·六节藏象论》中云"凡十一脏取决于胆"，三焦为人体元气之通道，胆主枢之启动运转，三焦畅达路径，二者有启运阳气、络合脏腑、沟通表里、调平情志、决断应变之功能。任督二脉及多条经筋也对颊针系统产生影响。

三、气街理论

《灵枢·动输》指出："四街者，气之径路也。"气街是经气聚集运行的共同通路，气街如同经络系统的强化循环系统，整合诸经，加强人体经气的运行。头、胸、腹、胫四个地方分别为经脉之气聚集循行的重要部位，气街具有上下分部、前后相连、贯通经络、紧邻脏腑的特点。《灵枢·卫气》进一步解释："故气在头者，止之于脑。"头为脑府，脑为髓海，头气有街则是头面部经气与脑之间相互联系的通道。气街理论从经气运行的规律，为临床配穴分部治疗提供了理论依据。经脉气血流经头部的汇聚至于脑，这样就把脑髓与经络系统的气血密切联系起来。

四、神经理论

颊针区域分布着三叉神经和面神经两条脑神经，一个主要控制感觉，一个主要管理运动。面部的感觉及运动非常敏感和细微，同时有两条完整的颅神经重叠支配，在微针系统是非常罕见的。这两条神经构成颊针解剖学及生理学基础，也为进一步深化颊针研究提供了可能性。

五、大三焦理论

三焦在中医学里具有特殊性，它通过元气的运行而整合了五脏六腑的功能。《难经·六十六难》云："三焦者，原气之别使也，主通行三气，经历五脏六腑。"把整体意义和格局的三焦称为大三焦，以区别于"决渎之官"的三焦，与之相匹配的三焦理论也应当不隶属于藏象理论之下。《中藏经》概括为："三焦者，人之三元之气也，号曰中清之腑，总领五脏六腑、营卫、经络、内外、左右、上下之气也。三焦通，则内外左右上下皆通也，其于周身灌体，和内调外，营左养右，导上宣下，莫大于此也。"三焦气化过程是一个多因素参与的过程，以通行元气为主轴，一气周流，木升金降，水火相济，中土斡旋，调控五脏六腑、四肢百骸、五官九窍、五志七情。气化的整体运动体现了中医对生命本质的深刻理解和准确把握，三焦就是人体气化运动的执行者和推动者。大三焦系统是平行于藏象系统的独立系统，其学术地位和价值应当重新发掘和提升。颊针以此为依据设定了提纲挈领的三焦穴，用于治疗和干预人体脏腑的各种常见疾病、部分疑难病，并作为一个重要研究思路，还派生出多种治疗方法。

第三节　穴位及操作方法

一、颊针穴位分布规律

颊针在面颊部存在着一个新的穴位群：头穴，为颧弓中点上缘向上 1 寸；上焦穴，为下颌骨冠突后方与颧弓下缘交叉点；中焦穴，为上焦与下焦穴连线的中点；下焦穴，为下颌内角前缘；颈穴，为颧弓根上缘；背穴，为颧弓根下缘颞颌关节下；腰穴，为背与骶穴连线中点；骶穴，为下颌角前上 0.5 寸；肩穴，为颞颧缝中点；肘穴，为眼外眦与颧骨最下端连线中点；腕穴，为鼻孔下缘引水平线与鼻唇沟交点；手穴，为鼻孔下缘中点与上唇线连线中点；髋穴，为咬肌粗隆，下颌角前上 1 寸；膝穴，为下颌角与承浆穴连线中点；踝穴，为膝与承浆穴连线靠人体中线 1/3 处；足穴，为承浆穴旁 0.5 寸处。颊针穴位和病变部位呈全息对应关系，临床运用这 16 个颊针穴位，能够治疗全身疾病，包括筋骨肌表疾病，以及脏腑器官疾病等。

二、颊针穴位定位及主治

颊针穴位有四大部分，头与三焦穴位、脊柱穴位、上肢穴位、下肢穴位。

1. 头与三焦穴位

见表 16-1、图 16-1。

表 16-1　头与三焦穴位

穴名	标准化定位	主要适应证
头	颧弓中点上缘向上1寸	头疼、头晕、牙痛、失眠、紧张、焦虑、忧郁、中风、帕金森综合征、老年痴呆、耳鸣
上焦	下颌骨冠突后方与颧弓下缘交叉处	头痛、颈痛、胸痛、胸闷、乳房胀痛、心悸、心律不齐、哮喘、咳嗽、支气管炎、紧张、焦虑、烦躁、忧伤、眩晕、五官疾病、腹胀腹痛、膈肌痉挛、咽痛、失眠
中焦	上焦与下焦穴连线中点处	胃痉挛、急慢性胃炎、烧心反酸、呃逆、呕吐、腹胀腹痛、胆囊炎、胃溃疡、十二指肠球部溃疡、背痛、焦虑、固执、忧虑、糖尿病、高血压、肝病、失眠、慢性疲乏、肥胖、脂肪肝
下焦	下颌内角前缘处	腹胀腹痛、结肠炎、痛经、带下、盆腔炎、月经不调、子宫肌瘤、输卵管炎、慢性阑尾炎、膀胱炎、慢性结肠炎、腹泻便秘、腰痛、腹股沟疼痛、水肿、失眠、阳痿早泄、性冷淡、遗尿、遗精、不孕不育、痔疮、前列腺炎

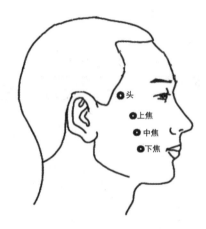

图 16-1　头与三焦穴位

2. 脊柱穴位

见表 16-2、图 16-2。

表 16-2　脊柱穴位

穴名	标准化定位	主要适应证
颈	颧弓跟上缘处	颈痛、落枕、颈椎病、咽痛、眩晕、头痛、偏头痛、紧张、斜角肌痉挛、胸廓出口综合征、咽痛、耳鸣
背	颧弓跟下缘颞颌关节下	背痛、背凉、菱形肌劳损、胸闷、心悸、气短、胃痛、膈肌痉挛
腰	背与骶穴连线中点处	腰痛、腰肌劳损、急性腰扭伤、坐骨神经痛、腰椎间盘突出症
骶	下颌角前上0.5寸	骶棘肌劳损、妇科腰痛、骶髂韧带损伤、遗尿、性功能障碍、前列腺炎

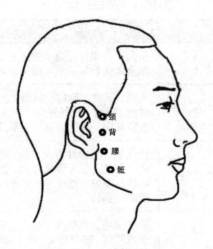

图 16-2　脊柱穴位

3. 上肢穴位

见表 16-3、图 16-3。

表 16-3　上肢穴位

穴名	标准化定位	主要适应证
肩	颞颧缝中点处	肩痛、肩周炎、肱二头肌腱炎、肩峰下滑囊炎、冈上肌腱炎、肩袖损伤、胸锁乳突肌痉挛、肩胛提肌损伤
肘	眼外眦与颧骨下端连线中点	肘痛、网球肘、高尔夫球肘、腕伸肌总腱炎、肱三头肌肌腱炎
腕	鼻孔下缘引水平线与鼻唇沟交点处	腕痛、腕关节扭伤、腕管综合征、指痛
手	鼻孔下缘中点与上唇线连线的中点	手指关节炎、腱鞘炎、指尖麻木、手掌麻

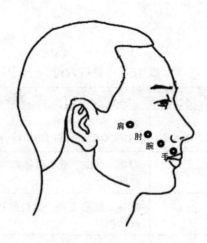

图 16-3　上肢穴位

4.下肢穴位

见表16-4、图16-4。

表 16-4　下肢穴位

穴名	标准化定位	主要适应证
髋	咬肌粗隆，下颌角前上1寸	坐骨神经痛、外伤性髋关节炎、梨状肌损伤、腹股沟疼痛
膝	下颌角与承浆穴连线中点处	膝关节疼痛、腓浅神经痛、膝关节炎、腘肌损伤、腓肠肌痉挛、下肢静脉曲张、下肢水肿
踝	膝与承浆穴连线靠人体中线1/3处	踝关节扭伤、肿痛、踝关节炎、跟腱炎、跟痛症
足	承浆穴旁0.5寸处	痛风、跖筋膜损伤、跟痛症、趾痛

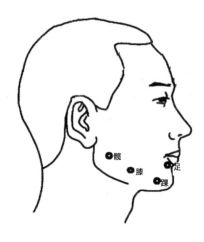

图 16-4　下肢穴位

三、操作方法

（一）针前准备

鉴于颊针的特殊情况，宜用较细（0.14～0.20mm）的毫针，以长0.5～1.5寸为宜，针前各项准备同一般体针治疗，针具及皮肤表面之消毒无菌操作要特别注意。

（二）针刺方法

常见的针刺方法有双针刺、三角刺，以隐形针感为主。为了达到有效干预，会在同一穴区采用多针刺的方法加以强化，如菱形刺、梅花刺、单排刺、双排刺等。这些针法的使用主要针对病情程度较严重、病程久远、病变范围较大者。一般直刺0.2～0.5寸，斜刺0.5～1寸，透刺0.5～1.5寸。针刺深度问题比较复杂，原则是根据病位进行调整，病轻则浅，病重则深。

针刺得气后留针时间20～40分钟。慢性、顽固性疼痛，以及需要精神放松者留针时间应长一些；其他则留针时间短一些。留针期间，可根据患者的反应调针、补针，以确保疗效。通常 3 日一次，3 次为 1 个疗程。

（三）注意事项

1. 对整容或注射瘦脸针、抗皱针的患者要详细询问，评估风险后再决定是否采用颊针。

2. 对三叉神经痛及面肌痉挛的患者尽量慎重使用。

3. 针灸期间禁止吃东西，以防咀嚼而造成滞针或断针。

4. 孕妇，特别是有流产史或人工受孕者慎用。

5. 治疗时亦可发生晕针，应注意预防并及时处理。

四、颊针临床应用

（一）穴位运用方法

同位对应法：与同名穴位保持完全一致，如左肩病变时，取左侧面颊的肩穴。

左右对应法：以缪刺法取穴，如左侧偏头疼时，取右侧面颊部的头穴。

前后对应法：根据人体解剖前后对应取穴，如腰痛时，可选择下焦穴。

交叉对应法：依照全息论的相似相应原理取穴，如左侧髋关节痛时，取右侧肩穴。

上下对应法：依照全息论的两极相关原理取穴，如头痛时，可选用骶穴。

相关对应法：根据病变部位的解剖结构连续性取穴，如下肢静脉曲张，取髋、膝、踝穴。

针效对应法：可一穴一针，也可一穴（区）多针，可多穴一病，视临床情形而定气至，以有效为度。

协同对应法：颊针可同其他微针系统及传统针灸配合使用，使疗效增强，不拘一法。

（二）适应范围

1. 以四肢脊柱部位的急慢性疼痛为主，如急慢性颈、肩、腰、腿疼痛。这是临床的常见病、多发病，也包括一部分复杂的颈椎病及腰椎间盘突出症、椎管狭窄等软组织损伤疼痛。

2. 主要针对胸腹腔的内脏病机及症状，如胸闷、心悸、咳喘、痰多、乳房胀痛、胃痛、泛酸、烧心、腹胀、腹泻、便秘、尿频、尿急、痛经等，部分与内脏疾病相关联的颈、背、腰、骶疼痛。

3. 烦躁、紧张、焦虑、情绪化变态反应性疾病、风湿类疾病、内分泌疾病、顽固性皮肤病、慢性过敏性哮喘、顽固性失眠、记忆衰退、老年痴呆、头痛、偏头痛等。

五、典型病例

病例 1：某患，女，56 岁，瑜伽教练。右肩疼痛不能平举已 5 个月，因不接受封闭治疗来门诊。查 C4、C5 椎体压痛，冈上肌紧张压痛，右上肢举手和侧平举都不超过 90°，X 光片显示冈上肌腱有钙化。诊断：冈上肌腱炎。取颈穴、肩穴、颈穴上下强化两针，肩穴后强化一针，抬手超过 150°，留针 20 分钟，再查可以上举到 180°。十天后再诊，侧举到 120°仍有痛感，原法继续，针后活动已无不适，留针 20 分钟。之后巩固治疗五次，临床痊愈。

病例 2：某患，女，62 岁。腹痛 3 年，反复发作，伴胃部嘈杂、泛酸、食管烧感、背痛、失眠、情绪激动等症状。经详细问诊，并配合催眠疗法，得知是因为其父亲 62 岁死于前列腺癌引起的腹部、肺部转移，患者的潜意识认为自己也死期将至，症状不断反复加重。诊断：胃肠神经官能症。取针头穴加三焦穴。治疗后腹部紧张、压痛逐渐减轻，同时心理疏导，让患者了解父亲的死亡和疾病与她本人没有任何遗传关系，彻底消除这种潜意识中出现的提示。

第十七章 腹 针

第一节 概述

通过针刺或其他方法刺激腹部特定穴位，以治疗全身疾病的方法称为腹针疗法。腹针的全息穴位群同全身有着密切的联系，分布具有一定的规律性。

一、腹针发展概况

通过腹部的触诊等方法诊断治疗疾病的方法贯穿整个中医学的发展过程，通过针刺腹部腧穴治疗脏腑疾患的记载涉及内、外、妇、儿各科。到清代医家俞根初创造性地提出"胸腹为五脏六腑之宫城，阴阳气血之发源，若欲知其脏腑何如，则莫如按胸腹，名曰腹诊"的论断，明确提出了腹部诊法的生理、病理意义及临床重要价值。

腹针疗法作为一种针灸微针疗法被提出是在 20 世纪 60 年代，最早的腹针穴位只包括了肩、胸、颈或后头、腰和下肢五个。尔后薄智云教授经过长期针灸临床实践进一步总结发明了以腹部穴位治疗全身疾病的针灸治疗方法。

薄氏腹针疗法的创立源于针灸临床实践。1972 年薄智云教授针刺任脉关元、气海穴治疗一位因腰扭伤合并坐骨神经痛的患者产生奇效，从中受到启发。从此，薄教授开始用此法进行各种疾病的治疗，屡屡见效，从而发现在腹部存在一个以神阙为中心的经络系统，并首次提出神阙调控系统的理论。到 20 世纪 80 年代末期，以神阙调控系统为核心的腹针理论逐渐形成，又经过数千人次的科学实验和反复临床验证，从而形成了以治疗慢性病、疑难病为主，并有广泛临床适应证和良好的临床疗效的新型针灸临床治疗方法——腹针疗法。

二、腹部解剖

腹腔是身体上最大的空腔，内含消化系统和泌尿系统等器官。其在体表上的上界是肋弓和胸骨的剑突，下界由髂嵴、腹股沟韧带、耻骨结节、耻骨嵴和耻骨联合上缘所组成，外侧界是腋中线。前腹壁表面可根据 Leclerc 法，通过人为的两条垂线和两条水平线划分为 9 个区。此外，腹针取穴时亦常采用以脐为坐标原点的四分法，将前腹壁分为左上、右上、左下、右下 4 个区。肋弓和正中线、髂嵴、耻骨结节、脐和半月线都可以作为腹针取穴的重要前腹壁表面标志。

腹壁分为浅、深两层。浅层由皮肤、浅筋膜、皮下血管、皮神经、深筋膜构成。前腹壁皮肤较薄而弹性极大，浅筋膜含皮下脂肪较多，皮下血管主要是肋间动脉分支，股动脉分支——腹壁浅动脉、旋髂浅动脉，脐以上浅静脉回流于胸腹浅静脉，脐以下浅静脉汇集于腹壁浅静脉，回流于大隐静脉；皮神经主要是肋间神经的前皮支与后皮支及髂腹下神经、髂腹股沟神经的皮支。深层主要由腹外斜肌、腹内斜肌、腹横肌、腹直肌等诸肌构成，神经主要是下位 6 对肋间神经，血管主要由腹壁上、下动脉、旋髂深动脉组成。

第二节　理论基础

一、腹针的藏象理论基础

腹部是人体的一个重要部位，在腹腔内集中了人体许多重要的内脏器官，许多生理功能均是在这些重要器官的正常活动下得以运转。腹与脏腑经络有密切的联系。心位于胸中，但得养于脾胃，与小肠相表里，因此通过络脉络于小肠；肺虽位于胸中，但肺的经脉却起于中焦，下络大肠；其他脏腑俱在腹中。因此五脏六腑与腹部有密切的联系。由于脏腑与腹部体表有对应关系，根据《内经》"有诸内，必形诸外"的原理，脏腑病变常在其对应部位出现异常征象。因此临床根据腹部出现的异常征象即可诊断相应脏腑的疾病，同理刺激脏腑对应于腹部体表的穴区也可治疗脏腑疾病。

二、腹针的经络腧穴理论基础

腹部与经络有密切联系，手三阳经分别属于大肠、小肠、三焦，足三阳经分别属于胃、胆、膀胱，足三阴经分别属于肝、脾、肾。这些脏腑均位于腹部。此外，足阳明经别"入于腹里"；足阳明之筋"上腹而布"；足太阴经"入腹"；足厥阴经"抵小腹"；任脉"循腹里"；任脉络"下鸠尾，散于腹"。因此腹部为全身经脉走循最多的部分。经脉有规律地沿一定路线循行，分布于特定的区域，通过经脉与不同脏腑的络属关系，使不用脏腑与一定区域构成特异性生理联系。脏腑有病，相应区域可见异常变化，故诊察腹部可了解脏腑经脉的病变情况。同样针刺腹部穴位可以治疗全身多种疾患。

另外，每一个脏腑都有一个募穴。募穴是脏腑之气结聚的地方，因脏腑的募穴大多集中在腹部，故又称腹募。由于募穴与脏腑的部位更为接近，所以脏腑有邪多反映于募穴。滑伯仁《难经本义》载："阴阳经络，气相交贯，脏腑腹背，气相通应。"指脏腑与背俞、募穴相通，病邪侵袭脏腑，俞募则出现各种病症，并以俞募为审查证候、诊断、治疗疾病的重要部位。

三、神阙布气说与腹针的关系

神阙位于脐窝中央，脐窝是由新生儿时脐带残端变干后，脐带腹壁表皮相连处出现裂口，逐渐与腹壁脱落，遗留创面愈合后形成。因人体在母体内是通过脐带获得营养逐渐形成，所以脐是禀受先天的最早形式，因此神阙具有向四周及全身输布气血的功能。以神阙为轴心的腹部不仅有一个已知的与全身气血运行相关的循环系统，而且还拥有一个被人们所忽略的全身高级调控系统。这个系统形成于胚胎期。虽然目前我们尚无解读其密码的能力，但也可以从中医的临床应用中略见端倪。

腹诊是中医临床诊断中的重要组成部分，其具有审病因、析病机、断病位、辨病性、定病症、立治法、测预后的作用，在诊治疾病中有着极其重要的意义。因脐位于腹部中央，又名神阙，系血脉之蒂、生命之蒂，故腹诊多与脐诊与脐周相关，而针刺经络时又与神阙具有一定的相关性，使腹部形成了一个以神阙为核心的诊治体系。

四、机体稳态与腹针的关系

维持机体的稳态是医学界的共识。中医认为人体是有机的整体，在结构上不可分割，在生理上相互协调，在病理上相互影响，外病及里，里病显外。内脏系统的失衡和在体表的反应相关。这是中医的基本概念，即"有诸内必形诸外"。而疾病对机体的稳态影响，较大程度地表现在对腹部内脏内外环境的影响，亦即"腹者有生之本，百病根于此"，因此通过调整脏腑功能就可以治疗全身慢性病。外病及里，且伤之不深，当治以标，若病已久，则当标本同治。里病外显，其病在本，则腹针治其本而标症悉除。

另外，从腹部的解剖实体来看，腹腔内大量的重要器官与前腹壁丰富的深动脉、浅动脉、静脉、淋巴管、肋间神经、腰神经等，为人体内脏的正常生理和向全身运行气血提供了丰富的物质基础，同时也为腹针对全身的调节提供了多层次的空间结构。在运用腹针施治时刻采用不同的深度去影响与刺激不同的外周系统，从而达到调节局部或整体的作用，以达到机体稳态。

五、腹针的全息理论基础

生物全息医学理论认为，腹部作为一个全息元，其不同的特定部位之所以能诊断和治疗全身各主要经络和器官的病变，原理即是腹部特定区域与相应内脏组织具有生物学特性相似度较大的细胞群。从神经生理角度，以体壁内脏反射来解释体表特定部位对相应内脏器官病变的反应，一般认为，来自内脏的刺激冲动，影响到同一脊髓节段出入的躯体神经，引起相关体表部位的知觉过敏和痛觉过敏，据此腹部体表反映相应内脏器官的病变；当刺激腹部体表全息穴位时，神经冲动影响到同一脊髓节段出入的内脏神经，调节内脏器官的功能，从而起到治疗作用。

第三节　穴位及操作方法

一、腹部的全息影像特点

（一）腹针中调节外周的经络系统的特点

在腹针中调节外周的经络系统是形象酷似神龟的全息影像，中心部位是神阙穴，头顶部是中脘穴，尾部是关元穴。中心部向左右延伸的边端是大横穴。两上肢以滑肉门穴为起点（肩部），向外向上 5 分为上风湿点（肘部），平行向外 1 寸为上风下点（腕部）。两下肢以外陵穴为起点（髋部），向外向下 5 分为下风湿点（膝部），大巨穴平行向外 1 寸为下风下点（踝部）。商曲穴为颈部，四满穴为骶尾部的始端。（图 17-1）

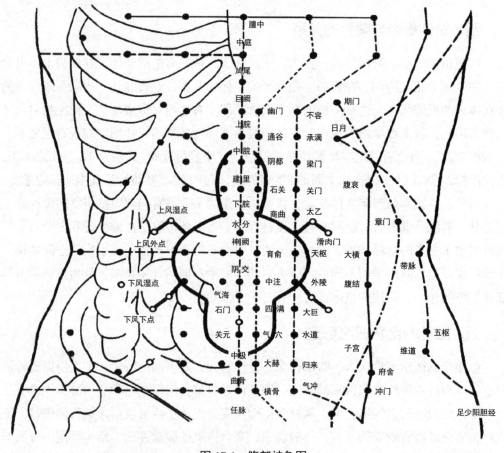

图 17-1　腹部神龟图

（二）腹针中调节内脏的经络系统的特点

在腹针中调节内脏的经络系统是八廓系统。八廓系统以后天八卦为依据，据《灵枢·九宫八风》记载，八卦中离为火，四方所主南，与五脏相应为心；坤为土，与中心土相应，四方所主西南，与五脏相应为脾；兑与乾为金，四方所主兑为西，五脏相应为肺，乾为西北与脏腑相应为小肠；坎为水，四方所主北，与五脏相应为肾；艮为山与中心土相应，四方所主东北，与脏腑相应为大肠；震居东为木，巽亦为木，震为四方所主东，与脏腑相应为肝，巽为四方所主东南，在脏腑相应为胃。

　　腹针的八廓系统是在长期的实践中总结出的。其中中脘为火，为离，主心与小肠；关元为水，为坎，主肾与膀胱；左上风湿点为地，为坤，主脾胃；左大横为泽，为兑，主下焦；左下风湿点为天，为乾，主肺与大肠；右上风湿点为风，为巽，主肝与中焦；右大横为雷，为震，主肝胆；右下风湿点为山，为艮，主上焦。八廓中每一廓的穴位都对所主脏腑有特殊的治疗作用，并对内脏的平衡调节起着重要的作用。（图 17-2）

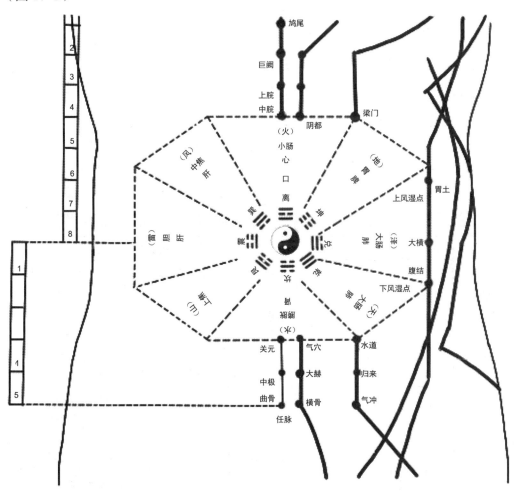

图 17-2 腹部八廓图

二、腹针穴位的定位方法

（一）取穴方法

腹部取穴时，以任脉为纵轴坐标，以胸剑联合中点、肚脐中、耻骨联合上缘为标志点进行取穴。上腹部：神阙穴到中庭穴之间的距离，确定为八寸；下腹部：神阙穴到曲骨穴之间的距离，确定为五寸；神阙穴到腹侧缘的距离，确定为六寸。

（二）水平投影线、比例寸

让患者平卧后，在腹部各标志点做垂线向上延伸，然后在两条垂线上找水平线，在水平线上等分，排除因凹凸造成的视觉误差，以达到取穴准确的目的。

（三）在腹针疗法中任脉的确定

腹针疗法将腹白线（或以毛孔走向，或以腹皮中线的凹陷）作为任脉的体表标记。不能简单地把腹部的正中线作为任脉进行取穴。

三、腹部常用穴位的定位及主治

腹部的经穴有48个，分布在任脉、足少阴肾经、足阳明胃经、足太阴脾经、足厥阴肝经及足少阳胆经中。腹部的经外奇穴有35个，分布在腹前正中线9个，腹部正面15个，腹部侧面11个。此外，还新增了新穴9个。（表17-1至表17-10、图17-3至图17-5）

表 17-1　腹部任脉经穴表

穴名	定位	主治
曲骨	脐下5寸，腹白线中央	月经不调、子宫脱垂、膀胱炎、睾丸炎
中极	脐下4寸，曲骨穴上1寸	遗精、遗尿、尿潴留、阳痿、早泄、月经不调、白带过多、妇女不孕、肾炎、尿道感染、盆腔炎、腹中脐下结块、阴痒、阴痛、产后恶露不止、胎衣不下、经闭、水肿、血崩等
关元	脐下3寸，中极穴上1寸	诸虚百损、脐下绞痛、腹痛腹泻、肾炎、月经不调、痛经、盆腔炎、血崩、子宫脱垂、遗精、阳痿、遗尿、经闭、带下、不孕、尿路感染、产后恶露不止、疝气等
石门	脐下2寸，关元穴上1寸	腹胀坚硬、水肿、尿潴留、小便不利、小腹痛、泄泻、身寒热、咳逆上气、呕血、疝气疼痛、产后恶露不止、崩漏、闭经、乳腺炎等
气海	脐下1.5寸，当脐中与关元穴连线之中点	下焦虚冷、呕吐不止、腹胀、腹痛虚阳不足、惊恐不卧、神经衰弱、奔豚七疝、癥瘕结块、脐下冷气、阳脱欲死、阴证伤寒阴缩、四肢厥冷、肠麻痹、遗尿、尿频、尿潴留、遗精、阳痿、赤白带下、月经不调、痛经
阴交	脐下1寸，石门穴上1寸	腹痛冲心、不得小便、水肿、疝痛、阴汗湿痒、奔豚、腰膝拘挛、月经不调、崩漏、带下、子宫脱垂、产后恶露不止、绕脐痛

（续表）

穴名	定位	主治
神阙	脐之正中	急慢性肠炎、慢性痢疾、肠结核、水肿鼓胀、中风脱证、中暑、小儿乳痢脱肛、风痛角弓反张、妇人血冷不受胎气等
水分	脐上1寸	腹水、呕吐、腹泻、肾炎、肠鸣泄痢、小便不通等
下脘	脐上2寸	消化不良、胃痛、胃下垂、腹泻、痞块连脐、反胃等
建里	脐上3寸	急慢性胃炎、心绞痛、腹水、腹胀、身肿、呕吐不食等
中脘	脐上4寸	胃炎、胃溃疡、胃下垂、胃扩张、急性肠梗阻、胃痛、呕吐、腹胀、腹泻便秘、消化不良、高血压、神经衰弱、精神病、虚劳吐血、痢疾、气喘、黄疸等
上脘	脐上5寸	心痛腹胀、心中烦热、饮食不化、腹中雷鸣、反胃呕吐、奔豚、伏梁、气胀、积聚、黄疸
巨阙	脐上6寸，鸠尾下1寸	咳逆胸满、九种心疼、蛔痛、咳嗽、恍惚发狂、黄疸、中隔不利、反胃呕吐、呕血、惊悸、吐痢、癫痫
鸠尾	歧骨下1寸	心惊悸、神气耗散、癫痫、发狂呕逆、哮喘

表 17-2　腹部足少阴肾经经穴表

穴名	定位	主治
横骨	曲骨穴旁开5分	疝气、五淋、小便不通、小腹满、目眦赤痛、遗尿、遗精、阳痿等
大赫	曲骨穴上1寸，中极穴旁开5分	虚劳失精、阳痿上缩、茎中痛、目赤痛、女子赤带、白带过多等
气穴	关元穴旁开5分	奔豚痛引腰脊、泄痢、月经不调、带下、不孕症、尿路感染、腹泻等
四满	石门穴旁开5分	积聚疝瘕、肠中切痛、石水、奔豚、脐下痛、女人月经不调
中注	阴交穴旁开5分	小腹热、大便燥坚、腰脊痛、目眦痛、女子月事不调
肓俞	脐旁5分	腹痛寒疝、大便燥、腹泻、呕逆、目赤痛从内眦始
商曲	下脘穴旁开5分	腹中切痛、积聚不嗜食、目赤痛从内眦始、腹膜炎等
石关	建里穴旁开5分	呕逆、脊强、腹痛、气淋、小便不利、大便燥闭、目赤痛、妇人无子、脏有恶血腹痛、食道痉挛等
阴都	中脘穴旁开5分	心烦闷恍惚、气逆、肺胀、大便难、肋下痛、目痛、腹膜炎、疟疾、腹胀、腹痛、妇人无子、脏有恶血腹痛

（续表）

穴名	定位	主治
腹通谷	上脘穴旁开5分	口喎、暴瘖、胸满食不下、胸结呕吐、目赤痛、项强、癫痫、心悸、肋间神经痛、腹泻等
幽门	巨阙穴旁开5分	胸痛心烦、逆气里急、支满不嗜食、数咳干哕、呕吐涎沫、健忘、泄痢脓血、少腹胀满、心痛逆气

表 17-3　腹部足阳明胃经经穴表

穴名	定位	主治
不容	巨阙穴旁开2寸，肋骨下缘	胸痛痃癖、胸背肩肋引痛、心痛、唾血喘咳、呕吐、癖疾、腹中雷鸣、不嗜食、疝气
承满	上脘穴旁开2寸	腹胀腹鸣、肋下坚痛、上气喘息、饮食不下、肩息、膈气唾血、疝痛
梁门	中脘穴旁开2寸	胸肋积气、饮食不思、气块疼痛、大肠滑泄、完谷不化、胃脘痛、疝痛、脱肛等
关门	建里穴旁开2寸	积气腹胀、肠鸣切痛、泄痢不食、挟气急痛、疟疾、遗溺、水肿等
太乙	下脘穴旁开2寸	心烦、胃脘痛、肠疝、脚气、遗尿、精神病等
滑肉门	水分穴旁开2寸	癫痫、呕逆吐血、重舌、舌强、胃肠火等
天枢	神阙穴旁开2寸	奔豚、呕吐、泄泻、赤白痢、食不化、水肿腹胀肠鸣、冷气绕脐切痛、烦满便秘、赤白带下、月经不调、淋浊、不孕、癫痫
外陵	阴交穴旁开2寸	腹痛心下如悬、下引脐痛、疝气、月经痛等
大巨	石门穴旁开2寸	小腹胀满、烦渴、小便难、溃疝、四肢不收、惊悸不眠、肠梗阻、尿潴留、膀胱炎、遗精等
水道	关元穴旁开2寸	三焦热结、大小便不利、疝气、小腹胀痛、腰腹痛、胞中有瘕、子门虚寒、腹水、肾炎、睾丸炎、膀胱炎等
归来	中极穴旁开2寸	奔豚七疝、阴丸上缩入腹、妇人血脏积冷、经闭、不孕、带下、阳痿
气冲	曲骨穴旁开2寸，腹股沟上1寸	心腹胀满、逆气、奔豚、腹痛、睾丸痛、阴茎痛、疝痛、妇人经水不利、不孕、胎产诸疾

表 17-4 腹部足太阴脾经经穴表

穴名	定位	主治
冲门	腹股沟斜纹中，髂外动脉搏动处的外侧	腹寒气满、腹中积聚疼痛、疝痛、子痫、癃闭、痔疾、子宫内膜炎、睾丸炎、霍乱等
府舍	冲门穴上 7 分，前正中线旁开 4 寸	疝痛、腹肋满痛、上下抢心、积聚、髀中急痛、附件炎、少腹痛、厥逆、霍乱等
腹结	府舍穴上 3 寸，大横穴下 1.3 寸，前正中线旁开 4 寸	绕脐腹痛、腹寒泄痢、咳逆、心痛、疝痛
大横	神阙穴旁开 4 寸	大风逆气、多恐善悲、惊悸、下痢、洞泄、便秘、小腹寒痛、中焦虚寒、四肢不举、小腹热、时欲太息等
腹哀	大横穴上 3 寸，建里穴旁开 4 寸	腹寒痛、饮食不化、绕脐痛抢心、泄痢、便结或下痢脓血

表 17-5 腹部足厥阴肝经经穴表

穴名	定位	主治
急脉	横平耻骨联合上缘，前正中线旁开 2.5 寸	子宫脱垂、疝痛、睾丸炎鞘膜积液、阴茎痛等
章门	在侧腹部，第 11 肋游离端下际	肝脾大、肝炎、呕吐、肠鸣腹胀、食不化、寒中洞泄、溺多白浊、腰肾冷痛、肋痛胸胁支满、一切积聚痞块、心痛而呕、四肢懈怠、肩臂不可举、卒中恶风、小儿癖气久不消等

表 17-6 腹部足少阳胆经经穴表

穴名	定位	主治
日月	在胸部，第 7 肋间隙中，前正中线旁开 4 寸	胸肋痛、脘痛、呕吐、吞酸、黄疸腹胀、多唾、四肢不收、太息善悲、小腹热、胆囊炎、溃疡、横膈膜痉挛
带脉	在侧腹部，第 11 肋骨端直下，与脐平线相交处	妇人少腹坚痛、月经不调、赤白带下、肠疝痛、腰肋背痛、偏坠、下痢、腰腹纵、足痿瘈疭等
五枢	在侧腹部，带脉穴下 3 寸，与关元穴相平处	寒疝、赤白带下、腰背痛、腹痛、便秘、子宫内膜炎、睾丸炎等
维道	在侧腹部，五枢穴下 3 分	咳逆不止、水肿、肠痛、寒疝、呕吐、不思饮食、腰腿痛、子宫内膜炎、习惯性便秘、三焦不调、阴挺等

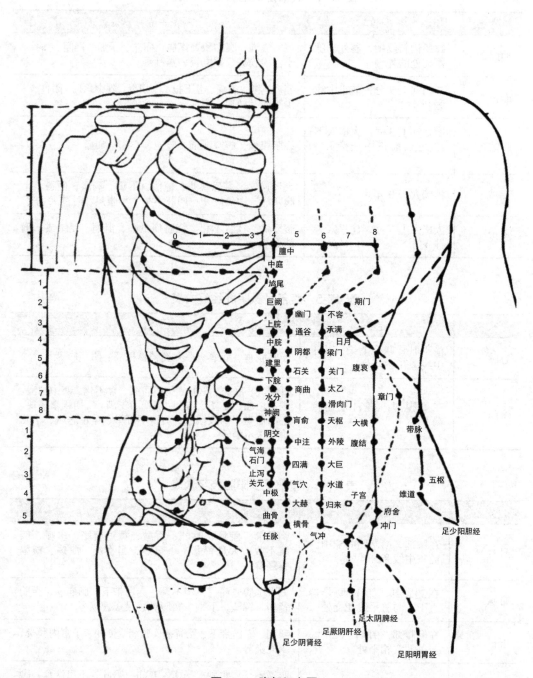

图 17-3　腹部经穴图

表 17-7　腹部前正中线经外奇穴表

穴名	定位	主治
梅花	中脘穴及两侧阴都穴的上下各 0.5 寸，共 5 穴	消化不良、胃炎、胃溃疡等
脐上下	脐上下各 1.5 寸处	黄疸下痢、胃痛、腹痛
脐四边	脐上下左右各 1 寸	急慢性肠炎、胃痉挛、水肿、消化不良、小儿暴痫
囟门不合	脐上下各 5 分处	小儿囟门不合、肠鸣下痢、水肿疝痛、妇科疾病
三角灸	以患者两口角的长为一边，以脐孔为顶点，作一等边三角形，使底边在脐下呈水平，两底角处是穴	慢性肠炎、胃痉挛、疝气、腹部疼痛
身交	脐下横纹中	妇人阴挺、遗尿闭尿、大便秘结
绝孕	脐下 2 寸	妇人绝孕，小儿腹泻
止泻	脐下 2.5 寸	尿潴留、腹痛、腹泻、肠炎、急性菌痢、胃下垂、尿血、淋病、肾炎、子宫脱垂
中极下	中极穴下 5 分	尿失禁

表 17-8　腹部正面经外奇穴表

穴名	定位	主治
退蛔	右侧肋弓下缘，从正中线开始沿右侧肋弓下缘 6 分处为第 1 穴，向右下方每隔 6 分为 1 穴，共计 4 穴	胆道蛔虫症
肝神	右侧肋弓下缘，从剑突右侧紧靠右肋弓下缘 3～4 分取第 1 穴，每间隔 1 寸分别取第 2 穴，第 3 穴，从第 2 穴起往下稍向腹中线斜 1.5 寸处（与前 3 穴连线成 45°～60°）为第 4 穴，共计 4 穴	内耳性眩晕
通关（经穴阴都）	中脘穴左右各旁开 5 分	饮食不思
食仓	中脘穴左右各旁开 3 寸	一切脾胃病
食关	建里穴旁开 1 寸	消化不良、胃炎、肠炎、噎嗝反胃、胃气痛等

（续表）

穴名	定位	主治
魂舍	脐旁1寸	腹痛腹泻，食入不化、下痢、水肿
长谷	脐旁2.5寸	不嗜食、食入不化、下痢、水肿
金河	气海穴旁开5分	小儿腹股沟疝
气中	气海穴旁开1.5寸	肠痉挛、腹胀、肠鸣、肠炎、鼻血、溺血、气喘等
护宫	气海穴旁开2.6寸	不孕症、附件炎、卵巢囊肿、睾丸炎等
外四满	石门穴旁开1.5寸，四满穴旁开1寸	月经不调
遗精	关元穴旁开1寸	遗精、早泄、阳痿、阴囊湿疹
胞门、子户	相当于水道穴，左为胞门，右为子户	不孕症、腹中积聚、白带过多、子死腹中滞产、子宫虚冷、妇女淋病等
肠遗	中极穴旁开2.5寸	阴茎痛、睾丸炎、月经不调、附件炎、遗溺等
亭头	大赫穴下5分	子宫脱垂

表 17-9　腹部侧面经外奇穴表

穴名	定位	主治
血门（食仓、肝明）	中脘穴旁开3寸	胃痛、食欲不振、肝下垂、肝痛、胃下垂、溃疡病等
胃上	下脘穴旁开4寸	胃下垂
胃乐	水分穴上2分，旁开4寸	胃痛
通便	天枢穴旁开1寸	便秘
子宫	中极穴旁开3寸	阴挺、月经不调、痛经、崩漏、不孕等
经中	气海穴旁开3寸	肠炎、赤白带下、月经不调、尿潴留、五淋、便秘等
通经	大横穴下2寸	闭经、月经不调、遗精
气门	关元穴旁开3寸	疝气、功能性子宫出血、胎孕不成等
提托	关元穴旁开4寸	子宫脱垂、下腹痛、疝痛、痛经、腹胀、肾下垂
维胞	髂前上棘内下方凹陷处，平关元穴	子宫脱垂、肠疝痛、肠功能紊乱
维宫	腹股沟下方，髂前上棘上方凹陷斜下2寸	子宫脱垂，睾丸炎

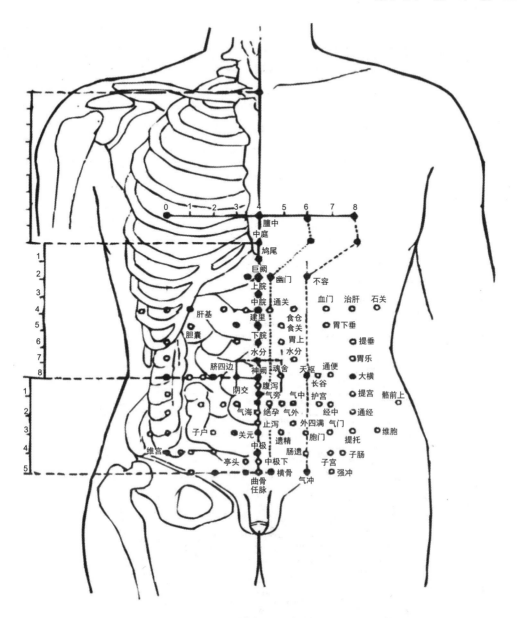

图 17-4　腹部经外奇穴图

表 17-10　腹部新穴表

穴名	定位	主治
下脘上	下脘穴上 5 分	颈项强直、落枕、眩晕、手足麻木等
上风湿点	滑肉门穴旁开 5 分上 5 分	肘关节疼痛、肘臂麻木、屈伸不利、网球肘等
上风外点	滑肉门穴旁开 1 寸	腕关节炎、手关节活动不利、麻木等
上风上点	下脘穴旁开 3 寸	手腕及手指僵直、活动不利、麻木等
下风湿点	气海穴旁开 2.5 寸	膝关节疼痛、鹤膝风、膝关节活动困难等

（续表）

穴名	定位	主治
下风内点	气海穴旁开1.5寸	膝关节内侧疼痛、无力、活动困难等
下风下点	石门穴旁开3寸	小腿外侧疼痛、活动不利、麻木等
气旁	气海穴旁开5分	腰肌劳损、腰部疼痛、酸困、下肢无力等
关元下	关元穴下3分	腰骶椎疼痛、麻木、下肢无力、疼痛等

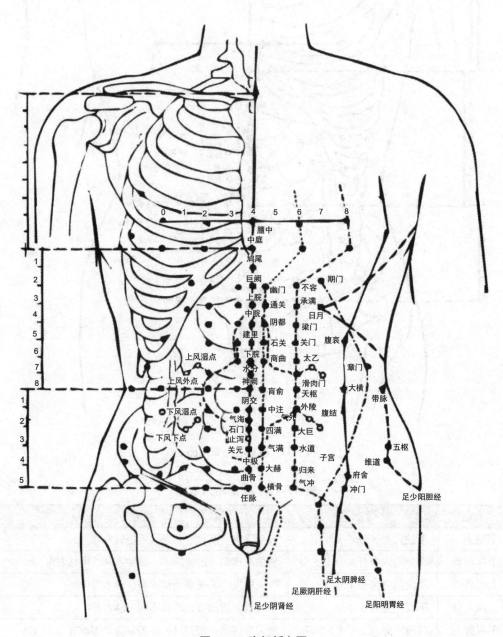

图 17-5　腹部新穴图

四、操作方法

（一）针前准备

1. 针具选择

为了避免针刺意外的发生，便于控制进针的深度，腹针治疗时根据患者的体形和疾病选择针具，要求同一个患者使用同一规格的针具。同时，为了减轻患者的疼痛感觉，根据疾病的性质还可选择比传统针灸针细很多的不同型号的腹针专用针具。（表 17-11）

表 17-11　一次性腹针专用针具规格及适应证

型号		规格（直径 × 长度）	体型	适应证
A	A Ⅰ	0.22mm×50mm	肥胖型	颈椎病、肩周炎、网球肘、腕管综合征、腰椎病、坐骨神经痛、骨关节病、风湿性关节炎、类风湿关节炎等疼痛性疾病
	A Ⅱ	0.22mm×40mm	正常型	
	A Ⅲ	0.22mm×30mm	消瘦型	
B	B Ⅰ	0.20mm×50mm	肥胖型	头痛、面神经麻痹、上呼吸道感染、带状疱疹、过敏性哮喘、慢性胃炎、慢性盆腔炎等疾病
	B Ⅱ	0.20mm×40mm	正常型	
	B Ⅲ	0.20mm×30mm	消瘦型	
C	C Ⅰ	0.18mm×50mm	肥胖型	脑血管病后遗症、小儿脑瘫、慢性前列腺炎、眼底病、老年病、慢性病等疾病
	C Ⅱ	0.18mm×40mm	正常型	
	C Ⅲ	0.18mm×30mm	消瘦型	
D	D Ⅰ	0.16mm×40mm	正常型	多年脑血管病后遗症、小儿脑瘫、老年病、慢性病等疾病中体质较弱者
	D Ⅱ	0.16mm×30mm	消瘦型	

2. 体位选择

患者取卧位，头部略高，身体放松，两臂自然垂放，下肢平直，腰带松开，暴露腹部。

3. 消毒

在安静通风环境下操作，针具、针刺部位、术者双手均按常规消毒。

（二）针刺方法

1. 进针手法

腹针进针时应避开毛孔、血管，施术要轻、缓。要求取穴要准，刺皮要快。

2. 进针深度

腹针将进针深度分为天、人、地三部。一般病程较短或邪在其表的疾病，针刺天部（即浅刺，真皮层或皮下）；病程较长，累及脏腑或其邪在腠理的疾病，针刺人部（即中刺，皮下脂肪中）；病程较长，累及脏腑或其邪在里的疾病，针刺地部（即深刺，脂肪最深层或筋膜上）。

3. 行针手法与留针时间

行针时一般采用三部法，即候气、行气、催气手法。进针后，停留 3～5 分钟谓之候气；3～5 分钟后再捻转使局部产生针感，谓之行气；再隔 5 分钟行针 1 次，根据处方要求进行轻捻转、慢提插，视患者的症状是否缓解进行调针，谓之催气。留针 20～30 分钟出针。

4. 出针手法

根据针刺顺序，依序出针，保持进针深度垂直缓慢提出，出针时注意以消毒的干棉球按压针孔 3～5 秒。

5. 疗程

腹针的治疗疗程为 6～10 次，一般治疗 6 次为 1 个疗程，脑血管病后遗症等慢性病 10 次为 1 个疗程。治疗的第 1～3 次连续每日针灸 1 次，第 3 次后隔日针灸 1 次。

6. 常用针刺方法

采用腹针治疗疾病时，症状常很快得到缓解，当症状的缓解与某一主穴的应用确切相关时，可在该穴位基础上施以三角刺、三星刺、梅花刺等针刺法，以加强主穴的治疗作用，取得更好的临床疗效。

三角刺：是以主穴为顶点向上下或左右各距 3～5 分，分别再刺两针，使三针成等腰或等边三角形的针刺方法。此法适宜于症状比较局限的疾病，如膝关节疼痛、局部关节疼痛等。

三星刺：是以主穴为基础向上下、左右或以神阙为中心呈放射状排列，各距主穴 3～5 分，分别各刺 1 针，形成并行排列的针刺方法。此法适宜于症状呈带状或条状的疾病，如坐骨神经痛等。

梅花刺：是以主穴为中心，上下左右各距 3～5 分各刺一针，共刺 5 针，使针体形成梅花图案的针刺方法。此法适宜于病情较重且病程较长的患者，也可在三星法疗效不佳时采用。

（三）注意事项

1. 注意防止发生晕针。

2. 出针时应注意用消毒干棉球局部按压 1～2 分钟，防止出血。

3. 有自发性出血或损伤后出血不止的患者，不宜针刺。患者在过于饥饿、疲劳，精神过度紧张时，不宜立即进行针刺。对身体瘦弱、气虚血弱的患者，进行针刺时手法不宜过强。腹针的针刺部位是腹部，因此，一切原因不明的急腹症、急性腹膜炎、肝脾肿大引起的脐静脉曲张、腹腔内部肿瘤并广泛转移、孕妇大月份孕期均为禁忌证。对于长期慢性病而致体质衰弱的患者，在施术时亦需谨慎处之。如肝脾肿大则需注意针刺两胁时不宜太深，以免损伤实质性脏器。

4. 严重心脏病患者慎用本法。

5. 操作部位应注意防止感染。

五、腹针临床应用

（一）适应范围

腹针的适应证广泛，尤其内伤性疾病或久病及里的疑难病、慢性病是主要的适应证，如脑血管病后遗症、心血管病、高血压、痹证、癥症等；另外各种原因引起的疼痛性疾病如腰腿痛、肩周炎、头痛、落枕、坐骨神经痛等病变均可用腹针治疗。

（二）腹针常用处方

1. 天地针

天地针由中脘、关元组成。腹针以神阙为中，中脘为天，关元为地。中脘是胃之募穴，胃与脾相表里，有水谷之海之称；关元是小肠的募穴，别名丹田，有培肾固本、补气回阳之功。故两穴合用具有补脾肾之功能。

2. 引气归元

引气归元由中脘、下脘、气海、关元4穴组成。方中中脘、下脘均属胃脘，两穴合用有理中焦，调升降的作用；且手太阴肺经起于中焦，故兼有主肺气肃降的功能；气海为气之海；关元培肾固本；肾又主先天之原气，以后天养先天之意，故名引气归元。《难经·四难》曰："呼出心与肺，吸入肾与肝"。故此方有治心肺、调脾胃、补肝肾的功能。

3. 腹四关

腹四关由滑肉门、外陵左右共4个穴位组成。滑肉门位于神阙之上，治疗躯干上段及上肢的疾患，外陵位于神阙之下，治疗下腹及下肢的疾患。该四穴具有通调气血、疏理经气使之上输下达肢体末端的作用，是引脏腑之气向全身布散的妙穴，故称腹四关。此方临床用于治疗全身性疾病，与引气归元或天地针合用时，兼有通腑之妙。

4. 调脾气

调脾气由左右两个大横穴组成。此方常与腹四关合用治疗腰部疾患和坐骨神经痛，与风湿点合用治疗全身关节炎或肩周炎等症。

5. 风湿点

上风湿点位于滑肉门穴的外5分、上5分；下风湿点位于外陵穴的外5分、下5分。风湿点有消肿、止痛的作用，与大横穴合用可祛风、滑利关节、消肿痛、开瘀血。治疗肩、肘疾病时可仅用上风湿点，治疗下肢疾病时可仅取下风湿点。

六、典型病例

病例1：某患，男，65岁，退休工人。2003年9月因中风后遗症偏瘫前来就诊。患者原有高血压病史，曾于半年前因中风在我院住院，CT检查：左侧基底节梗死，经中西药治疗，右侧肢体活动障碍无明显改善。就诊时查体：上肢肌力Ⅰ级，下肢肌力Ⅱ级。诊断：中风后遗症偏瘫。治疗取穴：中脘、下脘、气海、关元、患侧滑肉门、上风湿点、外陵、下风湿点、健侧商曲、大横、气穴。取仰卧位，暴露腹部，以神阙为中心定位取穴。常规皮肤消毒，根据体形胖瘦选择腹针专用BⅡ针具直刺，轻轻捻转，缓慢进针。中脘、下脘、气海、关元深刺至地部，滑肉门、外陵、商曲大横、气穴中刺至人部，上风湿点、下风湿点浅刺至天部。不要求患者有酸、麻、胀感，留针30分钟，每日1次，10次为1个疗程。经治1个疗程，上肢肌力恢复至Ⅲ级，下肢肌力Ⅳ级，经治2个疗程，上、下肢肌力均恢复至Ⅴ级。

病例来源：薄智云.腹针无痛治百病[M].北京：科学普及出版社，2006.

病例2：某患，女，39岁。1991年12月7日就诊。自述从事会计工作20余年，因工作量大，长期处于背肌紧张状态，5年前出现背困，每日下午感觉背部酸困、沉重。近月余由背困引起腰背酸困，左右旋转及弯腰均疼痛，近数日夜间翻身亦感困难，常常影响睡眠，故来诊。查体：胸2～腰2之间多处压痛且范围广泛，腰部屈曲疼痛（++），颈前屈试验（+）。X光片提示：胸、腰椎生理弯曲度存在，各椎体边缘轮廓清晰，骨质密度均匀，椎间隙宽度正常，无明显异常。诊断：背肌劳损。治疗：取穴中脘、气海、大横（双侧）针刺地部，石关（双侧）、太乙（双侧）、上风湿点（双侧）针刺人部，留针30分钟，艾架熏灸神阙。起针后，患者在床上左右翻身已轻松自如，起床时不用人协助自己可扶床坐起。次日来诊时告知，夜间已能安睡，唯右肩胛处仍觉酸困，于上方中加用滑肉门（右侧）后，又针两次痊愈。

病例来源：薄智云.腹针疗法[M].北京：中国中医药出版社，2012.

附篇：基于数据挖掘的腹针疗法研究

以现有腹针疗法相关期刊文献为基础，将以腹针疗法作为治疗组主要疗法的文献进行筛选，并将其纳入课题组建立的腹针疗法数据库平台进行数据挖掘与分析，共纳入文献788篇，涉及内、外、妇、儿、皮肤、五官等6个科属，共涉及病种97个。其中内科病种45个，占比46.39%，涉及文献347篇，尤以中风后遗症、不寐和眩晕频次较多，分别为67次、39次和36次；外科病种19个，占比19.59%，涉及文献281篇，以颈椎病、腰腿痛和膝骨性关节炎频次较多，分别为84次、77次和47次；妇科病种15个，占比15.46%，涉及文献107篇，以经行腹痛频次最多，共28次；儿科、

皮肤科和五官科涉及病种及文献均较少。（表17-12）

表 17-12　腹针疗法治疗各科疾病情况分析

科属	病种及频次	科属		病种	
		总频次（次）	构成比（%）	总频次（次）	构成比（%）
内科	中风后遗症（67）、不寐（39）、眩晕（36）、肥胖（25）、面瘫（24）、虚劳（15）、头痛（13）、便秘（13）癃闭（9）、消渴（9）、呃逆（8）、泄泻（7）、胃脘痛（6）、痞满（6）、肠易激综合征（5）、面睭（4）、腹痛（4）高血压（4）、心悸（4）、咳嗽（4）、遗尿（4）、骨质疏松（3）、尿频病（3）、颤症（3）、淋证（3）、抑郁症（3）、痧病（2）、化疗后反应（2）哮病（2）、高脂血症（2）、痴呆（2）、郁证（2）、肠痹（1）、腹胀（1）鼓胀（1）、汗证（1）、颈动脉粥样硬化（1）、颈源性心脏病（1）、胁痛（1）、面痛（1）、失音（1）、痿证（1）、胁痛（1）、心血管神经证（1）、中风（1）小脑共济失调（1）	347	44.04	45	46.39
外科	颈椎病（84）、腰腿痛（77）、膝骨性关节炎（47）漏肩风（28）、痹证（9）、腰痛（8）、落枕（4）、骨折（4）、强直性脊柱炎（3）、腰椎手术失败综合征（3）、肘劳（3）、历节风（2）、腰椎椎管狭窄（2）、足跟痛（2）、梨状肌综合征（2）、股骨头坏死（1）、腰椎手术后副反应（1）、术后伤口疼痛（1）	281	35.66	19	19.59
妇科	经行腹痛（28）、慢性盆腔炎（19）、绝经前后诸症（18）、不孕（11）、月经不调（9）、乳癖（4）、多囊卵巢综合征（3）、产后癃闭（3）、卵巢早衰（3）、经闭（2）、产后便秘（2）、子宫肌瘤（2）、产后抑郁（1）、腹痛（1）、月经前后诸症（1）	107	13.58	15	15.46
儿科	儿童多动症（2）、小儿抽动秽语综合征（1）、小儿脑瘫（1）	4	0.51	3	3.09
皮肤科	肝斑（7）、蛇串疮（7）、粉刺（6）、瘾疹（1）、斑秃（1）、脂溢性皮炎（1）、脂溢性脱发（1）	24	3.05	7	7.22
五官科	鼻渊（12）、耳鸣（6）、近视（2）、耳聋（1）、美尼尔病（1）、睑废（1）、舌痛（1）、喉痹（1）	25	3.17	8	8.25

治疗组除腹针疗法外，采用配合疗法的研究共 519 项（涉及内科疾病 243 项，外科 156 项，妇科 77 项，儿科 3 项，皮肤科 23 项，五官科 17 项），占比 65.86%，涉及疗法频次 552 次，其中以针刺疗法（包括传统体针、头针、电针、火针等刺法）应用最多，涉及频次 135 次，占 24.46%；中药内服 81 次，占 14.67%；艾灸 80 次，占 14.49%；常规西医治疗 51 次，占 9.24%；推拿 50 次，占 9.06%。（表 17–13）

表 17-13　治疗组配合疗法应用情况

配合疗法名称	应用频次（次）	构成比（%）
针刺	135	24.46
中药内服	81	14.67
艾灸	80	14.49
常规西医治疗	51	9.24
推拿	50	9.06
理疗	38	6.88
中药外用	31	5.62
康复	27	4.89
刺血疗法	13	2.36
耳穴疗法	12	2.17
穴位注射	12	2.17
穴位埋线	9	1.63
拔罐	8	1.45
心理疏导	2	0.36
穴位贴敷	1	0.18
刮痧	1	0.18
针刀	1	0.18
合计	552	100

治疗组采用配合疗法的纳入研究涉及配合疗法的应用总频次 552 次，其中内科疾病应用最多，涉及 252 次，占比 45.65%；外科其次，频次为 172 次，占 31.16%；妇科应用频次 81 次，占 14.67%。纳入研究各个科属疾病的治疗组除腹针疗法外，均有超过半数应用其他配合疗法加以治疗，其中以皮肤科疾病的治疗组应用配合疗法的比率最高，占 95.83%。（表 17–14）

表 17-14　配合疗法具体应用情况分析

科属	配合疗法	疗法		纳入研究	
		频次（次）	构成比（%）	频次（次）	本科属占比（%）
内科	针刺（67）、中药内服（34）、常规西医治疗（21）、艾灸（20）、推拿（11）、理疗（10）、康复疗法（8）、耳穴疗法（8）、穴位埋线（6）、中药外用（5）、刺血疗法（4）、拔罐（3）、穴位注射（2）	252	45.65	243	70.03（243/347）
外科	推拿（30）、艾灸（21）、针刺（19）、常规西医治疗（13）、理疗（12）、康复（12）、中药内服（11）、中药外用（11）、刺血疗法（6）、穴位注射（3）、拔罐（2）、穴位埋线（1）、刮痧（1）、针刀（1）	172	31.16	156	55.52（156/281）
妇科	艾灸（11）、中药内服（11）、理疗（10）、针刺（6）、常规西医治疗（6）、中药外用（5）、穴位注射（3）、耳穴疗法（3）、心理疏导（2）、推拿（1）	81	14.67	77	71.96（77/107）
儿科	中药内服（1）、推拿（1）、康复（1）	3	0.54	3	75.00（3/4）
皮肤科	针刺（8）、常规西医治疗（3）、艾灸（3）、中药内服（2）、中药外用（1）、刺血疗法（1）	25	4.53	23	95.83（23/24）
五官科	针刺（2）、艾灸（2）、中药内服（1）、穴位注射（1）、拔罐（1）	19	3.44	17	68.00（17/25）

　　腹针疗法的应用涉及内、外、妇、儿等 6 个临床科属，纳入 788 项研究共涉及治疗组病例 37155 例，其中内科病例 15398 例，外科 14518 例，妇科 4621 例，儿科 168 例，皮肤科 1161 例，五官科 1289 例；涉及对照组病例 24825 例，其中内科 10042 例，外科 9913 例，妇科 3285 例，儿科 80 例，皮肤科 704 例，五官科 801 例。腹针疗法在六个科属疾病应用中均疗效上佳，以外科疾病总有效率为最高，达 95.10%；妇科疾病总有效率较高，为 93.03%；内科疾病总有效率为 92.89%；儿科疾病总有效率为 92.26%；皮肤科疾病总有效率为 92.25%；五官科疾病总有效率为 91.16%。

　　腹针疗法具备其独特疗法特点与优势，据现有文献数据挖掘与分析所得，腹针疗法治疗疾病的病谱范围广泛，在临床应用中适当采用相应配合疗法取效更佳。

第十八章　脐　针

第一节　概述

脐针是指在肚脐及神阙穴处实施针刺，从而达到平衡阴阳、祛除疾病目的的一种方法。

脐针打破了传统针刺的定点治疗方法，脐针治疗仅一个神阙穴，病种虽多，皆取一穴，具有一穴多针、一穴多治、一穴多效等特点。其操作简便，治疗范围广泛，可以治疗临床各科多种疾病。

一、脐针发展概况

脐为人体先天之结蒂，位居腹部中央，名为神阙，又称为脐中、气舍、维会等，是胎儿吸收母体营养物质、进行新陈代谢的主要途径，故曰："人之始生，生于脐与命门，故为十二经脉生长，五脏六腑形成之根柢也。""脐者，肾间之动气也，气通百脉，布五脏六腑，内走脏腑经络，使百脉和畅，毛窍通达，上至泥丸，下至涌泉。"

脐自古以来只灸不针，晋代皇甫谧在《针灸甲乙经》中率先提出"脐中禁不可刺"，并指出了针刺后产生的严重后果是："刺之令人恶疡，遗矢者，死不治。"宋代王惟一在《铜人腧穴针灸图经》说："神阙一穴，可灸百壮，禁不可针。"明代汪机在《针灸问对》把该穴列为不可针刺的22穴之一。后来明代张介宾的《类经图翼》、高武的《针灸聚英》，以至于清代吴谦的《医宗金鉴》等典籍均沿袭了神阙穴禁针之古训。

脐疗是通过人体脐部进行治疗的方法总称。脐疗的历史源远流长，早在《五十二病方》中就有记载。现行的脐疗多为灸脐、敷脐、填脐、贴脐、熨脐等方法，脐针属于脐疗的新方法之一。

脐针疗法的创立源于针灸临床实践。起初，齐永教授受到藏医治疗腰痛的影响。藏医治疗腰痛是在肚脐上进行气功点穴，齐永教授在临床上应用此法治疗腰痛疗效甚好。随后其发现这种方法治疗腰痛耗时耗力，长时间操作对医者手指造成损伤，故用针代替手指点穴，也有不错的效果。后其通过研读古籍，确定肚脐和人体各部位的对应关系，又经过数年的观察、研究、探索和实践，最终创立了脐针疗法。2002年，他在《中国针灸》杂志上发表了第一篇脐针疗法的文章。2005年，脐针疗法学习班的举办使其得到迅速推广。2015年，《脐针入门》专著出版，脐针疗法进一步系统化、规范化。

二、脐的解剖

人体初成，即由脐带通过脐部与母体相连，胎儿的血液及营养供应均由此"入关"，以维系胎儿的生长和发育。彼时，脐带表面包有羊膜，内有一对脐动脉、一条脐静脉及结缔组织。胎儿出生切断脐带包扎后，脐动脉封闭后的遗迹逐渐成为脐外侧韧带，脐静脉逐渐封闭后则变成肝圆韧带和静脉韧带。脐部靠近腹腔和盆腔，此处有腹腔丛、肠系膜间丛等神经丛存在，还有最主要的神经节，支配腹腔和盆腔内所有的脏腑器官和血管。

脐位于腹部前正中线上，从剑突至耻骨联合线的中点。因为脐在胚胎发育中为腹壁的最后闭合处，所以脐部皮肤深部没有皮下脂肪层，这里的表皮角质层最薄，屏障功能最弱，有致密的结缔组织，脐中央部呈瘢痕化。脐筋膜是腹内筋膜的一部分，脐部外皮与筋膜和腹膜直接相连。脐下两侧有腹壁动静脉及丰富的毛细血管网，第十肋间神经的前行支在此通过。脐部动脉壁具有特殊结构。脐部的屏障功能最弱，敏感度高，渗透力强，渗透性快，易于药物穿透弥散和吸收。传统脐疗法也就是根据这个特点进行治疗的。脐部凹陷、隐蔽，故更易藏污纳垢，不易清洗。因为脐部皮肤与腹膜关系紧密，如粗暴地挖脐眼容易引起腹部疼痛，也易感染。

第二节　理论基础

一、脐与全息理论的关系

脐又称神阙穴，是全身唯一能够看得见、摸得着的穴位。《道藏》曰："神者变化之极也，故名之以神，阙为中门，出入中门，示显贵也，人身以神志为最贵，此穴为心肾（心藏神，肾藏志）交通之门户，故称之神阙。"

从全息律的角度来看，人体的经络系统是全身的信息流，每一个穴位都包含着整体经络信息，每一个穴位都是全身的窗口，透过这个窗口，可窥获整体的全息。

齐永教授提出肚脐为人身最大全息元，脐部神阙穴内藏人身先天经气，是先天和后天的连接门户，涵盖人体先天禀赋和后天疾病的信息，与人体五脏六腑、四肢百骸、皮毛筋骨、经络、情志变化各方面的联系密切。

脐针运用脐洛书全息、脐内八卦全息、脐外八卦全息及脐十二地支全息规律，应用时应四图共参。

1. 脐八卦全息

脐八卦全息包括脐内八卦及脐外八卦全息。齐永教授将易经八卦理论运用于人身，把神阙穴看作后天八卦图，从而解读人体信息、诊断疾病。脐内八卦全息图内应脏腑，脐外八卦图则是反映八卦类象与人体部位相对应的全息图，其理论源于《易传》

"乾为首，坤为腹，震为足，巽为股，坎为耳，离为目，艮为手，兑为口"。

2. 脐洛书全息

脐洛书全息是基于古代洛书图的数字结构 "戴九履一，左三右七，二四为肩，六八为足（实为股），以五居中"而提出的脐部全息规律。脐洛书全息图是人体结构在脐部最直观的全息投影。（图 18-1）

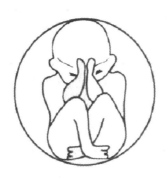

图 18-1 脐洛书全息图

3. 脐十二地支全息

脐十二地支全息是基于十二地支与八卦方位的关系，并结合子午流注理论中十二正经与十二时辰相对应的关系而提出的脐部全息规律。

二、脐与经络脏腑的关系

经络学说认为，经络是特有的人体结构和组成部分之一，是人体运行气血的通道，是沟通内外、上下的一个独特系统，它内属于脏腑，外络于肢节，无处不到，遍布全身，将人体脏腑组织器官联系成为一个有机的整体。

脐是奇经八脉之一"任脉"上的一个重要穴位，又名脐中、气舍、维会、命蒂、前命门等。脐既与十二经脉相连，也与十二脏腑和全身相通。

1. 脐通过奇经八脉与十二经脉相通

奇经八脉中有 4 条经脉直接到脐。 是任脉；二是督脉，《素问·骨空论》云："其少腹直上者，贯脐中央，上贯心，入喉……"；三是带脉，《经络学》中提到带脉"横绕腰腹周围，前平脐，后平十四椎"；四是冲脉，《素问·骨空论》云："冲脉者，起于气街，并少阴之经，挟脐上行，至胸中而散。"

任脉为"阴脉之海"，能"总任诸阴"，对全身阴经脉气有总揽、总任的作用，其脉气与手足各阴经相交会。足三阴与任脉交会于关元、中极；阴维与任脉交会于天突、廉泉；冲脉与任脉交会于阴交；足三阴经脉上交于手三阴经脉。故任脉联系了所有阴经。此外，任脉会足少阳于阴交，会手太阳、少阳、足阳明于中脘，会手足阳明、督脉于承浆。可见脐可通过任脉与小肠经、三焦经、大肠经、胆经、胃经、督脉等相联通。

督脉为"阳脉之海"，能"总督诸阳"，它的脉气多与手足三阳经相交会；带脉出第二腰椎，督脉与阳维脉交会于风府、哑门。故脐可通过督脉与诸阳经相联系。

带脉横行腰腹之间，能"约束诸经"，足部的阴阳经脉都受带脉的约束。由于带脉出自督脉，行于腰腹，腰腹部是冲、任、督三脉脉气所发之处。故脐可通过带脉与足三阴经、足三阳经及冲、督相联系。

冲脉贯穿全身，为"十二经之海"，能谓节十二经气血。脐可通过冲脉与十二经脉相通。

总之，任、督、冲"一源而三歧"，任、督、冲、带四脉脉气相通，共同纵横贯穿于十二经之间，具有调节正经气血的作用，故神阙穴可通过奇经八脉通周身之经气。

2. 脐与五脏及其经脉相通

脐与心相通：《灵枢·经筋》云："手少阴之筋……下系于脐。"《素问·骨空论》云督脉"其少腹直上者，贯脐中央，上贯心"。可见，脐与心脏、心经相通。

脐与肝相通：《灵枢·营气》云："上行至肝……其支别者，上额，循巅，下项中，循脊入骶是督脉也，络阴器上过毛中，入脐中。"又据解剖学：脐下腹膜有丰富的静脉网，联结于门静脉（肝脏）。在胎儿时期，脐静脉直达肝脏。可见脐与肝通。

脐与脾相通：《灵枢·经筋》云："足太阴之筋……聚于阴器，上腹结于脐。"脾为后天之本，脐为后天之气舍。

脐与肺相通：《灵枢·营气》云："故气从太阴出……入脐中，上循腹里，入缺盆，下注肺中，复出太阴。"

脐与肾相通：《灵枢·经别》云："足少阴之正……上至肾，当十四椎，出属带脉。"而带脉前平脐部，故肾与肾经可通过带脉通脐。《道藏》曰神阙"为心肾交通之门户"。

3. 脐与六腑及其经脉相通

脐与胃相通：脐当胃下口。《灵枢·经脉》云："胃足阳明之脉……下挟脐。"脐属任脉，《奇经八脉考》曰任脉"会足阳明于中脘"。

脐与胆相通：脐属任脉，任脉会足少阳于阴交；督脉贯脐中央，督脉会足少阳于大椎；带脉过脐，会足少阳于带脉、五枢、维道。故脐可通过任、督、带脉与胆及胆经相通。

脐与大肠相通：脐之深部直接与大肠连接。《灵枢·肠胃》云："迥肠当脐。"《幼科大全·论脐》云："脐之窍属大肠。"

脐与小肠相通：《灵枢·肠胃》云："小肠后附脊左环，回周迭积，其注于回肠者，外附于脐上。"

脐与三焦相通：《难经·三十一难》云："中焦者……其治在脐旁；下焦者……其治在脐下一寸，故名曰三焦。"

脐与膀胱相通：《灵枢·经别》云足少阴经别，"别走太阳而合……出属带脉"。带脉过脐，故足太阳膀胱经可通过带脉与脐相通。督脉"贯脐中"，《奇经八脉考》

曰督脉"与太阳中络者合少阴上股内廉",故脐可通过督脉与膀胱、膀胱经相通。

4. 经络感传证明脐直接与全身经脉相通

研究者在经络敏感人上针刺神阙穴时发现:针刺神阙穴能引出感传路线,其大体可分为三类:一是纵行的主干,呈双向贯注循行任脉通督脉;二是横行双向贯注的环形路线,为沟通神阙穴与命门穴的一条捷径;三是由神阙穴向胸腹壁斜行双向贯注的放射状路线。这些感传路线分布严正,排列规则,分布联系范围广泛。这说明脐与全身经脉相通。

第三节 穴位及操作方法

一、脐针定位

脐针治疗时,主要依据脐的三种全息定位,三图合参,取其最佳之法。

1. 脐洛书全息

脐洛书全息在应用时,需根据病位治疗,取患者疾病部位在脐部的投影位置进针,针尖指向身体局部疼痛最明显的一点,两点一线。本法主要针对体表性疾病、运动系统疾病和疼痛性疾病。(图 18-2)

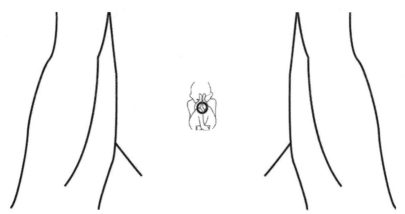

图 18-2 脐洛书全息图

2. 脐外八卦全息

脐外八卦进针法是将人的肚脐看成后天八卦里的外八卦图。外八卦图与人体结构的对应关系源于《易·说卦》:"乾为首,坤为腹,震为足,巽为股,坎为耳,离为目,艮为手,兑为口。"脐外八卦全息方位为"上离下坎,左震右兑,左上为巽,右上为坤,左下为艮,右下为乾"。临床上使用脐外八卦图,直接根据局部的病变部位进行针刺。如头部患病可针刺乾位,腹部患病则针刺坤位,足部患病可针刺震位,股部患病可针刺巽位,耳部患病可针刺坎位,眼部患病可针刺离位,手患病可针刺艮位,口腔患病可针刺兑位来进行治疗。(表 18-1、图 18-3)

表 18-1　脐部外八卦全息穴位

穴位	定位	对应部位
乾	脐右下方	头面部
坎	脐正下方	耳部
艮	脐左下方	手部
震	脐正左方	足部
巽	脐左上方	股部
离	脐正上方	眼部
坤	脐右上方	腹部
兑	脐正右方	口部

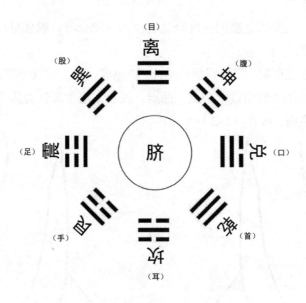

图 18-3　脐外八卦全息图

3. 脐内八卦全息

脐内八卦对应人体脏腑，且存在着脏腑的表里关系。在脐内八卦中肝胆为木，肝为阴木，胆为阳木，肝与胆相表里。心与小肠同为火，心为明火，小肠为暗火，心与小肠相表里。脾与胃均为土，脾为阴土，胃为阳土，脾与胃相表里。肺与大肠同为金，肺为阴金，大肠为阳金，肺与大肠相表里。肾与膀胱都属水，肾属上水，膀胱属下水，肾与膀胱相表里。治疗时，可根据相对应的部位和表里关系进行针刺。如离位，方位在南，五行属火，在脏为心，在腑为小肠，五官属目，定点在脐之上部（时钟12点处）；在诊断方面，如该处有变化可提示心血管系统、小肠或眼部疾病；治疗上，可医治上述部位和系统的疾病。

脐内八卦全息图内应脏腑，"有诸内者，必形诸外"，临床应用脐内八卦全息，主要根据疾病的外在表象判别与之对应的相关脏腑进行取位进针。（表18-2、图18-4）

表18-2 脐部内八卦全息穴位

穴位	定位	对应脏腑
乾	脐右下方	大肠
坎	脐正下方	肾
艮	脐左下方	胃
震	脐正左方	肝
巽	脐左上方	胆
离	脐正上方	心
坤	脐右上方	脾
兑	脐正右方	肺

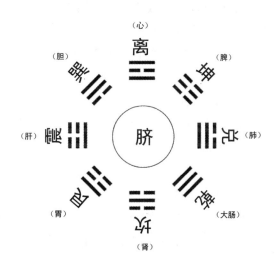

图18-4 脐内八卦全息图

二、操作方法

（一）辅助诊断

通过对脐的观察可以了解患者的基本情况、先天素质、疾病轻重、预后好坏。通过对脐部进行一看二触三探，并结合临床症状、体征，从而起到辅助诊断的作用。

1. 常用诊断法

（1）望诊法

在自然光线下，查看患者的脐部，颜色是否正常，位置有无变动，脐孔的大小、深浅，有无分泌物，有无附属物，有无静脉曲张等。

（2）触诊法

用手指在脐孔周围的脐壁和脐谷进行仔细触摸，以体会脐孔周围的皮肤有无结节，用手来感受皮肤的弹性，有无角质物等变化，从而发现疾病。

（3）探诊法

用探针在脐周寻找最敏感的点和部位。

2. 注意事项

（1）多穴区敏感时，注意其间的联系与区别。注意敏感穴区之间主次关系和关联度。

（2）痛敏以及变形、变色与正常反应的区别。

（3）在观察中要做到全面望诊、有顺序、无遗漏；探压力度均匀一致，注意不同程度痛敏点之间的差异。

（二）刺激方法

诊断明确后，根据脐针的用针原则，确立处方。针刺操作前常规消毒，先用2%碘伏消毒，再用75%乙醇消毒并脱碘，或用络合碘消毒。

针具选择：选用31～38号粗细的1寸毫针。

治疗时一般采用仰卧位，以脐蕊（脐部中央朝外凸出的瘢痕状组织）为中心，做放射性向外斜刺或横刺，进针部位主要在脐壁（脐孔的周缘壁），捻转手法进针。一般深度为0.1～1寸，一般治疗不进行强刺激。对于急性疼痛性疾病，可采用间断性强刺激。进针后一般留针10～20分钟。急性病留针时间短，慢性病可延长留针时间。拔针后用75%乙醇消毒，以防感染。

1. 压痛点进针法

在脐部的脐壁处寻找敏感的压痛点。一般情况下，急性病和疼痛性疾病，压痛部位较明显。如压痛点在脐壁上，进针时以脐蕊为中心向外呈放射状进针，进针深度0.3～0.5寸。如压痛点在脐谷（脐壁和脐蕊相连的皮肤凹陷），进针时由内向外呈放射状进针，进针深度0.1～0.3寸。

2. 皮下结节进针法

用手指在脐壁上进行触摸，可发现按之有疼痛，颜色与皮肤同色（非毛囊炎类的皮肤感染性的疖肿），质硬，一般活动度差，大小如同小米粒样的皮下结节。如发现结节后，可不必针刺，让患者用手指按压，每日数次，每次数分钟与数十分钟不等。对于有些疾病可以针刺结节，疗效较好但疼痛较剧。

3. 突起或凹陷处进针

若患者脐部有突起，多提示增生，如脂肪肝可在震位见到增生的结节；若脐壁处有凹陷，多为不及。临床上，可在脐部突起或凹陷处进针。

4. 皱褶处进针

临床上，常可见肚脐上有许多皱褶，皱褶一般分为两种，一种在脐内，不超过脐眼；另一种是在脐外，常是一端起于脐眼，另一端向腹部延伸。脐内皱褶提示存在精神、神经方面的问题；超出脐部的皱褶则为太过的表现，如在震位可见较长皱褶，说明患者肝阳上亢，脾气暴躁、易怒等。皱褶处进针时，可扎褶皱的脐外侧端，远离脐眼一端，以脐蕊为中心向外放射性进针。

5. 脐谷处进针

脐谷是脐部最低的位置，许多疾病在脐谷处有敏感点。脐谷处进针一般不长时间留针，病情缓解即出针，进针较浅，避免进入腹腔损伤小肠。

（三）注意事项

1. 脐部术前应常规皮肤消毒，特别对脐孔较深、污垢较多的患者，可用松节油去除污垢，然后再常规消毒。对于要留针的患者应在留针的肚脐里塞上消毒的乙醇棉球，以防在较长时间的留针期脐内有分泌物渗出，使其感染。

2. 冬季应注意腹部保暖。

3. 刺激强度：在一般治疗中不主张强刺激，但对于急性疼痛性疾病，可采用间断性强刺激。

4. 避免饥饿和饱食时进行治疗。

5. 小儿及妊娠妇女不宜使用脐针治疗。

6. 对大出血、各种原因引起的休克、多脏器衰竭、脑卒中、急性传染病、癌症晚期、低蛋白水肿、血友病等及有出血倾向的血液病、烧烫伤、骨折、挤压综合征患者，不应考虑脐针治疗。

7. 脐针治疗时亦可发生晕针，应注意预防并及时处理。

三、脐针临床应用

1. 治疗顺序

脐针在临床治疗中，其顺序是先取症状、次取系统、再取疾病。在治疗中脐针的定位进针首先针对患者最感痛苦的症状，比如急性腰扭伤，应先予以止痛。其次寻找疾病所属的系统，根据该系统在脐八卦全息律的对应关系，进行定位进针。比如支气管炎伴咳嗽、咳痰，应属呼吸系统，取脐八卦全息的兑位（主呼吸系统）。有些疾病已非常明确，可根据该病的全息定位，直接予以治疗，如肝炎或胆囊炎，可取其对应的震位或巽位进针。

2. 手法原则

"进针必有方向，下针须含补泻。"根据病情，采用五行生克制化法"虚则补其母，实则泻其子"。因脐部的特殊解剖，大多采用方位补泻，少用手法补泻。

3. 适应范围

脐针应用疾病与症状的范围非常广泛，涉及临床各科多种疾病，如疼痛性疾病、感染性疾病、肿瘤及内外妇科等相关疾病。

四、典型病例

病例 1：张某，女，40 岁，2019 年 8 月 23 日初诊。主诉胃脘痞满 20 余天，加重 1 天。患者 20 天前因食用生冷不洁食物后出现胃脘部痞满不适，食欲不振，纳食减少，并伴有嗳气、吞酸，大便不成形，日 2 次，小便可，舌质淡暗，有齿痕，苔白厚腻，脉弦滑。服用中、西药物治疗无效，故来就诊。查体：触诊时患者腹部柔软，无压痛，按之觉舒。脐诊：观察脐壁艮部有凹陷，以手电筒观察艮部皮下有一异样小结节。中医诊断：胃痞病，证属脾胃虚弱、饮食积滞证。选取脐针巽、离、坤、艮、兑位进针。嘱患者平卧，于脐部巽位、离位、坤位依次于脐壁褶皱处、结节处进针，再于脐壁艮位凹陷、结节处进针，于兑位脐壁褶皱处进针，留针 30 分钟。留针时患者自诉胃肠蠕动加快，肠鸣音稍有亢进，自觉胃脘部有气体向下推动，矢气增加。治疗后患者胃脘痞满症状明显减轻，后间隔三天行第二次脐针针疗方案，共 4 次，患者胃脘部痞满及肠道不适反应基本缓解。

病例 2：翟某，女，51 岁，农民，2019 年 8 月 18 日初诊。主诉左肩部疼痛半年，上背部酸痛 1 个月。半年前开始出现左肩部疼痛，呈阵发性，未行治疗。其后左肩疼痛逐渐加重，呈持续性，劳累或受凉后加重。1 个月前因吹空调后出现上背部僵紧酸痛，左肩疼痛加重。患者曾多次进行推拿治疗，有所缓解，但效果欠佳。纳寐可，二便尚调。舌淡暗，苔薄白，脉弦。查体：左肩关节上举、后伸受限。触诊左肩关节有多处压痛点，以后侧肩峰下局部的压痛最为明显；触诊背部，于第五胸椎附近肌肉有明显压痛，并可触及条索状筋结。脐诊：以针柄作探针检查脐壁，于离位可及一明显压痛点。中医诊断：痹证，证属风寒阻络。选取脐针离、坤、坎、震位进针。取离位脐壁压痛点进针，于坤位一暗点进针，针尖方向朝向左肩部压痛部位，随即患者诉肩部肌肉由僵紧变轻松，疼痛稍减，嘱患者坐起伸展脊柱、活动肩部，肩关节上举、后伸动作幅度较前增加，同时背部疼痛也明显缓解。予拍打上背部、左肩部后，再嘱患者平卧，于脐部坎位、震位再进一针，留针 25 分钟。治疗后，肩背部疼痛显著减轻。后间隔三天行一次脐针治疗，共 4 次，患者肩部不活动时疼痛不明显，上举和外展时仍有疼痛，但较前明显减轻，背痛已消。半月后电话随访，肩部疼痛基本消失。

下　篇　疾病治疗

第十九章　头面躯体痛症

第一节　头痛

头痛是以头部疼痛为主要表现的病证，是患者的一种自觉症状，常见于临床多种急、慢性疾病。头面部病变和许多全身性疾病均可出现头痛。

头痛多见于西医学的高血压、神经性头痛、脑血管疾病、感染性发热及五官科疾病等。

头痛的病因分为外感、内伤两个方面。外感头痛以外风为主，多兼夹寒、热、湿邪等。内伤头痛由情志失调、体虚久病、痰瘀阻遏等所致。情志不遂，肝失条达，肝阳上扰；肝肾不足，髓海空虚，清窍失养；久病体虚，气血不足，脑窍失养；脾失健运，痰湿内生，阻滞脑络；外伤跌仆，气血瘀滞，脑络被阻，均可导致内伤头痛。

【耳针】

取穴：①主穴：枕、颞、额、脑、皮质下、神门。②配穴：胆、肝、耳尖。

方法：每次选 2～4 穴，可采用毫针刺法、耳穴埋针及耳穴贴压等刺激方法，对于顽固性头痛还可以取耳背静脉刺血。

【头针】

取穴：根据临床头痛症状的不同选取额中线、顶中线、颞前线、颞后线等。

方法：常规头针操作，可长时间留针。

【眼针】

取穴：双侧上焦区、胆区。

方法：一般行眶外横刺法，刺入后以有酸、麻、胀等得气感为佳，不施用任何手法，可做刮柄法促使得气。留针 5～15 分钟，每日治疗 1 次，5 次为 1 个疗程。亦可行眶外埋针治疗。

【舌针】

取穴：重点选取与患病部位相关的舌穴。①主穴：颈穴、脑源穴、脑灵穴、胆穴。②配穴：根据辨证所涉及的脏腑选取相应的脏腑穴位。

方法：针刺治疗前先清洁口腔，一般用 3% 的高锰酸钾溶液或淡盐水漱口。选用 30 号、1.5 寸的毫针，快速刺入并提插或捻转 5～7 下，不留针。每日 1 次，10 次为 1 个疗程。

【腕踝针】

取穴：根据症状选取患侧上 1、上 2、上 5 等。

方法：一般选用 30 号、1.5 寸的毫针，局部常规消毒后，针与皮肤呈 30°，快速进入真皮下，然后压平针身，使针体贴着皮肤浅层行进，以针下松软、无针感为宜。进针方向以朝向病所为原则，不做提插捻转手法。一般留针 30 分钟，每日或隔日 1 次，10 次为 1 个疗程。

【面针】

取穴：首面、胆。

方法：一般取 0.5～1.5 寸的毫针，快速刺入皮下 0.2～0.3 寸，得气后留针 10～30 分钟。每隔 5～10 分钟运针 1 次，每日或隔日 1 次，10 次为 1 个疗程。

【口针】

取穴：头部区。伴有高血压者加降压区，伴有痰浊上扰者加消化区。

方法：患者正坐，半张口，暴露穴区。选用 26～32 号 0.5～1.5 寸的毫针，斜刺或平刺口针穴区，进针 0.1～0.3 寸，不行针。留针 20～30 分钟，每日治疗 1 次，10 次为 1 个疗程。

【鼻针】

取穴：主穴取头面，如伴有肝阳上亢者加肝，伴有高血压者加高血压下点穴。

方法：选用 30～32 号、0.5 寸的毫针，斜刺 0.3～0.5 寸，患者得气或流泪、打喷嚏后留针，每隔 5～10 分钟间歇行针 1 次。每日 1 次，10 次为 1 个疗程。

【人中针】

取穴：沟 1 穴、沟 2 穴。

方法：患者坐位或仰卧位。一般选用 28～30 号、0.5～1 寸的不锈钢毫针，常规消毒，每次只取 1 穴，刺入 10～15mm，针感以得气为度。久病邪深者，留针时间宜长，反之则短，或不留针。一般疗程宜短，发作期不分疗程，有效即可。每日或隔日 1 次，一般 10 次为 1 个疗程。

【手针】

取穴：根据头痛部位选取前头穴、头顶穴、偏头穴、后头穴等，如伴有肝阳上亢者加肝穴，伴有失眠加心穴。

方法：用 28 ～ 30 号、1 ～ 1.5 寸的毫针，快速透皮，深度 3 ～ 5 分，以不刺入骨膜为准。一般用捻转、提插的强刺激手法。留针 3 ～ 5 分钟，每日 1 次，10 次为 1 个疗程。

【足针】

取穴：根据头痛部位选取头穴、头痛点、眩晕点、1 号穴等，偏头痛配内侠溪穴、内临泣穴，头顶痛配涌泉穴，如伴有肝阳上亢者加肝穴，伴有失眠加心穴、安眠穴等。

方法：用 28 ～ 30 号、1 ～ 1.5 寸的毫针，以快速进针法刺入。急性头痛用强刺激手法（泻法），将针刺入 0.5 ～ 1 寸，进行捻转提插，得气后留针 20 分钟，每隔 5 ～ 10 分钟捻针 1 次。慢性头痛用弱刺激手法（补法），将针刺入 2 ～ 5 分深，轻捻转数次出针，或留针 15 分钟。10 次为 1 个疗程。

【颊针】

取穴：取头、上焦、颈等穴。

方法：以直径 0.14 ～ 0.20mm 的 1 寸毫针，采用双针刺，针刺得气后留针时间 20 ～ 40 分钟，每日 1 次，10 次为 1 个疗程。

【腹针】

取穴：中脘、气海、关元、阴都（患侧）、商曲（双侧）、滑肉门（双侧），或中脘梅花刺，阴都（患侧）三星刺。头顶痛取中脘，前额痛取下脘，后项痛取上脘，侧头痛取左右阴都；血虚头痛加气海；瘀血头痛加气海、关元、滑肉门（双侧）等。

方法：以直径 0.16 ～ 0.22mm、长 30 ～ 50mm 的毫针，进针后施术分三步进行，即候气、行气、催气。进针后停留 3 ～ 5 分钟为候气；3 ～ 5 分钟后再摇转，使局部产生针感为行气；再隔 5 分钟运针 1 次，使之向四周或远端传导为催气。均直刺，中脘、气海、关元、阴都、滑肉门中刺，商曲浅刺。每日 1 次，10 次为 1 个疗程。

【脐针】

取穴：离、兑等，如肝阳上亢加震、巽，气血不足加艮、坤。

方法：取 31 ～ 38 号粗细的 1 寸毫针，以捻转手法进针，深度为 0.1 ～ 1 寸，不需强刺激手法，留针 10 ～ 20 分钟，每日 1 次，10 次为 1 个疗程。

第二节　面痛

面痛是以眼、面颊部出现放射性、烧灼样抽掣疼痛为主症的疾病，又称面风痛、面颊痛。本病多发于一侧，发病年龄以 40 ～ 60 岁为多。初起疼痛时间较短，发作间歇较长，久则发作次数增多，疼痛程度加重，病情顽固，难以自愈。女性多于男性。

本病相当于西医学的三叉神经痛，是临床上最典型的神经痛。

面部主要归手、足三阳经所主，内外因素使面部经脉的气血阻滞，不通则痛，导致本病。面痛多与外感邪气、情志不调、外伤等因素有关。风寒之邪侵袭面部阳明、太阳经脉，寒性收引，凝滞筋脉，气血痹阻；或因风热毒邪，浸淫面部，经脉气血壅滞，运行不畅；外伤或情志不调，或久病成瘀，使气血瘀滞。上述因素皆可导致面部经络气血痹阻，经脉不通，产生面痛。

【耳针】

取穴：①主穴：面颊、额、颌、神门。②配穴：根据临床症状选取心、肝、肾、交感、缘中等穴区。

方法：常规耳针操作，可采用毫针刺法、耳穴埋针及耳穴贴压等刺激方法。顽固性疼痛还可以配合耳背静脉刺血。

【头针】

取穴：顶中线、额中线、颞前线（患侧）、顶颞后斜线下 2/5（健侧）。

方法：常规头针操。

【眼针】

取穴：双侧上焦区、胃。

方法：用 30 号、0.5 寸的毫针，行眶外横刺法，刺入后以有酸、麻、胀等得气感为佳，不施用任何手法，可做刮柄法促使得气。留针 5 ～ 15 分钟，每日治疗 1 次，5 次为 1 个疗程。亦可行眶外埋针治疗。

【舌针】

取穴：重点选取与患病部位相关的舌穴。①主穴：上唇际、下唇际、脑明穴、脑灵穴。②配穴：根据辨证所涉及的脏腑选取相应的脏腑穴位。

方法：针刺治疗前先清洁口腔，一般用 3% 的高锰酸钾溶液或淡盐水漱口。选用 30 号、1.5 寸的毫针，快速刺入并提插或捻转 5 ～ 7 下，不留针。每日 1 次，10 次为 1 个疗程。

【腕踝针】

取穴：两侧上 1、上 2。

方法：一般选用 30 号、1.5 寸的毫针，局部常规消毒后，针与皮肤呈 30°，快速进入真皮下，然后压平针身，使针体贴着皮肤浅层行进，以针下松软、无针感为宜。进针方向以朝向病所为原则，不提插捻转。一般留针 30 分钟，隔日 1 次，10 次为 1 个疗程。

【面针】

取穴：首面、大肠、足穴。

方法：一般取 0.5 ～ 1.5 寸的毫针，快速刺入皮下 0.2 ～ 0.3 寸，得气后留针 10 ～ 30 分钟，每隔 5 ～ 10 分钟运针 1 次。每日或隔日 1 次，10 次为 1 个疗程。

【口针】

取穴：三叉神经穴。

方法：患者正坐，半张口，医者用纱布垫在患者上、下唇部，以手指将两唇上下拉开。常规消毒，选用26～32号、0.5～1.5寸的毫针，进针约0.1寸，不捻针，不行针，留针20～30分钟。每日治疗1次，10次为1个疗程。

【鼻针】

取穴：主穴取头面，如伴有面肌抽动者加肝穴。

方法：选用30～32号、0.5寸的毫针，斜刺0.3～0.5寸，患者得气或流泪、打喷嚏后留针，每隔5～10分钟间歇运针1次。每日1次，10次为1个疗程。

【人中针】

取穴：沟1穴、沟2穴、沟7穴。

方法：患者坐位或仰卧位。一般选用28～30号、0.5～1寸的不锈钢毫针，常规消毒，每次只取1穴。刺入10～15mm，针感以得气为度，久病邪深者，留针时间宜长，反之则短，或不留针。一般疗程宜短，发作期不分疗程，有效即可。每日或隔日1次，一般10次为1个疗程。

【颊针】

取穴：取三焦（双侧）、头、颈等穴。

方法：以直径0.14～0.20mm的1寸毫针，采用双针刺，针刺得气后留针时间20～40分钟，每日1次，10次为1个疗程。

第三节　落枕

落枕是指急性单纯性颈项强痛、活动受限的一种病证，又称失枕。本病系颈部伤筋，轻者4～5日自愈，重者可延至数周不愈；如频繁发作，往往是颈椎病的反映，有反复发作的特点。

西医学认为本病是各种原因导致颈部肌肉痉挛所致。

本病可因睡眠姿势不当，枕头高低不适，致使颈项部肌肉遭受过分牵拉，颈部脉络受损；或因感受风寒，局部气血运行不畅，而颈项强痛。

【耳针】

取穴：颈、颈椎、神门、皮质下。

方法：常规耳针操作，可采用毫针刺法、耳穴埋针及耳穴贴压等刺激方法，急性期重刺激。

【眼针】

取穴：双侧上焦区。

方法：行眶外横刺法，选用30号、0.5寸的毫针，刺入后以有酸、麻、胀等得气感为佳，不施用任何手法，可做刮柄法促使得气。留针5～15分钟，每日治疗1次，5次为1个疗程。

【舌针】

取穴：上肢穴。

方法：毫针快速点刺，不留针。每日 1 次，10 次为 1 个疗程。

【腕踝针】

取穴：双侧上 6。

方法：一般选用 30 号、1.5 寸的毫针，局部常规消毒后，针与皮肤呈 30°，快速进入皮下。然后轻捻针柄，使针体贴着皮肤浅层行进，以针下有松软感为宜，不可出现得气感，进针方向以朝向病端为原则。一般留针 30 分钟，不做提插捻转，隔日 1 次，10 次为 1 个疗程。

【面针】

取穴：首面、背、肩。

方法：一般取 0.5 ～ 1.5 寸的毫针，以右手持针，左手作押手配合，双手同时用力，快速刺入皮下 0.2 ～ 0.3 寸，得气后留针 10 ～ 30 分钟。

【口针】

取穴：颈部、枕部。

方法：患者正坐，半张口，医者用纱布垫在患者上、下唇部，以手指将两唇上下拉开。常规消毒，选用 26 ～ 32 号、0.5 ～ 1.5 寸的毫针斜刺，进针约 0.1 寸，不捻针，不行针，留针 20 ～ 30 分钟，每日治疗 1 次。

【鼻针】

取穴：项背。

方法：选用 30 ～ 32 号、0.5 寸的毫针，迅速捻转刺入皮下，然后根据穴位所在的位置斜刺或透刺 0.3 ～ 0.5 寸，得气后留针 10 ～ 30 分钟，每日 1 次，10 次为 1 个疗程。

【人中针】

取穴：沟 2。

方法：选用 26 号毫针，快速进针，向下斜刺 0.3 ～ 0.5 寸，稍施捻转，留针 5 分钟或不留针，每日 1 ～ 2 次。

【手针】

取穴：取颈项穴，可配用落枕穴。

方法：选用 28 号、1 寸的毫针直刺 0.3 ～ 0.6 寸，快速捻转、提插，行强刺激手法，留针 5 分钟，治疗时患者可配合活动颈部，每日 1 ～ 2 次。

【第二掌骨侧针】

取穴：后头、颈点。

方法：用爪切法找准压痛点，选用 30 号毫针，在压痛点上沿着第二掌骨的桡侧面边缘刺入，针尖指向手心方向，针入 8 分，每隔 5 ～ 10 分钟捻转数下，以保持针感，每日 1 ～ 2 次。

【足针】

取穴：颈椎、新穴 20 号。

方法：选用 28 号、1.5 寸的毫针，直刺 1 寸，得气后留针 20 分钟，每隔 5 ～ 10 分钟捻转数下，以保持针感，每日 1 ～ 2 次。

【颊针】

取穴：取上焦、颈、肩、肘、腰等穴。

方法：以直径 0.14 ～ 0.20mm 的 1 寸毫针，采用双针刺，针刺得气后留针时间 20 ～ 40 分钟，每日 1 次，10 次为 1 个疗程。

［附］ 颈椎病

颈椎病是指因颈椎间盘退行性病变及椎间关节退变，引起颈椎管或椎间孔变形、狭窄，刺激、压迫颈部脊髓、神经根、血管及交感神经，造成其结构或功能性损害所引起的一组以头、颈、肩、背及上下肢疼痛麻木为主要症状的疾病的总称。属中医学"痹证""痿证""头痛""眩晕""项强""项筋急"和"项肩痛"的范畴。中年以上人群易发病，以 40 ～ 60 岁人群更多见，但是目前有年轻化趋势，本病好发于长期低头伏案工作及用电脑工作人员。

西医颈椎病按其受压的部位不同而出现不同的症状，一般分为颈型、神经根型、脊髓型和椎动脉型等。主要症状表现为颈、肩部痛，或伴有针刺样或触电样麻痛感，颈部活动受限，神经根受压严重者，可出现神经所支配的肌肉萎缩等现象，或见有头痛、眩晕、恶心、耳鸣、耳聋、视物不清等症。

中医学认为本病是因年老肝肾阴虚，气血渐衰，督脉空虚，不能濡养脑窍及筋骨，或感受风寒，或颈项部创伤，或动作失度，导致经络阻塞，气血运行不畅。

【耳针】

取穴：①主穴：颈、颈椎、神门。②配穴：根据临床症状灵活选取肝、肾、内分泌、交感、缘中等穴区。如伴见头晕、头痛等头部症状者，加额、颞、枕等；上肢肩背麻木疼痛者，加肩、肩关节、肘、腕等穴区。

方法：常规耳针操作，可采用毫针刺法、耳穴埋针及耳穴贴压等刺激方法，急性期重刺激。

【头针】

取穴：根据临床症状的不同选取顶旁 1 线、顶旁 2 线、顶颞后斜线、顶颞前斜线。如伴见头痛者可配枕下旁线、枕上旁线、顶中线。

方法：一般选用 28 ～ 30 号、1 ～ 1.5 寸的毫针，针体与头皮呈 15°～ 30°进针，常规头针操作。每次留针 20～40 分钟，每日或隔日 1 次，10 次为 1 个疗程。

【眼针】

取穴：双侧上焦区。

方法：选用 30 号、0.5 寸的毫针，行眶外横刺法，刺入后以有酸、麻、胀等得气感为佳，不施用任何手法，可做刮柄法以促使得气。每次留针 5～15 分钟，每日治疗 1 次，5 次为 1 个疗程。亦可行眶外埋针治疗。

【舌针】

取穴：重点选取与患病部位相关的舌穴，再根据辨证所涉及的脏腑选取相应的脏腑穴位。①主穴：颈穴、肩穴、附蒂穴、脑中穴。②配穴：疼痛放射至肩背部者，加肩穴、胸穴等；视听方面障碍者，加脑明穴；手指麻木者，加手穴；腰酸膝软、抬举无力、手足麻木者，加肝穴、肾穴。

方法：毫针快速点刺，不留针。每日 1 次，10 次为 1 个疗程。

【腕踝针】

取穴：双侧上 5、上 6。

方法：一般选用 30 号、1.5 寸的毫针，局部常规消毒后，针与皮肤呈 30°，快速进入皮下。然后轻捻针柄，使针体贴着皮肤浅层行进，以针下有松软感为宜，不可出现得气感，进针方向以朝向病端为原则。一般留针 30 分钟，不做提插捻转，隔日 1 次，10 次为 1 个疗程。

【面针】

取穴：背、肩、臂。

方法：一般取 0.5～1.5 寸的毫针，以右手持针，左手作押手配合，双手同时用力，快速刺入皮下 0.2～0.3 寸，得气后留针 10～30 分钟，每日或隔日 1 次，10 次为 1 个疗程。

【口针】

取穴：颈、枕。

方法：患者正坐，半张口，医者用纱布垫在患者上、下唇部，以手指将两唇上下拉开。常规消毒，选用 26～32 号、0.5～1.5 寸的毫针斜刺，进针约 0.1 寸，不捻针，不行针，留针 20～30 分钟，每日治疗 1 次，10 次为 1 个疗程。

【鼻针】

取穴：主穴取项背，如伴有头部或上肢症状者加头面、上肢穴。

方法：选用 30～32 号、0.5 寸的毫针，以轻捷的手法，迅速捻转刺入皮下，然后根据穴位所在的位置斜刺或透刺 0.3～0.5 寸，得气后留针 10～30 分钟，每日 1 次，10 次为 1 个疗程。

【腹针】

取穴：①主穴：天地针（中脘、关元）、商曲（双侧）。②配穴：滑肉门、上风湿点、上风湿外点、神阙。如 C7 增生取下脘穴，C4～5 增生取下脘上 5 分，依此类推。以颈项疼痛、僵硬为主加下脘上、阴都。

方法：以直径 0.16～0.22mm、长 30～50mm 的毫针，进针后施术分三步进行，即候气、行气、催气。进针后停留 3～5 分钟为候气；3～5 分钟后再摇转，使局部产生针感为行气；再隔 5 分钟运针 1 次，使之向四周或远端传导为催气。均直刺。每日 1 次，10 次为 1 个疗程。

第四节 漏肩风

漏肩风是以肩部疼痛、痛处固定、肩关节活动受限为主症的疾病，又称冻结肩、五十肩、肩凝证。漏肩风是一种中老年人的常见病。起病多缓慢，病程较长。主要表现为肩关节疼痛及关节僵直。疼痛可为阵发性或持续性，活动与休息时均可出现，严重者一触即痛，甚至半夜会痛醒。部分患者疼痛可向颈、耳、前臂或手放射，肩部可有压痛。由于肩部上下左右活动受到不同程度的限制，病情严重的患者，连刷牙、洗脸、梳头、脱衣等动作都有一定的困难。

本病相当于西医的肩关节周围炎。本病的发生与慢性劳损有关，患者可有外伤史。主要病理是肩关节及其周围软组织的一种慢性退行性、无菌性的炎症性改变，多继发于肱二头肌腱鞘炎、冈上肌腱炎或肩峰下滑囊炎。某些患者发病与感染性病灶或内分泌功能有关。

中医学认为，本病的病变部位在肩部的经脉和经筋，所涉及的主要有手太阴经、阳明经、少阳经、太阳经经脉和经筋。人过中年，阳气虚弱，正气渐损，肝肾不足，气血虚弱，营卫失调，以致筋脉肌肉失去濡养，遇有风湿寒邪外侵，易使气血凝滞，阳气不布，脉络不通，故发本病。

【耳针】

取穴：①主穴：肩、肩关节、锁骨、肾上腺、神门。②配穴：根据临床症状灵活选取肝、脾、皮质下、内分泌等穴区。

方法：常规耳针操作，可采用毫针刺法、耳穴埋针及耳穴贴压等刺激方法，急性期重刺激。

【头针】

取穴：对侧感觉区中 2/5、对侧运动区中 2/5、顶旁 2 线。

方法：一般选用 28～30 号、1～1.5 寸的毫针，针体与头皮呈 15°～30°进针，常规头针操作，留针 40～60 分钟，间歇运针，同时活动肩关节。每日或隔日 1 次，10 次为 1 个疗程。

【眼针】

取穴：双侧上焦区、大肠区。

方法：选用 30 号、0.5 寸的毫针，行眶外横刺法，刺入后以有酸、麻、胀等得气感为佳，不施用任何手法，可做刮柄以促使得气，留针 5～15 分钟。每日 1 次，5 次为 1 个疗程。亦可行眶外埋针治疗。

【舌针】

取穴：重点选取与患病部位相关的舌穴。肩穴、上臂穴。

方法：毫针快速点刺，不留针。每日 1 次，10 次为 1 个疗程。

【腕踝针】

取穴：患侧上 4、上 5 或上 6。

方法：一般选用 30 号、1.5 寸的毫针，局部常规消毒后，针与皮肤呈 30°，快速进入皮下，使针体贴着皮肤浅层行进，以针下有松软感为宜，不可出现得气感，进针方向以朝向病位为原则。一般留针 30 分钟，不做提插捻转。每日或隔日 1 次，10 次为 1 个疗程。

【面针】

取穴：背、肩、臂。

方法：一般取 0.5～1.5 寸的毫针，快速刺入皮下 0.2～0.3 寸，得气后留针 10～30 分钟。间歇运针，每日或隔日 1 次，10 次为 1 个疗程。

【口针】

取穴：前臂、上臂、肩前、肩后。

方法：患者正坐，半张口，暴露穴区。常规消毒，选用 26～32 号、0.5～1.5 寸的毫针斜刺，进针约 0.1 寸，不捻针，不行针，留针 20～30 分钟。每日治疗 1 次，10 次为 1 个疗程。

【鼻针】

取穴：肩、臂、肘、上肢、心。

方法：选用 30～32 号、0.5 寸的毫针，迅速捻转刺入皮下，然后根据穴位所在的位置斜刺 0.3～0.5 寸，得气后留针 10～30 分钟。每日 1 次，10 次为 1 个疗程。

【手针】

取穴：肩、颈项。

方法：选用 28 号 1 寸的毫针直刺 0.3～0.6 寸，快速捻转、提插，行中等强度的刺激手法，留针 10 分钟，行针同时嘱患者配合颈部活动。每日 1 次，10 次为 1 个疗程。

【颊针】

取穴：取颈、肩等穴。

方法：以直径 0.14～0.20mm 的 1 寸毫针，采用双针刺，针刺得气后留针时间 20～40 分钟。每日 1 次，10 次为 1 个疗程。

【腹针】

取穴：①主穴：中脘、气海、关元、商曲（健侧）、滑肉门（患侧）。②配穴：上风湿点（患侧）、外陵（双侧）、大横（双侧）。

方法：以直径 0.16 ～ 0.22mm、长 30 ～ 50mm 的毫针，进针后施术分三步进行，即候气、行气、催气。进针后停留 3 ～ 5 分钟为候气；3 ～ 5 分钟后再摇转，使局部产生针感为行气；再隔 5 分钟运针 1 次，使之向四周或远端传导为催气。均直刺。每日 1 次，10 次为 1 个疗程。

第五节　腰痛

腰痛又称腰脊痛，是以自觉腰部疼痛为主症的一类病证。疼痛的部位或在脊中，或在一侧，或两侧俱痛。

腰痛常见于西医学的腰部软组织损伤、肌肉风湿、腰椎病变及部分内脏病变。

腰为肾之府，督脉并于脊里，膀胱经夹脊络肾，故腰脊部经脉、经筋、络脉的不通和失荣可致腰痛。病因主要与感受外邪、跌仆损伤和劳欲太过等因素有关。感受风寒，或坐卧湿地，风寒水湿之邪浸渍经络，经络之气阻滞；或长期从事较重的体力劳动，或腰部闪挫撞击，经筋、络脉受损，瘀血阻络。上述因素可导致腰部经络气血阻滞，不通则痛。素体禀赋不足，或年老精血亏衰，或房劳过度，损伐肾气，腰部脉络失于温煦、濡养，导致腰痛。

腰部从经脉循行上看，主要归足太阳膀胱经、督脉、带脉和肾经（贯脊属肾）所主，故腰脊部经脉、经筋、络脉的不通和失荣是腰痛的主要病机。

【耳针】

取穴：①主穴：腰骶椎、神门、肾。②配穴：寒湿重者加脾；疼痛剧烈者加内分泌、肾上腺。

方法：常规耳针操作，可采用毫针刺法、耳穴埋针及耳穴贴压等刺激方法，急性期重刺激。

【头针】

取穴：①主穴：顶中线、顶旁 1 线（双侧）、枕上正中线。②配穴：下肢疼痛者，加顶颞前斜线（对侧）上 1/5、顶颞后斜线上 1/5。

方法：选用 28 ～ 30 号、1 ～ 1.5 寸的毫针，针体与头皮呈 15°～ 30°进针，常规头针操作，留针 20 ～ 40 分钟。每日或隔日 1 次，10 次为 1 个疗程。

【眼针】

取穴：肝区（双侧）、肾区（双侧）、下焦区（双侧）。

方法：选用 30 号、0.5 寸的毫针，行眶外横刺法，刺入后以有酸、麻、胀等得气感为佳，不施用任何手法，可做刮柄法以促使得气，留针 5 ～ 15 分钟。每日治疗 1 次，5 次为 1 个疗程。亦可行眶外埋针治疗。

【舌针】

取穴：肾穴、肝穴、下肢穴。

方法：毫针快速点刺，不留针。每日 1 次，10 次为 1 个疗程。

【腕踝针】

取穴：下 6（双侧）、下 4（双侧）。

方法：一般选用 30 号、1.5 寸的毫针，局部常规消毒后，针与皮肤呈 30°，快速进入皮下，使针体贴着皮肤浅层行进，以针下有松软感为宜，不可出现得气感，进针方向以朝向病位为原则。一般留针 30 分钟，不做提插捻转。每日或隔日 1 次，10 次为 1 个疗程。

【面针】

取穴：背（听宫）、肾、股。

方法：一般取 0.5 ～ 1.5 寸的毫针，快速刺入皮下 0.2 ～ 0.3 寸，得气后留针 10 ～ 30 分钟。间歇运针。每日或隔日 1 次，10 次为 1 个疗程。

【口针】

取穴：腰部区、大腿上穴、大腿穴。

方法：患者正坐，半张口，暴露穴区。常规消毒，选用 26 ～ 32 号、0.5 ～ 1.5 寸的毫针斜刺，进针约 0.1 寸，不捻针，不行针，留针 20 ～ 30 分钟。每日治疗 1 次，10 次为 1 个疗程。

【鼻针】

取穴：腰三角、肾、肝、腰脊、敏感点。

方法：选用 30 ～ 32 号、0.5 寸的毫针，迅速捻转刺入皮下，然后根据穴位所在的位置斜刺 0.3 ～ 0.5 寸，得气后留针 10 ～ 30 分钟。每日 1 次，10 次为 1 个疗程。

【手针】

取穴：腰腿穴（双侧）。

方法：选用 28 ～ 30 号、0.5 寸的毫针，针身与皮肤表面呈 15°～ 30°，针尖向掌面侧，从伸指肌腱与掌骨之间刺入，深度 5 ～ 8 分，间歇行针时嘱患者尽量活动腰部，留针 20 ～ 30 分钟。每日 1 次，10 次为 1 个疗程。可配合埋针疗法，或针刺时加电针。

【第二掌骨侧针】

取穴：腰穴（双侧）。

方法：常规消毒，针刺之前用指压法找准压痛点。选用 1 寸 30 号毫针，在压痛点上沿着第二掌骨侧的桡侧面边缘刺入第二掌骨侧手心的一侧，垂直于平面的方向进针，针入压痛点 5 ～ 8 分探寻针感最强点，同时以腰部感觉有热感为最佳效果，找到强针感点后，留针 45 分钟。间歇行针时嘱患者尽量活动腰部，每天 1 次，7 天为 1 个疗程。

【足针】

取穴：腰穴（双侧）、15 号（双侧）、21 号（双侧）、26 号（双侧）。

方法：患者平卧位，选用 30 号或 28 号 1 寸的毫针，刺入 2 ～ 5 分，轻捻转数下出针，或留针 15 分钟。10 次为 1 个疗程。

【颊针】

取穴：取下焦、腰、骶等穴。

方法：以直径 0.14 ～ 0.20mm 的 1 寸毫针，采用双针刺，针刺得气后留针时间 20 ～ 40 分钟，每日 1 次，10 次为 1 个疗程。

【腹针】

取穴：①主穴：中脘、下脘、关元、气海、大横（双侧）。②配穴：气穴（双侧）、外陵（双侧）、气旁（双侧）、下风湿点（双侧）。

方法：以直径 0.16 ～ 0.22mm、长 30 ～ 50mm 的毫针，进针后施术分三步进行，即候气、行气、催气。进针后停留 3 ～ 5 分钟为候气；3 ～ 5 分钟后再摇转，使局部产生针感为行气；再隔 5 分钟运针 1 次，使之向四周或远端传导为催气。均直刺。每日 1 次，10 次为 1 个疗程。

【脐针】

取穴：离、坎等。

方法：31 ～ 38 号粗细的 1 寸毫针，以捻转手法进针，深度为 0.1 ～ 1 寸，不需强刺激手法，留针 10 ～ 20 分钟。每日 1 次，10 次为 1 个疗程。

[附]　坐骨神经痛

坐骨神经痛是指多种病因所致的沿坐骨神经通路的病损，临床以腰、臀、大腿后侧、小腿后外侧及足外侧疼痛为主要症状的综合征，是各种原因引起坐骨神经受压而出现的炎性病变。本病通常分为根性坐骨神经痛和干性坐骨神经痛两种，临床上以根性坐骨神经痛多见。

本病属于中医"痹证""腰腿痛"等范畴。中医学认为因腰部闪挫、劳损、外伤等原因，可损伤筋脉，导致气血瘀滞，不通则痛。久居湿地，或涉水冒雨，汗出当风，衣着单薄等，风寒湿邪入侵，痹阻腰腿部；或湿热邪气浸淫，流注膀胱经者，均可导致腰腿痛。本病以腰、臀、大腿后侧、小腿后外侧及足外侧以放射性、电击样、烧灼样疼痛为主症，主要属足太阳、足少阳经脉和经筋病证。

【耳针】

取穴：腰骶椎、坐骨神经、肾、臀、膝、交感、肾上腺、皮质下。

方法：常规耳针操作，可采用毫针刺法、耳穴埋针及耳穴贴压等刺激方法，急性期重刺激。

【头针】

取穴：顶旁 1 线（对侧）、顶中线、顶颞后斜线（对侧）上 1/5。

方法：选用 28 ～ 30 号、1 ～ 1.5 寸的毫针，针体与头皮呈 15°～ 30°进针，常规头针操作，留针 20 ～ 40 分钟。每日或隔日 1 次，10 次为 1 个疗程。

【眼针】

取穴：肾区、下焦区（患侧）。

方法：选用 30 号、0.5 寸的毫针，行眶外横刺法，刺入后以有酸、麻、胀等得气感为佳，不施用任何手法，可做刮柄法以促使得气。留针 5 ～ 15 分钟，每日治疗 1 次，5 次为 1 个疗程。亦可行眶外埋针治疗。

【舌针】

取穴：肾穴、腰穴、骶穴、尾穴、下肢穴。

方法：毫针快速点刺，不留针。每日 1 次，10 次为 1 个疗程。

【腕踝针】

取穴：下 5（双侧）、下 6（双侧）。

方法：一般选用 30 号、1.5 寸的毫针，局部常规消毒后，针与皮肤呈 30°，快速进入皮下，使针体贴着皮肤浅层行进，以针下有松软感为宜，不可出现得气感，进针方向以朝向病位为原则。一般留针 30 分钟，不做提插捻转。每日或隔日 1 次，10 次为 1 个疗程。

【面针】

取穴：背（听宫）、肾、股、膝、胫。

方法：一般取 0.5 ～ 1.5 寸的毫针，快速刺入皮下 0.2 ～ 0.3 寸，得气后留针 10 ～ 30 分钟。间歇运针。每日或隔日 1 次，10 次为 1 个疗程。

【口针】

取穴：腰部区、坐骨神经穴、大腿穴。

方法：患者正坐，半张口，暴露穴区。常规消毒，选用 26 ～ 32 号、0.5 ～ 1.5 寸的毫针斜刺，进针约 0.1 寸，不捻针，不行针，留针 20 ～ 30 分钟。每日治疗 1 次，10 次为 1 个疗程。

【鼻针】

取穴：肾、腰脊、腰三角。

方法：选用 30 ～ 32 号、0.5 寸的毫针，迅速捻转刺入皮下，然后根据穴位所在的位置斜刺 0.3 ～ 0.5 寸，得气后留针 10 ～ 30 分钟。每日 1 次，10 次为 1 个疗程。

【手针】

取穴：腰腿穴（双侧）、坐骨神经穴（双侧）。

方法：选用 28 ～ 30 号、0.5 寸的毫针，针身与皮肤表面呈 15°～ 30°，针尖向掌面侧，从伸指肌腱与掌骨之间刺入，深度 5 ～ 8 分，间歇行针时嘱患者尽量活动腰部，留针 20 ～ 30 分钟。每日 1 次，10 次为 1 个疗程。可配合埋针疗法，或针刺时加电针。

【足针】

取穴：5 号（双侧）、15 号（双侧）、21 号（双侧）、30 号（双侧）。

方法：患者平卧位，选用 30 号或 28 号、1 寸的毫针，刺入 2 ～ 5 分，轻捻转数下出针，或留针 15 分钟。10 次为 1 个疗程。

【颊针】

取穴：取患侧中焦、下焦、骶、膝等穴。

方法：以直径 0.14 ～ 0.20mm 的 1 寸毫针，采用双针刺，针刺得气后留针时间 20 ～ 40 分钟。每日 1 次，10 次为 1 个疗程。

【脐针】

取穴：坎、乾、艮等。

方法：31 ～ 38 号粗细的 1 寸毫针，以捻转手法进针，深度为 0.1 ～ 1 寸，不需强刺激手法，留针 10 ～ 20 分钟，每日 1 次，10 次为 1 个疗程。

第六节　痹证

痹证是由风、寒、湿、热等外邪侵袭人体，痹阻经络，气血不能畅行，引起肌肉、筋骨、关节等酸痛、麻木、重着、伸屈不利，甚或关节肿大灼热等为主要临床表现的病证。

痹证多见于西医学的风湿性关节炎、风湿热、类风湿关节炎、骨性关节炎、纤维织炎和神经痛等病。

痹证与外感风寒湿邪及人体正气不足有关。风寒湿等邪气，在人体卫气虚弱时容易侵入人体而致病。汗出当风、坐卧湿地、涉水冒雨等，均可使风寒湿等邪气侵入机体经络，留于关节，导致经脉气血痹阻不通，不通则痛，正如《素问·痹论》所说："风寒湿三气杂至，合而为痹。"或因素体阳盛或阴虚有热，复感风寒湿邪，郁久化热；或感受热邪，留注关节，出现关节红肿热痛或发热，发为热痹。根据病邪偏胜和症状特点，分为行痹（风痹）、痛痹（寒痹）、着痹（湿痹）、热痹。

【耳针】

取穴：①主穴：根据疼痛部位，取指、腕、肘、肩、趾、踝、膝、髋等点。②配穴：根据辨证取肝、脾、肾等穴区。

方法：每次选 2 ～ 4 穴，可采用毫针刺法、耳穴埋针及耳穴贴压等刺激方法。急性疼痛时强刺激。

【头针】

取穴：根据疼痛部位，取顶中线、顶旁1线、顶旁2线。

方法：选用30号、1.5寸的毫针，与头皮呈15°～30°进针，留针20分钟。每日1次，10次为1个疗程。

【眼针】

取穴：根据疼痛部位，上肢部取3区，下肢部取8区。

方法：一般行眶外横刺法，刺入后以有酸、麻、胀或凉、热感觉为佳，不施用任何手法，可做刮柄法促使得气。留针5～15分钟，每日治疗1次，5次为1个疗程。亦可行眶外埋针治疗。

【舌针】

取穴：①主穴：肝、脾、肾、膀胱等穴。②配穴：根据疼痛部位，取手、前臂、肘、肩、腰、骶、大腿、膝、小腿、足等穴。

方法：针刺治疗前先清洁口腔，一般用3%的高锰酸钾溶液或淡盐水漱口。选用30号、1.5寸的毫针，快速刺入并提插或捻转5～7下，不留针。每日1次，10次为1个疗程。

【腕踝针】

取穴：根据疼痛部位，上肢部取上1～6，下肢部取下1～6。

方法：选用30号、1.5寸的毫针，局部常规消毒后，针与皮肤呈30°，快速进入真皮下，然后压平针身，使针体贴着皮肤浅层行进，以针下松软、无针感为宜。进针方向以朝向病所为原则，不做提插捻转手法，一般留针30分钟。隔日1次，10次为1个疗程。

【面针】

取穴：根据疼痛部位，取手、臂、背、股、膝、膝膑、胫、足。

方法：选用0.5～1.5寸的毫针，快速刺入皮下0.2～0.3寸，得气后留针10～30分钟。每隔5～10分钟运针1次。每日或隔日1次，10次为1个疗程。

【口针】

取穴：根据疼痛部位，上肢部取肩前、肩后、上臂、臂内、外腕、内腕，下肢部取大腿、膝关节、小腿、足踝。

方法：患者正坐，半张口，暴露穴区。选用26～32号、0.5～1.5寸的毫针，斜刺或平刺口针穴区，进针0.1～0.3寸，不行针，留针20～30分钟。每日治疗1次，10次为1个疗程。

【鼻针】

取穴：根据疼痛部位，取项背、腰脊、上肢、胯股、膝胫、足趾。

方法：选用30～32号、0.5寸的毫针，斜刺0.3～0.5寸，患者得气或流泪、打喷嚏后留针，每隔5～10分钟间歇行针1次。每日1次，10次为1个疗程。

【人中针】

取穴：根据疼痛部位，上肢部取沟3，下肢部取沟8。

方法：患者坐位或仰卧位。一般选用28～30号、0.5～1寸的不锈钢毫针，常规消毒，每次只取1穴，刺入10～15mm，针感以得气为度。久病邪深者，留针时间宜长，反之则短，或不留针。一般疗程宜短，发作期不分疗程，有效即可。每日或隔日1次，一般10次为1个疗程。

【手针】

取穴：根据疼痛部位，取腰、腰痛、脊柱、肩、踝。

方法：选用28～30号、1～1.5寸的毫针，快速透皮，深度3～5分，以不刺入骨膜为准。一般用捻转、提插的强刺激手法，留针3～5分钟。每日1次，10次为1个疗程。

【足针】

取穴：根据疼痛部位，取腰腿点、臀穴、5号穴、11号穴、15号穴、30号穴。

方法：选用28～30号、1～1.5寸的毫针，快速将针刺入皮肤3～5分，得气后施以中等刺激的捻转手法。留针3～5分钟，每日1次，10次为1个疗程。

【颊针】

取穴：根据疼痛部位，取颈、腰、骶、肩、肘、腕、手、髋、膝、踝、足。

方法：选用直径0.14～0.20mm、长0.5～1.5寸的细毫针，快速刺入皮肤，根据针刺部位选择直刺0.2～0.5寸、斜刺0.5～1寸、透刺0.5～1.5寸，可采用双针、三角刺，病重者还可选择菱形刺、梅花刺、单排刺、双排刺加以强化，以隐形针感为主，留针20～40分钟。三日1次，5次为1个疗程。

【腹针】

取穴：①主穴：中脘、关元。②配穴：根据疼痛部位，上肢部取滑肉门，下肢部取外陵，并结合具体部位取神龟图的相应穴位。

方法：选用30号、1.5寸的毫针，垂直进针，浅刺入皮下，留针20～30分钟。每日1次，10次为1个疗程。

【脐针】

取穴：按照脐洛书全息，取病变部位在脐部的投影位置，寻找压痛点。

方法：针刺治疗前，先用2%碘伏消毒，再用75%乙醇消毒并脱碘，或用络合碘消毒。选用31～38号、1寸毫针，以脐蕊为中心，做放射性向外斜刺或横刺，压痛点在脐壁上进针0.3～0.5寸，压痛点在脐谷进针0.1～0.3寸，留针10～20分钟，出针后用75%乙醇消毒。间隔三天进行下一次治疗，4次为1个疗程。

第二十章　内科病证

第一节　中风

　　中风是一种以突然晕仆，不省人事，伴口角㖞斜、语言不利、半身不遂；或不经昏仆，仅以口㖞语謇、半身不遂为临床表现的疾病。因发病急骤，症见多端，病情变化迅速，有如"暴风之骤，矢石之中"，故名中风、卒中。本病发病率和死亡率较高，且常留有后遗症。

　　中风类似于西医学的急性脑血管病，如脑梗死、脑出血、脑栓塞、蛛网膜下腔出血等病。

　　中风的发生，虽历代医家立论不同，但归纳其主因为风、火、痰交织，病变涉及心、肝、脾、肾等脏。其形成常在中年以后，阴精暗耗、阴阳失调的基础上，或偶因忧思愤怒，或因劳累、房劳等，致风阳煽动，心火暴盛，风火相煽，气血上逆；或饮食不节，嗜酒，恣食厚味，脾虚痰火内盛，化火动风，上蒙清窍，导致脏腑功能骤然失常，阴阳之气逆乱，而发为闭证；若正衰阳气难系，致阴阳离决，而发生脱证。如风痰流窜经络，气血运行阻滞，则见相应肢体、面部及舌的经络失常的症状。

　　【头针】

　　取穴：肢体瘫痪取顶中线、顶颞前斜线、顶旁1线、顶旁2线；感觉障碍取顶颞后斜线；失语取颞前线；平衡障碍取枕下旁线。

　　方法：选用30号、1.5寸的毫针，与头皮呈15°～30°进针，留针20分钟。每日1次，10次为1个疗程。

　　【眼针】

　　取穴：4区、6区。

　　方法：一般行眶外横刺法，刺入后以有酸、麻、胀或凉、热感觉为佳，不施用任何手法，可做刮柄法促使得气，留针5～15分钟。每日治疗1次，5次为1个疗程。亦可行眶外埋针治疗。

　　【舌针】

　　取穴：①主穴：脑灵穴、脑明穴、脑中穴、脑源穴、脑枢穴、附蒂穴。②配穴：根据功能障碍部位，取肩穴、手穴、膝穴、小腿穴；延髓麻痹取悬钟穴、天腭穴。

　　方法：针刺治疗前先清洁口腔，一般用3%的高锰酸钾溶液或淡盐水漱口。选用

30 号、1.5 寸的毫针，快速刺入并提插或捻转 5 ～ 7 下，不留针。每日 1 次，10 次为 1 个疗程。

【腕踝针】

取穴：根据功能障碍部位取相应穴位。

方法：选用 30 号、1.5 寸的毫针，局部常规消毒后，针与皮肤呈 30°，快速进入真皮下，然后压平针身，使针体贴着皮肤浅层行进，以针下松软、无针感为宜。进针方向以朝向病所为原则，不做提插捻转手法，一般留针 30 分钟。隔日 1 次，10 次为 1 个疗程。

【口针】

取穴：根据功能障碍部位取相应穴位。

方法：患者正坐，半张口，暴露穴区。选用 26 ～ 32 号、0.5 ～ 1.5 寸的毫针，斜刺或平刺口针穴区，进针 0.1 ～ 0.3 寸，不行针，留针 20～ 30 分钟。每日治疗 1 次，10 次为 1 个疗程。

【人中针】

取穴：沟 2。

方法：患者坐位或仰卧位。一般选用 28 ～ 30 号、0.5 ～ 1 寸的不锈钢毫针，常规消毒，每次只取 1 穴，刺入 10 ～ 15mm，针感以得气为度。久病邪深者，留针时间宜长，反之则短，或不留针。一般疗程宜短，发作期不分疗程，有效即可。每日或隔日 1 次，一般 10 次为 1 个疗程。

【腹针】

取穴：①主穴：中脘、下脘、气海、关元。②配穴：根据功能障碍部位，上肢部取滑肉门、上风湿点等；下肢部取外陵、下风湿点等。

方法：选用 30 号、1.5 寸的毫针，垂直进针，得气后留针 20 分钟。每日 1 次，10 次为 1 个疗程。

第二节　眩晕

眩晕是一种自觉头晕眼花、视物旋转动摇的病证。轻者发作时间短，平卧闭目片刻即安；重者如乘坐舟车，旋转起伏不定，以致难于站立，甚至恶心呕吐；或时轻时重，兼见他证而迁延不愈，反复发作。

眩晕多见于西医学的高血压、脑动脉硬化、贫血、神经官能症、五官科疾病等。

眩晕多因气血亏虚、忧郁恼怒、劳伤过度、饮食厚味等发病。其病位在脑髓清窍，发病机制主要为清窍失养、被扰和被蒙。先天不足或久病体虚，或过度劳伤，肾精亏耗，气血不足而清窍失养；情志不畅，急躁恼怒引起肝阳暴亢，导致清窍被扰；过食肥甘，聚湿成痰，以致清阳不升，浊阴不降而上蒙清窍等。

【耳针】

取穴：耳尖、神门、结节、皮质下、交感、额、颞、枕，并结合脏腑辨证配穴。

方法：每次选 2 ～ 4 穴，可采用毫针刺法、耳穴埋针及耳穴贴压等刺激方法，亦可取耳尖及耳背静脉点刺出血。

【头针】

取穴：颞前线、颞后线。

方法：选用 30 号、1.5 寸的毫针，与头皮呈 15°～ 30°进针，留针 20 分钟。每日 1 次，10 次为 1 个疗程。

【眼针】

取穴：2 区、4 区，配合看眼取穴。

方法：一般行眶外横刺法，刺入后以有酸、麻、胀或凉、热感觉为佳，不施用任何手法，可做刮柄法促使得气，留针 5 ～ 15 分钟。每日治疗 1 次，5 次为 1 个疗程。亦可行眶外埋针治疗。

【舌针】

取穴：脑灵穴、脑中穴、脑源穴、脑枢穴。

方法：针刺治疗前先清洁口腔，一般用 3% 的高锰酸钾溶液或淡盐水漱口。选用 30 号、1.5 寸的毫针，快速刺入并提插或捻转 5 ～ 7 下，不留针。每日 1 次，10 次为 1 个疗程。

【腕踝针】

取穴：根据症状选取上 1 ～上 6。

方法：选用 30 号、1.5 寸的毫针，局部常规消毒后，针与皮肤呈 30°，快速进入真皮下，然后压平针身，使针体贴着皮肤浅层行进，以针下松软、无针感为宜。进针方向以朝向病所为原则，不做提插捻转手法。一般留针 30 分钟，隔日 1 次，10 次为 1 个疗程。

【面针】

取穴：首面、肝。

方法：选用 0.5 ～ 1.5 寸的毫针，快速刺入皮下 0.2 ～ 0.3 寸，得气后留针 10 ～ 30 分钟。每隔 5 ～ 10 分钟运针 1 次，每日或隔日 1 次，10 次为 1 个疗程。

【口针】

取穴：①主穴：眼（高血压）穴、肝穴。②配穴：前额穴、头顶穴、枕部穴。

方法：患者正坐，半张口，暴露穴区。选用 26 ～ 32 号、0.5 ～ 1.5 寸的毫针，斜刺或平刺口针穴区，进针 0.1 ～ 0.3 寸，不行针，留针 20 ～ 30 分钟。每日治疗 1 次，10 次为 1 个疗程。

【鼻针】

取穴：头面、肝、高血压上点穴、高血压下点穴。

方法：选用 30 ～ 32 号、0.5 寸的毫针，斜刺 0.3 ～ 0.5 寸，患者得气或流泪、打喷嚏后留针，每隔 5 ～ 10 分钟间歇行针 1 次。每日 1 次，10 次为 1 个疗程。

【颊针】

取穴：头、上焦。

方法：选用直径 0.14 ～ 0.20mm、长 0.5 ～ 1.5 寸的细毫针，快速刺入皮肤，斜刺 0.5 ～ 1 寸，可采用双针、三角刺，以隐形针感为主，留针 20 ～ 40 分钟。三日 1 次，5 次为 1 个疗程。

【腹针】

取穴：中脘、下脘、气海、关元。

方法：选用 30 号、1.5 寸的毫针，垂直进针，得气后留针 20 分钟。每日 1 次，10 次为 1 个疗程。

[附] 高血压

高血压是一种常见慢性病，以安静状态下持续性动脉血压增高，收缩压 ≥ 140mmHg 和（或）舒张压 ≥ 90mmHg 为主要特点，可伴有心血管、脑、肾、眼底等功能性或器质性改变。病因至今未明，一般认为主要与遗传和环境因素有关。

高血压为西医病名，属于中医学"头痛""眩晕""肝风"等范畴。

本病多因情志失调、饮食失节、内伤虚损等导致肝肾阴阳失调所致。

【耳针】

取穴：①主穴：神门、耳尖、肝、降压沟。②配穴：心、皮质下、交感。如伴有肝阳上亢者加角窝上、结节；伴有肝肾阴虚者加肾、小肠；伴有阴阳两虚者加肾。如伴有头晕、头痛，加额、颞、枕等；伴有疲劳、心悸，加心、肝等。

方法：每次选 2 ～ 4 穴，可采用毫针刺法、耳穴埋针及耳穴贴压等刺激方法。对于血压急性升高者，还可取耳尖及耳背静脉点刺出血。

【头针】

取穴：顶中线、颞前线、颞后线。

方法：选用 30 号、1.5 寸的毫针，与头皮呈 15°～ 30°进针，留针 20 分钟。每日 1 次，10 次为 1 个疗程。

【眼针】

取穴：4 区，配合看眼取穴。

方法：一般行眶外横刺法，刺入后以有酸、麻、胀或凉、热感觉为佳，不施用任何手法，可做刮柄法促使得气，留针 5 ～ 15 分钟。每日治疗 1 次，5 次为 1 个疗程。亦可行眶外埋针治疗。

【舌针】

取穴：脑灵穴、肝穴、肾穴。

方法：针刺治疗前先清洁口腔，一般用 3% 的高锰酸钾溶液或淡盐水漱口。选用 30 号、1.5 寸的毫针，快速刺入并提插或捻转 5 ～ 7 下，不留针。每日 1 次，10 次为 1 个疗程。

【腕踝针】

取穴：根据症状选取上 1、上 3 等。

方法：选用 30 号、1.5 寸的毫针，局部常规消毒后，针与皮肤呈 30°，快速进入真皮下，然后压平针身，使针体贴着皮肤浅层行进，以针下松软、无针感为宜。进针方向以朝向病所为原则，不做提插捻转手法，一般留针 30 分钟。隔日 1 次，10 次为 1 个疗程。

【面针】

取穴：首面、肝、肾、心。

方法：选用 0.5 ～ 1.5 寸的毫针，快速刺入皮下 0.2 ～ 0.3 寸，得气后留针 10 ～ 30 分钟，每隔 5 ～ 10 分钟运针 1 次。每日或隔日 1 次，10 次为 1 个疗程。

【口针】

取穴：眼（高血压）穴。

方法：患者正坐，半张口，暴露穴区。选用 26 ～ 32 号、0.5 ～ 1.5 寸的毫针，斜刺或平刺口针穴区，进针 0.1 ～ 0.3 寸，不行针，留针 20 ～ 30 分钟。每日治疗 1 次，10 次为 1 个疗程。

【鼻针】

取穴：心、肝、肾、高血压上点、高血压下点。

方法：选用 30 ～ 32 号、0.5 寸的毫针，斜刺 0.3 ～ 0.5 寸，患者得气或流泪、打喷嚏后留针，每隔 5 ～ 10 分钟间歇行针 1 次。每日 1 次，10 次为 1 个疗程。

【腹针】

取穴：中脘、下脘、气海、关元。

方法：选用 30 号、1.5 寸的毫针，垂直进针，得气后留针 20 分钟。每日 1 次，10 次为 1 个疗程。

第三节　面瘫

面瘫是以口眼向一侧㖞斜为主要症状的一种疾病。患侧额纹变浅或消失，不能皱眉，眼裂变大，眼睑闭合无力，用力闭眼时眼球向上外方转动而显露白色巩膜，鼻唇沟变浅，口角下垂并歪向健侧，鼓腮漏气，不能吹口哨，食物易残存于颊部与齿龈之间。同时，还可能伴有舌前 2/3 味觉消失、听觉过敏等。本病可发生于任何年龄，无明显的季节性，多发病急速，以一侧面部发病多见。

面瘫相当于西医学的周围性面神经麻痹。脑中风引起的中枢性面瘫与本病病理虽然不同，但可参照本病进行治疗。

面瘫多由正气不足，脉络空虚，卫外不固，风邪乘虚入中经络，导致气血痹阻，面部经脉、经筋失于濡养，以致肌肉纵缓不收而发。由于足太阳经筋为"目上冈"，足阳明经筋为"目下冈"，故眼睑不能闭合为足太阳和足阳明经筋功能失调所致。口颊部主要为手太阳和手、足阳明经筋所主，因此，口角下垂并㖞斜主要系该三条经筋功能失调所致。

【耳针】

取穴：①主穴：肝、肺、大肠、口、眼、面颊区。②配穴：如伴有风寒袭表者加神门、下屏尖；如伴有肝胆湿热者加胆、三焦；如伴有气滞血瘀者加心、皮质下；如伴有肝肾亏损者加肾、内分泌。

方法：每次选 2 ～ 4 穴，可采用毫针刺法、耳穴埋针及耳穴贴压等刺激方法。

【头针】

取穴：面瘫对侧的颞前线、额中线。

方法：选用 30 号、1.5 寸的毫针，与头皮呈 15°～ 30°进针，留针 20 分钟。每日 1 次，10 次为 1 个疗程。

【眼针】

取穴：1 区、3 区、7 区，配合看眼取穴。

方法：一般行眶外横刺法，刺入后以有酸、麻、胀等得气感为佳，不施用任何手法，可做刮柄法促使得气，留针 5 ～ 15 分钟。每日治疗 1 次，5 次为 1 个疗程。亦可行眶外埋针治疗。

【舌针】

取穴：上唇际、下唇际、脑灵穴、脑枢穴。

方法：针刺治疗前先清洁口腔，一般用 3% 的高锰酸钾溶液或淡盐水漱口。选用 30 号、1.5 寸的毫针，快速刺入并提插或捻转 5 ～ 7 下，不留针。每日 1 次，10 次为 1 个疗程。

【腕踝针】

取穴：患侧上 1 区、上 4 区，如伴面痛者加上 2 区。

方法：选用 30 号、1.5 寸的毫针，局部常规消毒后，针与皮肤呈 30°，快速进入真皮下，然后压平针身，使针体贴着皮肤浅层行进，以针下松软、无针感为宜。进针方向以朝向病所为原则，不做提插捻转手法，一般留针 30 分钟。隔日 1 次，10 次为 1 个疗程。

【面针】

取穴：首面、肝、脾、胃。

方法：选用 0.5 ～ 1.5 寸的毫针，快速刺入皮下 0.2 ～ 0.3 寸，得气后留针 10 ～ 30 分钟，每隔 5 ～ 10 分钟运针 1 次。每日或隔日 1 次，10 次为 1 个疗程。

【鼻针】

取穴：①主穴：头面、肺、肝。②配穴：胃、大肠。

方法：选用 30 ～ 32 号、0.5 寸的毫针，斜刺 0.3 ～ 0.5 寸，患者得气或流泪、打喷嚏后留针，每隔 5 ～ 10 分钟间歇行针 1 次。每日 1 次，10 次为 1 个疗程。

【手针】

取穴：①主穴：前头点、偏头点。②配穴：胃、大肠。

方法：选用 28 ～ 30 号、1 ～ 1.5 寸的毫针，快速透皮，深度 3 ～ 5 分，以不刺入骨膜为准。一般用捻转、提插的强刺激手法，留针 3 ～ 5 分钟。每日 1 次，10 次为 1 个疗程。

【第二掌骨侧针】

取穴：压痛敏感点及头点。

方法：选用 30 号、1 寸的毫针，垂直皮肤表面进针，沿第二掌骨桡侧缘刺入第二掌骨手掌侧，进针 0.5 ～ 0.8 寸，捻转提插以达到强刺激的目的，留针 45 分钟，期间可多次行针。每日 1 次，10 次为 1 个疗程。

【足针】

取穴：①主穴：头面。②配穴：胃、大肠。

方法：选用 28 ～ 30 号、1 ～ 1.5 寸的毫针，快速将针刺入皮肤 3 ～ 5 分，得气后施以中等刺激的捻转手法，留针 3 ～ 5 分钟。每日 1 次，10 次为 1 个疗程。

第四节　痫病

痫病又称癫痫、痫证，俗称羊痫风，是以猝然昏仆、强直抽搐、口吐涎沫、两目上视、移时自醒、醒后神志如常人为特征的一种反复发作性疾病。

痫病相当于西医学的癫痫，包括原发性癫痫及继发性癫痫，是由脑部神经元异常同步化放电引起的发作性神经功能障碍。

痫病多与先天因素、精神因素、脑部外伤及六淫之邪、饮食失调等有关；或有家族遗传史，或因母孕受惊、高热、服药不慎，或产程胎儿头部受损，均可导致发病；或因情志刺激，肝郁不舒，肝、脾、肾等气机失调，骤然阳升风动，痰气上壅，闭阻络窍；或因脑部外伤，气血瘀阻，脉络不和而发病。若久病耗伤，可伤及脾、肾。

【耳针】

取穴：神门、枕、心、肝、皮质下、脑干。

方法：每次选 2 ～ 4 穴，可采用毫针刺法、耳穴埋针及耳穴贴压等刺激方法。急性发作后，还可取耳尖及耳背静脉点刺出血。

【头针】

取穴：额中线、顶颞前斜线、顶颞后斜线。

方法：选用 30 号、1.5 寸的毫针，与头皮呈 15°～ 30°进针，留针 20 分钟。每日 1 次，10 次为 1 个疗程。

【眼针】

取穴：3 区、4 区、6 区，配合看眼取穴。

方法：一般在发作前施针，行眶外横刺法，刺入后以有酸、麻、胀等得气感为佳，不施用任何手法，可做刮柄法促使得气，留针 5 ～ 15 分钟。每日治疗 1 次，5 次为 1 个疗程。亦可行眶外埋针治疗。

【口针】

取穴：头顶。

方法：患者正坐，半张口，暴露穴区。选用 26 ～ 32 号、0.5 ～ 1.5 寸的毫针，斜刺或平刺口针穴区，进针 0.1 ～ 0.3 寸，不行针，留针 20 ～ 30 分钟。每日治疗 1 次，10 次为 1 个疗程。

【鼻针】

取穴：心、肝。

方法：选用 30 ～ 32 号、0.5 寸的毫针，斜刺 0.3 ～ 0.5 寸，患者得气或流泪、打喷嚏后留针，每隔 5 ～ 10 分钟间歇行针 1 次。每日 1 次，10 次为 1 个疗程。

【手针】

取穴：胸、肝、头顶、后头。

方法：选用 28 ～ 30 号、1 ～ 1.5 寸的毫针，快速透皮，深度 3 ～ 5 分，以不刺入骨膜为准。一般用捻转、提插的强刺激手法，留针 3 ～ 5 分钟。每日 1 次，10 次为 1 个疗程。

【足针】

取穴：心、肝。

方法：选用 28 ～ 30 号、1 ～ 1.5 寸的毫针，快速将针刺入皮肤 3 ～ 5 分，得气后施以中等刺激的捻转手法，留针 3 ～ 5 分钟。每日 1 次，10 次为 1 个疗程。

第五节　痴呆

痴呆是以呆傻愚笨为主要临床表现的神志类病证，又称呆病。轻者出现神情淡漠、寡言少语、善忘迟钝等症；重者出现神情呆滞、语言颠倒、思维异常、行为怪僻、智力衰退甚至呆傻等症。

痴呆多见于西医学的老年性痴呆（阿尔茨海默病）、血管性痴呆、路易体痴呆、帕金森病、脑叶萎缩症、代谢性脑病、中毒性脑病等疾病。

痴呆的发生常与先天遗传、年迈体虚、七情内伤、久病耗损、中毒外伤等因素有关。本病病位在脑，与心、肝、脾、肾功能失调有关。基本病机是气血阴精亏虚，髓海不足，痰浊中阻或瘀血阻滞，神机失用。

【耳针】

取穴：心、肝、肾、枕、缘中、神门、肾上腺。

方法：每次选 2～4 穴，可采用毫针刺法、耳穴埋针及耳穴贴压等刺激方法。

【头针】

取穴：取顶中线、额中线、颞前线、颞后线。

方法：常规头针操作，可长时间留针。

【眼针】

取穴：双侧心区、肾区、肝区、脾区。

方法：一般行眶外横刺法，刺入后以有酸、麻、胀等得气感为佳，不施用任何手法，可做刮柄法促使得气，留针 5～15 分钟。每日治疗 1 次，5 次为 1 个疗程。亦可行眶外埋针治疗。

【舌针】

取穴：脑中、脑枢、襞中、附蒂。

方法：针刺治疗前先清洁口腔，一般用 3% 的高锰酸钾溶液或淡盐水漱口。选用 30 号、1.5 寸的毫针，快速刺入并提插或捻转 5～7 下，不留针。每日 1 次，10 次为 1 个疗程。

【鼻针】

取穴：头面、心、肾。

方法：选用 30～32 号、0.5 寸的毫针，斜刺 0.3～0.5 寸，患者得气或流泪、打喷嚏后留针，每隔 5～10 分钟间歇行针 1 次。每日 1 次，10 次为 1 个疗程。

【人中针】

取穴：沟 7 穴。

方法：患者坐位或仰卧位。一般选用 28～30 号、0.5～1 寸的不锈钢毫针，常规消毒，每次只取 1 穴，刺入 10～15mm，针感以得气为度。久病邪深者，留针时间宜长，反之则短，或不留针。一般疗程宜短，发作期不分疗程，有效即可。每日或隔日 1 次，一般 10 次为 1 个疗程。

【足针】

取穴：头穴、心穴、肾穴。

方法：用 28～30 号、1～1.5 寸的毫针，以快速进针法刺入。急性头痛用强刺激手法（泻法），将针刺入 0.5～1 寸，进行捻转提插，得气后留针 20 分钟，每隔 5～10 分钟捻针 1 次；慢性头痛用弱刺激手法（补法），将针刺入 2～5 分深，轻捻转数次出针，或留针 15 分钟。10 次为 1 个疗程。

【颊针】

取穴：头穴。

方法：以直径 0.14 ～ 0.20mm 的 1 寸毫针，采用双针刺，针刺得气后留针时间 20 ～ 40 分钟。每日 1 次，10 次为 1 个疗程。

第六节　郁证

郁证是以心情抑郁、情绪不宁、胸部满闷、胁肋胀痛，或易怒善哭，以及咽中如有异物梗塞、失眠等症为主要临床表现的一类病证。

郁证多见于西医学中抑郁症、癔症、焦虑症、围绝经期综合征、反应性精神病等疾病。

郁证的发生常与情志不舒、思虑过度、饮食不节等因素有关。本病病位在脑，涉及肝、心、胆、脾、肾。基本病机是气机郁滞，脏腑阴阳气血失调。

【耳针】

取穴：①主穴：皮质下、缘中、神门。②配穴：根据临床症状灵活选取相应的脏腑穴、内分泌、交感等穴区。

方法：每次选 3 ～ 5 穴，可采用毫针刺法、耳穴埋针及耳穴贴压、磁珠埋压等刺激方法。

【头针】

取穴：根据临床症状的不同选取顶中线、额中线，再根据临床症状灵活选取相应的脏腑穴、额旁 1 线、额旁 2 线、额旁 3 线。

方法：常规头针操作，可长时间留针。

【眼针】

取穴：双侧上焦区、心，再根据病变所涉及的脏腑选取相应的脏腑穴位。

方法：选用 30 号、0.5 寸的毫针，行眶外横刺法，刺入后以有酸、麻、胀等得气感为佳，不施用任何手法，为促进得气，可做刮柄，留针 5 ～ 15 分钟。每日治疗 1 次，5 次为 1 个疗程。亦可行眶外埋针治疗。

【鼻针】

取穴：主穴取头面。如伴有心火独亢者加心，肝气郁结者加胸，思虑过度者加脾。

方法：选用 30 ～ 32 号、0.5 寸的毫针，斜刺 0.3 ～ 0.5 寸，患者得气或流泪、打喷嚏后留针，每隔 5 ～ 10 分钟间歇运针 1 次。每日 1 次，10 次为 1 个疗程。

【舌针】

取穴：心穴、脑明穴、脑灵穴、脑枢穴。再根据辨证所涉及的脏腑选取相应的穴位。

方法：选用 30 号、1.5 寸的毫针，针刺治疗前先清洁口腔，一般用 3% 的高锰酸钾溶液或淡盐水漱口。毫针快速刺入并提插或捻转 5 ～ 7 下，不留针。每日 1 次，针 5 次间隔 2 ～ 3 日，10 次为 1 个疗程。

【腕踝针】

取穴：两侧上 1、上 2。

方法：一般选用 30 号、1.5 寸的毫针，局部常规消毒后，针与皮肤呈 30°，快速进入真皮下，然后压平针身，使针体贴着皮肤浅层行进，以针下松软、无针感为宜。进针方向以朝向病所为原则，不提插捻转，一般留针 30 分钟。隔日 1 次，10 次为 1 个疗程。

【口针】

取穴：头顶、心、胃穴。再根据病变所涉及的脏腑器官选取相应的穴位。

方法：患者正坐，半张口，医者用纱布垫在患者上、下唇部，以手指将两唇上下拉开。常规消毒，选用 26 ～ 32 号、0.5 ～ 1.5 寸的毫针斜刺，进针约 0.1 寸，不捻针，不行针，留针 20 ～ 30 分钟。每日治疗 1 次，10 次为 1 个疗程。

【面针】

取穴：首面、心穴。再根据病变所涉及的脏腑选取相应的脏腑穴位。

方法：一般取 0.5 ～ 1.5 寸的毫针，快速刺入皮下 0.2 ～ 0.3 寸，得气后留针 10 ～ 30 分钟。每隔 5 ～ 10 分钟运针 1 次。每日或隔日 1 次，10 次为 1 个疗程。

【人中针】

取穴：沟 1 穴、沟 2 穴，再根据病变部位增加相应的穴位。

方法：患者坐位或仰卧位。一般选用 28 ～ 30 号、0.5 ～ 1 寸的不锈钢毫针，常规消毒，每次只取 1 穴。刺入 10 ～ 15mm，针感以得气为度，久病邪深者，留针时间宜长，反之则短，或不留针。一般疗程宜短，发作期不分疗程，有效即可。每日或隔日 1 次，一般 10 次为 1 个疗程，疗程之间可休息 5 ～ 7 日。

【足针】

取穴：心穴、肝穴、8 号穴。

方法：用 28 ～ 30 号、1 ～ 1.5 寸的毫针，以快速进针法刺入。急性头痛用强刺激手法（泻法），将针刺入 0.5 ～ 1 寸，进行捻转提插，得气后留针 20 分钟，每隔 5 ～ 10 分钟捻针 1 次。慢性头痛用弱刺激手法（补法），将针刺入 2 ～ 5 分深，轻捻转数次出针，或留针 15 分钟。10 次为 1 个疗程。

【颊针】

取穴：取头、上焦穴。

方法：以直径 0.14 ～ 0.20mm 的 1 寸毫针，采用双针刺，针刺得气后留针时间 20 ～ 40 分钟。每日 1 次，10 次为 1 个疗程。

【腹针】

取穴：气海、关元、中脘、下脘。

方法：以直径 0.16 ～ 0.22mm、长 30 ～ 50mm 的毫针，进针后施术分三步进行，即候气、行气、催气。进针后停留 3 ～ 5 分钟为候气；3 ～ 5 分钟后再摇转，使局部产生针感为行气；再隔 5 分钟运针 1 次，使之向四周或远端传导为催气。均直刺。每日 1 次，10 次为 1 个疗程。

第七节　不寐

不寐，是以经常不能获得正常睡眠为主要表现的一类病证，又称不得眠、不得卧、目不瞑等。

不寐多见于西医学的神经官能症、更年期综合征、慢性消化不良、贫血、动脉粥样硬化症等躯体疾病伴随发生的失眠，也可能因为不良生活习惯、环境因素等引起，还可能是心理因素。

不寐的发生与饮食、情志、劳倦、体虚等因素有关。病位主要在心，涉及肝、胆、脾、胃、肾。情志不遂，肝阳扰动；思虑劳伤心脾，气血生化不足；惊恐、房劳伤肾，肾水不能上济于心，心肾不交；体质虚弱，心虚胆怯；饮食不节，宿食停滞，胃不和则卧不安。上述因素均可导致邪气扰动心神或心神失于濡养，心神不安而不寐。

【耳针】

取穴：①主穴：心、交感、神门。②配穴：皮质下、内分泌、缘中等穴区。

方法：每次选 3 ～ 5 穴，可采用毫针刺法、耳穴埋针及耳穴贴压等刺激方法，顽固者还可以用磁珠埋压。

【头针】

取穴：根据临床症状不同选取顶中线、额中线、额旁 1 线。

方法：常规头针操作，可长时间留针。

【眼针】

取穴：双侧上焦区、心、胃，再根据辨证所涉及的脏腑选取相应的脏腑穴位。

方法：一般在发作前施针，用 30 号、0.5 寸的毫针，行眶外横刺法，刺入后以有酸、麻、胀等得气感为佳，不施用任何手法，为促进得气，可做刮柄，留针 5 ～ 15 分钟。每日治疗 1 次，5 次为 1 个疗程。亦可行眶外埋针治疗。

【鼻针】

取穴：主穴取头面、心、肝，如伴有饮食不节者加胃，伴有思虑劳倦者加脾。

方法：选用 30 ～ 32 号、0.5 寸的毫针，斜刺 0.3 ～ 0.5 寸，患者得气或流泪、打喷嚏后留针，每隔 5 ～ 10 分钟间歇运针 1 次。每日 1 次，10 次为 1 个疗程。

【舌针】

取穴：主穴取心穴、脑灵穴、胃穴、胸穴、肝穴。再根据辨证所涉及的脏腑部位选取相应的穴位。

方法：针刺治疗前先清洁口腔，一般用 3% 的高锰酸钾溶液或淡盐水漱口。选用 30 号、1.5 寸的毫针，毫针快速刺入并提插或捻转 5 ～ 7 下，不留针。每日 1 次，针

5 次，间隔 2 ～ 3 日，10 次为 1 个疗程。

【口针】

取穴：头顶、心、胃穴。

方法：患者正坐，半张口，医者用纱布垫在患者上、下唇部，以手指将两唇上下拉开。常规消毒，选用 26 ～ 32 号、0.5 ～ 1.5 寸的毫针斜刺，进针约 0.1 寸，不捻针，不行针，留针 20 ～ 30 分钟。每日治疗 1 次，10 次为 1 个疗程。

【面针】

取穴：首面、心、胃穴，再根据病变所涉及的脏腑选取相应的脏腑穴位。

方法：一般取 0.5 ～ 1.5 寸的毫针，快速刺入皮下 0.2 ～ 0.3 寸，得气后留针 10 ～ 30 分钟。每隔 5 ～ 10 分钟运针 1 次。每日或隔日 1 次，10 次为 1 个疗程，疗程间隔 1 周左右。

【人中针】

取穴：沟 1 穴、沟 2 穴。

方法：患者坐位或仰卧位。一般选用 28 ～ 30 号、0.5 ～ 1 寸的不锈钢毫针，常规消毒，每次只取 1 穴。刺入 10 ～ 15mm，针感以得气为度。久病邪深者，留针时间宜长，反之则短或不留针。一般疗程宜短，发作期不分疗程，有效即可。每日或隔日 1 次，一般 10 次为 1 个疗程，疗程之间可休息 5 ～ 7 日。

【腕踝针】

取穴：两侧上 1。

方法：一般选用 30 号、1.5 寸的毫针，局部常规消毒后，针与皮肤呈 30°，快速进入皮下。然后轻捻针柄，使针体贴着皮肤浅层行进，以针下有松软感为宜，然后按住针柄，将针尖轻轻扫散，确定无阻碍。不可出现得气感，若患者有酸麻胀痛感，说明进针过深，已至筋膜下层，应立即将针退至浅表层。进针方向以朝向病端为原则。一般留针 30 分钟，其间不做提插捻转，以患者小睡 15 ～ 30 分钟为佳。隔日 1 次，10 次为 1 个疗程。

【第二掌骨侧针】

取穴：心穴。

方法：选用 40mm×0.32mm 的 30 号毫针，垂直刺入，深度为 2cm。得气后留针 45 分钟左右。可间歇行针，加强刺激强度。每日 1 次，10 次为 1 个疗程。

【足针】

取穴：心穴、安眠穴，踇趾额窦、第 2 至第 5 趾额窦、小脑、头部（大脑）反射区，可根据辨证选取相应穴位。

方法：用 28 ～ 30 号、1 ～ 1.5 寸的毫针，以快速进针法刺入，将针刺入 0.5 ～ 1 寸，进行捻转提插，得气后留针 20 分钟，每隔 5 ～ 10 分钟捻针 1 次。每日 1 次，10 次为 1 个疗程。反射区应用单食指叩拳法或拇指指腹按压法。

【颊针】

取穴：头、上焦。

方法：以直径 0.14 ～ 0.20mm 的 1 寸毫针，采用双针刺，针刺得气后留针时间 20 ～ 40 分钟。每日 1 次，10 次为 1 个疗程。

第八节　心悸

心悸是以自觉心中悸动、惊惕不安，甚则不能自主为表现的病证，又称惊悸、怔忡。

心悸多见于西医学中的心脏神经官能症、风湿性心脏病、冠状动脉硬化性心脏病、肺源性心脏病、贫血、甲状腺功能亢进症等疾病。

心悸的发生常与体虚劳倦、七情所伤、感受外邪、药食不当等因素有关。本病病位在心，与胆、脾、肾关系密切。基本病机是气血阴阳亏虚，心失濡养，或邪扰心神，心神不宁。

【耳针】

取穴：取心、胆、脾、肾、交感、神门、皮质下、小肠。

方法：每次选 3 ～ 5 穴，可采用毫针刺法、耳穴埋针及耳穴贴压等刺激方法。

【头针】

取穴：额旁 1 线。

方法：常规头针操作，可长时间留针。

【眼针】

取穴：心区（双侧）。

方法：采用眶外横刺法，得气以局部酸、麻、胀、重或温热、清凉等感觉为宜，或针感直达病所。一般采用静留针法，留针 5 ～ 15 分钟。每日治疗 1 次，5 次为 1 个疗程。亦可行眶外埋针治疗。

【舌针】

取穴：心穴。

方法：针刺治疗前先清洁口腔，一般用 3% 的高锰酸钾溶液或淡盐水漱口。选取长 40mm 或 50mm、直径 0.32 ～ 0.34mm 的毫针。用拇指、食指和中指捏住针柄，快速刺入并捻转或提插 5 ～ 7 下，不留针。每日 1 次，10 次为 1 个疗程。

【腕踝针】

取穴：上 1、上 2 区。

方法：选择长 25mm 或 40mm 毫针。针身与皮肤呈 15°～ 30°快速刺入真皮下，然后压平针身，使针身循肢体纵轴沿真皮下缓慢刺入，以针下松软、无针感为宜。刺入长度以露出针身 2mm 为宜，不提插捻转，可留针 20 ～ 30 分钟，不行针。隔日 1 次，10 次为 1 个疗程。亦可用皮内埋针法。

【面针】

取穴：心。

方法：夹持进针法刺入。得气后留针 10 ～ 30 分钟，每隔 5 ～ 10 分钟捻针 1 次，或用皮内埋针法。

【口针】

取穴：心穴。

方法：患者正坐，半张口，暴露穴区。选用 26 ～ 32 号、0.5 ～ 1.5 寸的毫针，斜刺或平刺口针穴区，进针 0.1 ～ 0.3 寸，不行针，留针 20 ～ 30 分钟。每日治疗 1 次，10 次为 1 个疗程。

【鼻针】

取穴：心、肝、肾。

方法：选用 30 ～ 32 号、0.5 寸的毫针，斜刺 0.3 ～ 0.5 寸，患者得气或流泪、打喷嚏后留针，每隔 5 ～ 10 分钟间歇行针 1 次。每日 1 次，10 次为 1 个疗程。

【手针】

取穴：心穴。

方法：用 28 ～ 30 号、1 ～ 1.5 寸的毫针，快速透皮，深度 3 ～ 5 分，以不刺入骨膜为准。用捻转、提插的强刺激手法，留针 3 ～ 5 分钟。每日 1 次，10 次为 1 个疗程。

【第二掌骨侧针】

取穴：心穴。

方法：选用 40mm×0.32mm 的 30 号毫针，垂直刺入，深度为 2cm。得气后留针 45 分钟左右。可间歇行针，加强刺激强度。每日 1 次，10 次为 1 个疗程。

【足针】

取穴：心穴、心痛点、心反射区，如伴有肝阳上亢者加肝穴，伴有失眠加心穴、安眠穴等。

方法：用 28 ～ 30 号、1 ～ 1.5 寸的毫针，以快速进针法刺入，将针刺入 0.5 ～ 1 寸，进行捻转提插，得气后留针 20 分钟，每隔 5 ～ 10 分钟捻针 1 次。每日 1 次，10 次为 1 个疗程。反射区应用单食指叩拳法或拇指指腹按压法。

【颊针】

取穴：上焦、背穴。

方法：以直径 0.14 ～ 0.20mm 的 1 寸毫针，采用双针刺，针刺得气后留针时间 20 ～ 40 分钟，每日 1 次，10 次为 1 个疗程。

【腹针】

取穴：巨阙、鸠尾、大巨、大横、气海、关元等穴。

方法：以直径 0.16 ～ 0.22mm、长 30 ～ 50mm 的毫针，进针后施术分三步进行，即候气、行气、催气。进针后停留 3 ～ 5 分钟为候气；3 ～ 5 分钟后再摇转，使局部产生针感为行气；再隔 5 分钟运针 1 次，使之向四周或远端传导为催气。均直刺。每日 1 次，10 次为 1 个疗程。

【脐针】

取穴：离，如肝阳上亢加震、巽，气血不足加艮、坤。

方法：31 ~ 38 号粗细的 1 寸毫针，以捻转手法进针，深度为 0.1 ~ 1 寸，不需强刺激手法，留针 10 ~ 20 分钟。每日 1 次，10 次为 1 个疗程。

第九节 咳嗽

咳嗽是肺系疾病的常见证候之一，指外感或内伤等因素，导致肺失宣肃，肺气上逆，冲击气道，发出咳声或伴咳痰为临床特征的一种病证。

咳嗽多见于西医学的呼吸道疾病、胸膜疾病、心血管疾病，中枢神经因素亦可以引起咳嗽，是由于延髓咳嗽中枢受刺激而引起。它既是独立的疾病，又是肺系多种疾病的一个症状。

咳嗽的病因分为外感、内伤两方面。外感咳嗽是因风寒、风热、燥热等外感六淫之邪侵袭肺系所致；内伤咳嗽是因病情迁延日久，肺、脾、肾等脏腑功能失调，内邪干肺所致。基本病机为病邪引起肺气不清，失于宣肃，迫气上逆。

【耳针】

取穴：①主穴：肺、气管、支气管、神门。②配穴：脾、肾、肾上腺、皮质下。外感咳嗽配枕、耳尖、肾上腺、内鼻；内伤咳嗽配肾、脾、交感、神门、内分泌、大肠。

方法：每次选 3 ~ 5 穴，可采用毫针刺法、耳穴埋针及耳穴贴压等刺激方法。

【头针】

取穴：额中线、额旁 1 线。

方法：常规头针操作，可长时间留针。

【眼针】

取穴：肺区。

方法：采用眶外横刺法，得气以局部酸、麻、胀、重或温热、清凉等感觉为宜，或针感直达病所。一般采用静留针法，留针 5 ~ 15 分钟。每日治疗 1 次，5 次为 1 个疗程。

【舌针】

取穴：肺穴。

方法：用拇指、食指和中指捏住针柄，快速刺入并捻转 5 ~ 7 下或小幅快速提插 5 ~ 7 下。做完基本手法后即可快速取针，多数情况下不留针。

【面针】

取穴：肺穴。

方法：一般取 0.5 ~ 1.5 寸的毫针，根据部位选择横刺、斜刺或直刺，得气后留针 10 ～ 30 分钟，每隔 5 ～ 10 分钟捻针 1 次。每日或隔日 1 次，10 次为 1 个疗程。亦可用用皮内埋针法。

【口针】

取穴：五脏区。

方法：患者正坐，半张口，暴露穴区。选用 26 ～ 32 号、0.5 ～ 1.5 寸的毫针，斜刺或平刺口针穴区，进针 0.1 ～ 0.3 寸，不行针，留针 20 ～ 30 分钟。隔日 1 次，10 次为 1 个疗程。

【鼻针】

取穴：肺、咽喉。

方法：选用 30 ～ 32 号、0.5 寸的毫针，斜刺 0.3 ～ 0.5 寸，患者得气或流泪、打喷嚏后留针，每隔 5 ～ 10 分钟间歇行针 1 次。每日 1 次，10 次为 1 个疗程。

【手针】

取穴：哮喘穴、咳嗽穴、肺穴。

方法：手取自然弯曲位，选用 28 ～ 30 号、1 ～ 1.5 寸毫针，紧靠骨膜外面垂直于掌面直刺入穴位，以不刺入骨膜为准，深度为 3 ～ 5 分。用捻转、提插强刺激手法，留针 3 ～ 5 分钟。每日 1 次，10 次为 1 个疗程。

【足针】

取穴：肺穴。

方法：选用 28 ～ 30 号、1 ～ 1.5 寸毫针，将针刺入 0.5 ～ 1 寸，然后提插捻转，行强刺激手法，得气后留针 20 分钟，每隔 5 ～ 10 分钟行针 1 次。10 次为 1 个疗程。

【颊针】

取穴：取上焦穴。

方法：以直径 0.14 ～ 0.20mm 的 1 寸毫针，采用双针刺，针刺得气后留针时间 20 ～ 40 分钟。每日 1 次，10 次为 1 个疗程。

【脐针】

取穴：兑、坎、坤等。

方法：31 ～ 38 号粗细的 1 寸毫针，以捻转手法进针，深度为 0.1 ～ 1 寸，不需强刺激手法，留针 10 ～ 20 分钟。每日 1 次，10 次为 1 个疗程。

第十节　哮喘

哮喘是一种发作性的痰鸣气喘疾患，发作时喉中哮鸣有声，呼吸气促困难，甚则喘息不能平卧。“哮”为呼吸急促，喉间哮鸣；“喘”为呼吸困难，甚则张口抬肩，鼻翼扇动。临床上哮必兼喘，喘未必兼哮。

哮喘多见于西医学的支气管哮喘、喘息性支气管炎、肺炎、慢性阻塞性肺疾病、心源性哮喘等疾病中。

哮喘以宿痰伏肺为主因，以外邪侵袭、饮食不当、情志刺激、体虚劳倦为诱因。本病病位在肺，与肾、脾、心等密切相关。外感风寒或风热，吸入花粉、烟尘等可导致肺失宣肃而凝津成痰；饮食不当，脾运失健则聚湿生痰；当气候突变、情志失调、过分劳累、食入海腥发物等则触引内伏之痰饮，痰随气升，气与痰结，壅塞气道，肺气上逆而发为哮喘。

【耳针】

取穴：①主穴：肺、支气管、交感、肾上腺、平喘。②配穴：对屏尖、皮质下、风溪、肝、神门、大肠、枕、内分泌。

方法：每次选 3 ~ 5 穴，可采用毫针刺法、耳穴埋针及耳穴贴压等刺激方法。

【头针】

取穴：额中线、额旁 1 线。

方法：常规头针操作，可长时间留针。

【舌针】

取穴：肺穴。

方法：用拇指、食指和中指捏住针柄，快速刺入并捻转 5 ~ 7 下或小幅快速提插 5 ~ 7 下。做完基本手法后即可快速取针，多数情况下不留针。

【腕踝针】

取穴：上 1 区。

方法：选择 25mm 或 40mm 毫针。针身与皮肤呈 15° ~ 30° 快速刺入真皮下，然后压平针身，使针身循肢体纵轴沿真皮下缓慢刺入，以针下松软、无针感为宜。刺入长度以露出针身 2mm 为宜，不提插捻转，可留针 20 ~ 30 分钟，不行针。隔日 1 次，10 次为 1 个疗程。亦可用皮内埋针法。

【面针】

取穴：肺穴。

方法：一般取 0.5 ~ 1.5 寸的毫针，根据部位选择横刺、斜刺或直刺，得气后留针 10 ~ 30 分钟，每隔 5 ~ 10 分钟捻针 1 次。每日或隔日 1 次，10 次为 1 个疗程。亦可用皮内埋针法。

【口针】

取穴：肺穴。

方法：常规口针操作。隔日 1 次，10 次为 1 个疗程。

【鼻针】

取穴：肺穴。

方法：选用 30 ~ 32 号 0.5 寸的毫针，斜刺 0.3 ~ 0.5 寸，得气后留针，每隔 5 ~ 10 分钟间歇运针 1 次。每日 1 次，10 次为 1 个疗程。

【手针】

取穴：哮喘穴、咳嗽穴、哮喘新穴、肺穴。

方法：手取自然弯曲位，选用 28 ～ 30 号毫针，紧靠骨膜外面垂直于掌面直刺入穴位，以不刺入骨膜为准，深度为 3 ～ 5 分，进行捻转、提插，行强刺激手法，留针 3 ～ 5 分钟。每日 1 次，10 次为 1 个疗程。

【足针】

取穴：肺穴、脾穴、肾穴。

方法：选用 1 寸 28 ～ 30 号毫针，将针刺入 0.5 ～ 1 寸，进行提插捻转，行强刺激手法，得气后留针 20 分钟，每隔 5 ～ 10 分钟行针 1 次。10 次为 1 个疗程。

【颊针】

取穴：取上焦穴。

方法：以直径 0.14 ～ 0.20mm 的 1 寸毫针，采用双针刺，针刺得气后留针时间 20 ～ 40 分钟。每日 1 次，10 次为 1 个疗程。

【腹针】

取穴：中脘、鸠尾、不容、承满、大横、气中。

方法：采用三部法，即候气、行气、催气手法。进针后，停留 3 ～ 5 分钟谓之候气；3 ～ 5 分钟后再捻转使局部产生针感，谓之行气；再隔 5 分钟行针 1 次，根据处方要求进行轻捻转、慢提插，视患者的症状是否缓解进行调针，谓之催气。留针 20 ～ 30 分钟出针。

【脐针】

取穴：兑、坎、坤等。

方法：31 ～ 38 号粗细的 1 寸毫针，以捻转手法进针，深度为 0.1 ～ 1 寸，不需强刺激手法，留针 10 ～ 20 分钟。每日 1 次，10 次为 1 个疗程。

第十一节 胃痛

胃痛又称胃脘痛，是以上腹胃脘部疼痛为主症。由于疼痛部位近心窝部，古人又称心痛、胃心痛、心腹痛、心下痛等。

胃痛多见于西医学的急慢性胃炎、消化性溃疡、胃痉挛、胃扭转、胃下垂、胃黏膜脱垂症、胃神经官能症等。

胃痛病因无论是胃腑本身的原因，还是其他脏腑的病变影响到胃腑，均可使胃络不通或胃失濡养而导致胃痛。本病的病位在胃，与肝、脾关系密切。若外感寒邪或过食生冷，寒邪客于胃中，寒主收引，阻遏气机，可致胃气不和而疼痛；或因饮食不节，暴饮暴食，或过食肥甘厚腻，食滞不化，气机受阻，胃失和降，而发胃痛；若忧思恼怒，情志不遂，肝失疏泄，肝郁气滞，横逆犯胃，胃失和降，亦可发生胃痛；肝郁化火，火盛伤阴，胃失濡养，不荣则痛；若素体禀赋不足，或劳倦内伤，久病脾胃虚弱，脾不升清，胃不降浊，中阳不运，寒从中生，胃失温养作痛；亦有气郁日久，瘀血内结，气滞血瘀，阻碍中焦气机，胃络失和，而致胃痛。

【耳针】

取穴：①主穴：急性胃肠炎取大肠、小肠、腹、胃、脾、神门；慢性胃肠炎取胃、十二指肠、脾、肝、神门、交感。②配穴：胰胆、皮质下、三焦。

方法：常规消毒，每次选 2 ～ 4 穴，可采用毫针刺法、耳穴埋针及耳穴贴压等刺激方法。

【头针】

取穴：额旁 2 线。

方法：常规头针操作，可长时间留针。

【眼针】

取穴：中焦区、胃区。

方法：采用眶外横刺法，得气以局部酸、麻、胀、重或温热、清凉等感觉为宜，或针感直达病所。一般采用静留针法，留针 5 ～ 15 分钟。

【舌针】

取穴：重点选取与患病部位相关的舌穴。①主穴：胃穴、脾穴。②配穴：根据辨证所涉及的脏腑选取相应的脏腑穴位。

方法：针刺治疗前先清洁口腔，一般用 3% 的高锰酸钾溶液或淡盐水漱口。选用 30 号、1.5 寸的毫针，快速刺入并提插或捻转 5 ～ 7 下，不留针。每日 1 次，10 次为 1 个疗程。

【腕踝针】

取穴：根据症状选取患侧下 1、下 2 等。

方法：一般选用 30 号、1.5 寸的毫针，局部常规消毒后，针与皮肤呈 30°，快速进入真皮下，然后压平针身，使针体贴着皮肤浅层行进，以针下松软、无针感为宜。进针方向以朝向病所为原则，不做提插捻转手法。一般留针 30 分钟。隔日 1 次，10 次为 1 个疗程。

【面针】

取穴：胃、肝。

方法：局部常规消毒，用 30 ～ 32 号毫针，在选定穴位徐徐刺入，根据部位选择横刺、斜刺或直刺。得气后可留针 10 ～ 30 分钟，每隔 5 ～ 10 分钟捻针一次。亦可用皮内埋针法。

【口针】

取穴：消化区。

方法：根据针刺的部位，选择合适的进针角度和深度，以患者耐受为度。

【鼻针】

取穴：中焦区。

方法：用 30 ～ 32 号、0.5 寸毫针，斜刺 0.3 ～ 0.5 寸，得气后留针，每隔 5 ～ 10 分钟可间歇运针 1 次。每日 1 次，10 次为 1 个疗程。

【人中针】

取穴：沟 4 穴、沟 5 穴。

方法：患者坐位或仰卧位。一般选用 28 ～ 30 号、0.5 ～ 1 寸的不锈钢毫针，常规消毒，每次只取 1 穴，刺入 10 ～ 15mm，针感以得气为度。久病邪深者，留针时间宜长，反之则短，或不留针。一般疗程宜短，发作期不分疗程，有效即可。每日或隔日 1 次，一般 10 次为 1 个疗程。

【手针】

取穴：胸穴、前头穴、胃肠穴、腹泻穴、脾穴、小肠穴、大肠穴。

方法：手取自然弯曲位，用 28 ～ 30 号毫针，紧靠骨膜外面垂直于掌面直刺入穴位，以不刺入骨膜为准，深度为 3 ～ 5 分。用捻转、提插强刺激手法。留针 3 ～ 5 分钟。

【第二掌骨侧针法】

取穴：胃穴、十二指肠穴。

方法：患者取坐位，常规消毒，一般选用规格为 40mm×0.32mm 的 30 号毫针。针沿着第二掌骨指侧的边缘，垂直刺入，深度为 2cm。留针时间通常为 45 分钟左右。可间歇行针，加强刺激强度。一般每天治疗 1 次，7 天为 1 个疗程，休息 2 ～ 3 天后再继续第 2 个疗程的治疗。

【足针】

取穴：大肠、小肠、里陷谷、胃穴。

方法：用 1 寸 28 ～ 30 号毫针，强刺激手法将针刺入 0.5 ～ 1 寸，进行提插捻转，得气后留针 20 分钟，每隔 5 ～ 10 分钟行针一次。10 次为 1 个疗程。

【颊针】

取穴：取中焦、背穴。

方法：以直径 0.14 ～ 0.20mm 的 1 寸毫针，采用双排刺，针刺得气后留针时间 20 ～ 40 分钟。每日 1 次，10 次为 1 个疗程。慢性、顽固性疼痛，以及需要精神放松者留针时间应长一些；其他则留针时间短一些。留针期间，可根据患者的反应调针、补针，以确保疗效。

【腹针】

取穴：胃乐、血门、食关、食关、脐上下均双侧；中脘、下脘等。

方法：以直径 0.20mm、长 30 ～ 50mm 的毫针，轻轻捻转，缓慢进针，进针后施术分三步进行，即候气、行气、催气。进针后停留 3 ～ 5 分钟为候气；3 ～ 5 分钟后再摇转，使局部产生针感为行气；再隔 5 分钟运针 1 次，使之向四周或远端传导为催气。直刺，深刺至地部，留针 20 ～ 30 分钟出针。治疗的第 1 ～ 3 次连续针灸每日 1 次，第 3 次后隔日针灸 1 次，6 次为 1 个疗程。

【脐针】

取穴：巽、离、坤、艮等，如肝气犯胃加震。

方法：31 ～ 38 号粗细的 1 寸毫针，以捻转手法进针，深度为 0.1 ～ 1 寸，不需强刺激手法，留针 10 ～ 20 分钟。每日 1 次，10 次为 1 个疗程。

第十二节　呕吐

呕吐是呕与吐的合称，指胃气上逆，胃内容物从口中吐出而言。有物有声为呕，有物无声为吐，无物有声为干呕。因呕与吐常同时出现，故并称为呕吐。

呕吐多见于西医学的急慢性胃炎、胃扩张、贲门痉挛、幽门痉挛或梗阻、胃黏膜脱垂症、十二指肠壅积症、胃神经官能症、胆囊炎、胰腺炎等。

若感受风、寒、暑、湿、燥、火六淫之邪或秽浊之气，侵犯胃腑，气机不利，胃失和降，水谷随逆气上出，发生呕吐；或饮食不节，暴饮暴食，或过食肥甘厚腻，导致食滞不化，胃气上逆而呕吐；或因恼怒伤肝，肝气横逆犯胃，胃气上逆；或久病、饮食、忧思伤脾，脾失健运，水湿内停，酿生痰饮，升清降浊失职，胃失和降；或中阳不运，胃阴不足，均可致胃气失和，而发呕吐。

【耳针】

取穴：①主穴：取胃、贲门、幽门、交感。②配穴：取肝、脾、神门、皮质下、枕、内分泌。

方法：常规耳针操作，可采用毫针刺法、耳穴埋针及耳穴贴压等刺激方法。

【头针】

取穴：额旁 2 线。

方法：常规头针操作，可长时间留针。

【眼针】

取穴：中焦区、胃区。

方法：采用眶外横刺法，得气以局部酸、麻、胀、重或温热、清凉等感觉为宜，或针感直达病所。一般采用静留针法，留针 5 ～ 15 分钟。

【舌针】

取穴：重点选取与患病部位相关的舌穴。①主穴：胃穴，脾穴。②配穴：根据辨证所涉及的脏腑选取相应的脏腑穴位。

方法：针刺治疗前先清洁口腔，一般用 3% 的高锰酸钾溶液或淡盐水漱口。选用 30 号、1.5 寸的毫针，快速刺入并提插或捻转 5 ～ 7 下，不留针。每日 1 次，10 次为 1 个疗程。

【腕踝针】

取穴：根据症状选取患侧下 1、下 2 等。

方法：一般选用 30 号、1.5 寸的毫针，局部常规消毒后，针与皮肤呈 30°，快速进入真皮下，然后压平针身，使针体贴着皮肤浅层行进，以针下松软、无针感为宜。进针方向以朝向病所为原则，不做提插捻转手法，一般留针 30 分钟。隔日 1 次，10 次为 1 个疗程。

【面针】

取穴：胆、胃。

方法：常规面针操作，根据部位选择横刺、斜刺或直刺。得气后可留针 10 ～ 30 分钟，每隔 5 ～ 10 分钟捻针一次。亦可用皮内埋针法。

【口针】

取穴：消化区。

方法：患者正坐，半张口，暴露穴区。选用 26 ～ 32 号、0.5 ～ 1.5 寸的毫针，斜刺或平刺口针穴区，进针 0.1 ～ 0.3 寸，不行针，留针 20 ～ 30 分钟。每日治疗 1 次，10 次为 1 个疗程。

【鼻针】

取穴：中焦区、胃区。

方法：选用 30 ～ 32 号、0.5 寸的毫针，斜刺 0.3 ～ 0.5 寸，患者得气或流泪、打喷嚏后留针，每隔 5 ～ 10 分钟间歇行针 1 次。每日 1 次，10 次为 1 个疗程。

【人中针】

取穴：沟 4 穴、沟 5 穴。

方法：患者坐位或仰卧位。一般选用 28 ～ 30 号、0.5 ～ 1 寸的不锈钢毫针，常规消毒，每次只取 1 穴，刺入 10 ～ 15mm，针感以得气为度。久病邪深者，留针时间宜长，反之则短，或不留针。一般疗程宜短，发作期不分疗程，有效即可。每日或隔日 1 次，一般 10 次为 1 个疗程。

【手针】

取穴：胸穴。

方法：用 28 ～ 30 号、1 ～ 1.5 寸的毫针，快速透皮，深度 3 ～ 5 分，以不刺入骨膜为准。一般用捻转、提插的强刺激手法，留针 3 ～ 5 分钟。每日 1 次，10 次为 1 个疗程。

【足针】

取穴：胃穴、公孙、里陷谷。

方法：用 1 寸 28 ～ 30 号毫针，强刺激手法将针刺入 0.5 ～ 1 寸，进行提插捻转，得气后留针 20 分钟，每隔 5 ～ 10 分钟行针一次。10 次为 1 个疗程。

【腹针】

取穴：气海、水分、建里、中脘、上脘、鸠尾、幽门（双侧）、不容（双侧）、日月（双侧）。寒证加神阙。

方法：以直径 0.20mm、长 30 ～ 50mm 的毫针，轻轻捻转，缓慢进针，进针后施术分三步进行，即候气、行气、催气。进针后停留 3 ～ 5 分钟为候气；3 ～ 5 分钟后再摇转，使局部产生针感为行气；再隔 5 分钟运针 1 次，使之向四周或远端传导为催气。气海、水分、建里、中脘、上脘、鸠尾、不容均直刺，深刺至地部；幽门、日月平刺。留针 20 ～ 30 分钟出针。治疗的第 1 ～ 3 次连续针灸每日 1 次，第 3 次后隔日针灸 1 次，6 次为 1 个疗程。

【脐针】

取穴：巽、离、坤、艮等，如肝气犯胃加震。

方法：31 ～ 38 号粗细的 1 寸毫针，以捻转手法进针，深度为 0.1 ～ 1 寸，不需强刺激手法，留针 10 ～ 20 分钟，每日 1 次，10 次为 1 个疗程。

第十三节　呃逆

呃逆是气逆上冲，喉间呃呃连声，声短而频，令人不能自主为特征的病症。本病有持续发作或偶然发作，有单纯性的呃逆，亦有在其他疾病中出现的呃逆。正常人可因进食过快、进食刺激性食物和吸入冷空气而产生呃逆，多数可于短时间内停止。严重的脑部疾病、尿毒症、胸腹疾病亦可引起呃逆。部分胸、腹腔手术后病也可出现呃逆现象。

西学称之为膈肌痉挛。它是由于某种刺激引起膈神经过度兴奋，膈肌痉挛所致。

中医学认为本病是胃气上逆动膈，气逆上冲。针灸治疗本病能有效改善症状。多种微针系统疗法对本病有较好的疗效。

【耳针】

取穴：①主穴：膈、胃、神门。②配穴：交感、皮质下、以及相应病变脏腑（肺、脾、肝、肾）。

方法：每次选 3 ～ 5 穴，可采用毫针刺，中等刺激，留针 30 分钟，每日 1 次。亦可用撤针埋藏或王不留行籽贴压。

【头针】

取穴：额旁 2 线。

方法：常规头针操作，可长时间留针。

【眼针】

取穴：中焦区。

方法：一般行眶外横刺法，刺入后以有酸、麻、胀等得气感为佳，不施用任何手法，可做刮柄法促使得气，留针 5 ～ 15 分钟。每日治疗 1 次，5 次为 1 个疗程。亦可行眶外埋针治疗。

【舌针】

取穴：重点选取与患病部位相关的舌穴。①主穴：胃穴、肝穴、脾穴。②配穴：根据辨证所涉及的脏腑选取相应的脏腑穴位。

方法：针刺治疗前先清洁口腔，一般用 3% 的高锰酸钾溶液或淡盐水漱口。选用 30 号、1.5 寸的毫针，快速刺入并提插或捻转 5 ～ 7 下，不留针。每日 1 次，10 次为 1 个疗程。

【腕踝针】

取穴：根据症状选取患侧上 1、上 2 等。

方法：一般选用 30 号、1.5 寸的毫针，局部常规消毒后，针与皮肤呈 30°，快速进入真皮下，然后压平针身，使针体贴着皮肤浅层行进，以针下松软、无针感为宜。进针方向以朝向病所为原则，不做提插捻转手法，一般留针 30 分钟。隔日 1 次，10 次为 1 个疗程。

【面针】

取穴：脾、胆。

方法：一般取 0.5 ～ 1.5 寸的毫针，快速刺入皮下 0.2 ～ 0.3 寸，得气后留针 10 ～ 30 分钟。每隔 5 ～ 10 分钟运针 1 次。每日或隔日 1 次，10 次为 1 个疗程。

【口针】

取穴：消化区。

方法：患者正坐，半张口，暴露穴区。选用 26 ～ 32 号、0.5 ～ 1.5 寸的毫针，斜刺或平刺口针穴区，进针 0.1 ～ 0.3 寸，不行针，留针 20 ～ 30 分钟。每日治疗 1 次，10 次为 1 个疗程。

【鼻针】

取穴：中焦区。

方法：选用 30 ～ 32 号、0.5 寸的毫针，斜刺 0.3 ～ 0.5 寸，患者得气或流泪、打喷嚏后留针，每隔 5 ～ 10 分钟间歇行针 1 次。每日 1 次，10 次为 1 个疗程。

【人中针】

取穴：沟 4 穴、沟 5 穴。

方法：患者坐位或仰卧位。一般选用 28 ～ 30 号、0.5 ～ 1 寸的不锈钢毫针，常规消毒，每次只取 1 穴，刺入 10 ～ 15mm，针感以得气为度，久病邪深者，留针时间宜长，反之则短，或不留针。一般疗程宜短，发作期不分疗程，有效即可。每日或隔日 1 次，一般 10 次为 1 个疗程。

【手针】

取穴：呃逆穴。

方法：用 28 ～ 30 号、1 ～ 1.5 寸的毫针，快速透皮，深度 3 ～ 5 分，以不刺入骨膜为准。一般用捻转、提插的强刺激手法，留针 3 ～ 5 分钟。每日 1 次，10 次为 1 个疗程。

【颊针】

取穴：取上焦、背穴。

方法：以直径 0.14 ～ 0.20mm 的 1 寸毫针，采用双针刺，针刺得气后留针时间 20 ～ 40 分钟。每日 1 次，5 次为 1 个疗程。

【脐针】

取穴：巽、坤、艮、震。

方法：31 ～ 38 号粗细的 1 寸毫针，以捻转手法进针，深度为 0.1 ～ 1 寸，不需强刺激手法，留针 10 ～ 20 分钟。每日 1 次，10 次为 1 个疗程。

第十四节 泄泻

泄泻亦称腹泻，是指大便次数增多，便质清稀或完谷不化，甚至如水样。所谓"泄"，有漏泄之义，是指粪出稀溏，其势较缓；"泻"有倾泻的含义，是指粪出如水，其势较急。因两者微有不同，但其病则一，故统称"泄泻"。本病属常见病、多发病，一年四季均可发生，但以夏、秋两季多见。以其发病特点，临床可概分为急性泄泻和慢性泄泻两类。

泄泻多见于西医学的急慢性肠炎、肠结核、肠易激综合征、过敏性肠炎、慢性非特异性溃疡性结肠炎等疾病中。

急性泄泻多因外感寒湿暑热之邪，客于肠胃，脾受湿困，邪滞交阻，气机不利，肠胃运化及传导功能失常，以致清浊不分，水谷夹杂而下；或因饮食不节，进食生冷不洁之物，脾胃损伤，运化失常而发病。慢性泄泻，多由久病耗伤，脾胃素虚或外邪迁延日久，受纳、运化失职，水湿不化或食滞内停，清浊不分而下；或情志不调，肝失疏泄，横逆乘脾，运化失常，而成泄泻；或肾阳亏虚，命门火衰，不能温煦脾土，难以腐熟水谷，而致泄泻。

【耳针】

取穴：①主穴：大肠、直肠下段、三焦、腹。②配穴：肝、脾、肾、肺、交感、皮质下、内分泌。

方法：每次选 3 ～ 5 穴，毫针刺，中等刺激。亦可用揿针埋藏或王不留行籽贴压。

【头针】

取穴：额旁 2 线。

方法：常规头针操作，可长时间留针。

【眼针】

取穴：大肠区。

方法：一般行眶外横刺法，刺入后以有酸、麻、胀等得气感为佳，不施用任何手法，可做刮柄法促使得气，留针 5 ～ 15 分钟。每日治疗 1 次，5 次为 1 个疗程。亦可行眶外埋针治疗。

【舌针】

取穴：重点选取与患病部位相关的舌穴。①主穴：脾、大肠穴。②配穴：根据辨证所涉及的脏腑选取相应的脏腑穴位。

方法：针刺治疗前先清洁口腔，一般用 3% 的高锰酸钾溶液或淡盐水漱口。选用 30 号、1.5 寸的毫针，快速刺入并提插或捻转 5 ～ 7 下，不留针。每日 1 次，10 次为 1 个疗程。

【腕踝针】

取穴：根据症状选取患侧下 1、下 2 等。

方法：一般选用 30 号、1.5 寸的毫针，局部常规消毒后，针与皮肤呈 30°，快速进入真皮下，然后压平针身，使针体贴着皮肤浅层行进，以针下松软、无针感为宜。进针方向以朝向病所为原则，不做提插捻转手法，一般留针 30 分钟。隔日 1 次，10 次为 1 个疗程。

【面针】

取穴：大肠、小肠。

方法：一般取 0.5 ～ 1.5 寸的毫针，快速刺入皮下 0.2 ～ 0.3 寸，得气后留针 10 ～ 30 分钟。每隔 5 ～ 10 分钟运针 1 次。每日或隔日 1 次，10 次为 1 个疗程。

【口针】

取穴：消化区。

方法：患者正坐，半张口，暴露穴区。选用 26 ～ 32 号、0.5 ～ 1.5 寸的毫针，斜刺或平刺口针穴区，进针 0.1 ～ 0.3 寸，不行针，留针 20 ～ 30 分钟。每日治疗 1 次，10 次为 1 个疗程。

【鼻针】

取穴：大肠、小肠。

方法：选用 30 ～ 32 号、0.5 寸的毫针，斜刺 0.3 ～ 0.5 寸，患者得气或流泪、打喷嚏后留针，每隔 5 ～ 10 分钟间歇行针 1 次。每日 1 次，10 次为 1 个疗程。

【人中针】

取穴：沟 4 穴、沟 5 穴。

方法：患者坐位或仰卧位。一般选用 28 ～ 30 号、0.5 ～ 1 寸的不锈钢毫针，常规消毒，每次只取 1 穴，刺入 10 ～ 15mm，针感以得气为度。久病邪深者，留针时间宜长，反之则短，或不留针。一般疗程宜短，发作期不分疗程，有效即可。每日或隔日 1 次，一般 10 次为 1 个疗程。

【手针】

取穴：大肠穴、小肠穴。

方法：用 28～30 号、1～1.5 寸的毫针，快速透皮，深度 3～5 分，以不刺入骨膜为准。一般用捻转、提插的强刺激手法，留针 3～5 分钟。每日 1 次，10 次为 1 个疗程。

【颊针】

取穴：取下焦、背、腰等穴。

方法：以直径 0.14～0.20mm 的 1 寸毫针，采用梅花刺，针刺得气后留针时间 20～40 分钟。每日 1 次，10 次为 1 个疗程。

【腹针】

取穴：魂舍、气穴、梁门、天枢、大横、腹结、均双侧、中脘、下脘、水分。寒证加神阙。

方法：以直径 0.20mm、长 30～50mm 的毫针，轻轻捻转，缓慢进针，进针后施术分三步进行，即候气、行气、催气。进针后停留 3～5 分钟为候气；3～5 分钟后再摇转，使局部产生针感为行气；再隔 5 分钟运针 1 次，使之向四周或远端传导为催气。均直刺。深刺至地部，留针 20～30 分钟出针，寒证神阙用灸法。治疗的第 1～3 次连续针灸每日 1 次，第 3 次后隔日针灸 1 次，6 次为 1 个疗程。

【脐针】

取穴：乾、坤、兑等。肝气乘脾加震、巽；肾阳亏虚加坎、离。

方法：31～38 号粗细的 1 寸毫针，以捻转手法进针，深度为 0.1～1 寸，不需强刺激手法，留针 10～20 分钟。每日 1 次，10 次为 1 个疗程。

第十五节　便秘

便秘是指大便次数减少，一般每周少于 3 次，排便困难，粪便干结。便秘是临床上常见的症状，多长期持续存在，影响正常生活。便秘分为原发性便秘和继发性便秘。

中医学认为本病病位在肠，但与脾、胃、肺、肝、肾等功能失调均有关系。外感寒热之邪、内伤饮食情志、阴阳气血不足等均可使肠腑壅塞或肠失温润，大肠传导不利；或饮食不节，过食辛辣肥甘厚味导致肠胃积热，大便干结；或过食生冷，阴寒凝滞，肠道传导失司；或情志失调，忧愁思虑过度，久坐少动，导致肠腑气机郁滞；或年老体虚，气血两亏，气虚则大肠传送无力，血虚则津枯肠道失润；或阴阳俱虚，大便艰涩。

针灸治疗本病既可祛除病因，又能有效改善症状。多种微针系统疗法对本病有较好的疗效。

【耳针】

取穴：①主穴：大肠、直肠下段、三焦、腹。②配穴：肝、脾、肾、肺、交感、皮质下、内分泌。

方法：每次选3～5穴，毫针刺，中等刺激。亦可用撳针埋藏或王不留行籽贴压。

【头针】

取穴：额旁2线。

方法：常规头针操作，可长时间留针。

【眼针】

取穴：大肠区。

方法：一般行眶外横刺法，刺入后以有酸、麻、胀等得气感为佳，不施用任何手法，可做刮柄法促使得气，留针5～15分钟。每日治疗1次，5次为1个疗程。亦可行眶外埋针治疗。

【舌针】

取穴：重点选取与患病部位相关的舌穴。①主穴：脾穴、大肠穴。②配穴：根据辨证所涉及的脏腑选取相应的脏腑穴位。

方法：针刺治疗前先清洁口腔，一般用3%的高锰酸钾溶液或淡盐水漱口。选用30号、1.5寸的毫针，快速刺入并提插或捻转5～7下，不留针。每日1次，10次为1个疗程。

【腕踝针】

取穴：根据症状选取患侧下2。

方法：一般选用30号、1.5寸的毫针，局部常规消毒后，针与皮肤呈30°，快速进入真皮下，然后压平针身，使针体贴着皮肤浅层行进，以针下松软、无针感为宜。进针方向以朝向病所为原则，不做提插捻转手法，一般留针30分钟。隔日1次，10次为1个疗程。

【面针】

取穴：大肠、小肠。

方法：一般取0.5～1.5寸的毫针，快速刺入皮下0.2～0.3寸，得气后留针10～30分钟。每隔5～10分钟运针1次。每日或隔日1次，10次为1个疗程。

【口针】

取穴：消化区。

方法：患者正坐，半张口，暴露穴区。选用26～32号、0.5～1.5寸的毫针，斜刺或平刺口针穴区，进针0.1～0.3寸，不行针，留针20～30分钟。每日治疗1次，10次为1个疗程。

【鼻针】

取穴：大肠区。

方法：选用 30 ～ 32 号、0.5 寸的毫针，斜刺 0.3 ～ 0.5 寸，患者得气或流泪、打喷嚏后留针，每隔 5 ～ 10 分钟间歇行针 1 次。每日 1 次，10 次为 1 个疗程。

【人中针】

取穴：沟 4 穴、沟 5 穴。

方法：患者坐位或仰卧位。一般选用 28 ～ 30 号、0.5 ～ 1 寸的不锈钢毫针，常规消毒，每次只取 1 穴，刺入 10 ～ 15mm，针感以得气为度。久病邪深者，留针时间宜长，反之则短，或不留针。一般疗程宜短，发作期不分疗程，有效即可。每日或隔日 1 次，一般 10 次为 1 个疗程。

【手针】

取穴：大肠穴、小肠穴。

方法：用 28 ～ 30 号、1 ～ 1.5 寸的毫针，快速透皮，深度 3 ～ 5 分，以不刺入骨膜为准。一般用捻转、提插的强刺激手法，留针 3 ～ 5 分钟。每日 1 次，10 次为 1 个疗程。

【腹针】

取穴：通便、食仓。

方法：用 32 号、1.5 寸长毫针，刺入腹部穴 1 寸深左右，留针 20 分钟，间隔 5 分钟行针一次。

【足针】

取穴：肛门穴、大肠、小肠穴。

方法：用 1 寸 28 ～ 30 号毫针，强刺激手法将针刺入 0.5 ～ 1 寸，进行提插捻转，得气后留针 20 分钟，每隔 5 ～ 10 分钟行针一次。10 次为 1 个疗程。

【颊针】

取穴：取下焦、背、腰等穴。

方法：以直径 0.14 ～ 0.20mm 的 1 寸毫针，采用梅花刺，针刺得气后留针时间 20 ～ 40 分钟。每日 1 次，10 次为 1 个疗程。

【腹针】

取穴：中注、肓俞、石关、天枢、大横、腹哀、五枢均双侧、身交。

方法：以直径 0.20mm、长 30 ～ 50mm 的毫针，轻轻捻转，缓慢进针，进针后施术分三步进行，即候气、行气、催气。进针后停留 3 ～ 5 分钟为候气；3 ～ 5 分钟后再摇转，使局部产生针感为行气；再隔 5 分钟运针 1 次，使之向四周或远端传导为催气。均直刺，深刺至地部，留针 20 ～ 30 分钟出针。治疗的第 1 ～ 3 次连续针灸每日 1 次，第 3 次后隔日针灸 1 次，6 次为 1 个疗程。

【脐针】

取穴：乾、坤、兑等。如气秘加震、巽；虚秘加艮、坎。

方法：31 ～ 38 号粗细的 1 寸毫针，以捻转手法进针，深度为 0.1 ～ 1 寸，不需强刺激手法，留针 10 ～ 20 分钟。每日 1 次，10 次为 1 个疗程。

第十六节　胁痛

胁痛是以一侧或两侧胁肋部疼痛为主要表现的病证。胁，指胁肋部，在胸壁两侧，由腋以下至第 12 肋骨。本病可见于多种急、慢性疾病中。

胁痛常见于西医学的急慢性肝炎、肝硬化、肝癌、急慢性胆囊炎、胆石症、胆道蛔虫症等肝胆病变及肋间神经痛等。

肝位于胁部，其经脉"布胁肋"，胆附于肝，其经脉"循胁里"，"过季胁"，故胁痛主要责之于肝胆，另与脾、胃、肾关系密切，其发病不外"不通则痛"和"不荣则痛"。若情志不遂，肝气郁结，失于条达；或跌仆闪挫，胁肋受伤，瘀血停着，阻塞胁络，气机不畅；或外感湿热郁于少阳，枢机不利，疏泄失常；或饮食所伤，损伤脾胃、湿热内生、郁于肝胆，失于疏泄，经脉气机阻滞，而发为胁痛。若久病体虚，劳欲过度，精血亏虚，肝肾阴液不足，血不养肝，脉络失养，拘急而痛，亦可发为胁痛。

【耳针】

取穴：胸椎、肝、胆、交感、皮质下。

方法：每次选 3 ～ 5 穴，毫针刺，中等刺激。亦可用揿针埋藏或王不留行籽贴压。

【头针】

取穴：根据临床胁痛症状的不同选取额旁 2 线（同侧）、顶颞后斜线中 2/5（对侧）。

方法：常规头针操作，可长时间留针。

【眼针】

取穴：上焦区（双侧）、肝区（双侧）、胆区（双侧）。

方法：一般行眶外横刺法，刺入后以有酸、麻、胀等得气感为佳，不施用任何手法，可做刮柄法促使得气，留针 5 ～ 15 分钟。每日治疗 1 次，5 次为 1 个疗程。亦可行眶外埋针治疗。

【舌针】

取穴：重点选取与患病部位相关的舌穴。①主穴：胸穴、胆穴、心穴、肺穴。②配穴：根据辨证所涉及的脏腑选取相应的脏腑穴位。

方法：针刺治疗前先清洁口腔，一般用 3% 的高锰酸钾溶液或淡盐水漱口。选用 30 号、1.5 寸的毫针，快速刺入并提插或捻转 5 ～ 7 下，不留针。每日 1 次，10 次为 1 个疗程。

【腕踝针】

取穴：根据症状选取患侧上 3 等。

方法：一般选用 30 号、1.5 寸的毫针，局部常规消毒后，针与皮肤呈 30°，快速进入真皮下，然后压平针身，使针体贴着皮肤浅层行进，以针下松软、无针感为宜。进针方向以朝向病所为原则，不做提插捻转手法，一般留针 30 分钟。隔日 1 次，10 次为 1 个疗程。

【面针】

取穴：肝、胆、膺乳。

方法：一般取 0.5 ～ 1.5 寸的毫针，快速刺入皮下 0.2 ～ 0.3 寸，得气后留针 10 ～ 30 分钟。每隔 5 ～ 10 分钟运针 1 次。每日或隔日 1 次，10 次为 1 个疗程。

【口针】

取穴：肝穴、胆囊穴、肋间穴。

方法：患者正坐，半张口，暴露穴区。选用 26 ～ 32 号、0.5 ～ 1.5 寸的毫针，斜刺或平刺口针穴区，进针 0.1 ～ 0.3 寸，不行针，留针 20 ～ 30 分钟。每日治疗 1 次，10 次为 1 个疗程。

【鼻针】

取穴：肝、胸、敏感点。

方法：选用 30 ～ 32 号、0.5 寸的毫针，斜刺 0.3 ～ 0.5 寸，患者得气或流泪、打喷嚏后留针，每隔 5 ～ 10 分钟间歇行针 1 次。每日 1 次，10 次为 1 个疗程。

【人中针】

取穴：沟 4 穴、沟 5 穴。

方法：患者坐位或仰卧位。一般选用 28 ～ 30 号、0.5 ～ 1 寸的不锈钢毫针，常规消毒，每次只取 1 穴，刺入 10 ～ 15mm，针感以得气为度。久病邪深者，留针时间宜长，反之则短，或不留针。一般疗程宜短，发作期不分疗程，有效即可。每日或隔日 1 次，一般 10 次为 1 个疗程。

【手针】

取穴：胸穴、三焦穴（双侧）。

方法：用 28 ～ 30 号、1 ～ 1.5 寸的毫针，快速透皮，深度 3 ～ 5 分，以不刺入骨膜为准。一般用捻转、提插的强刺激手法，留针 3 ～ 5 分钟。每日 1 次，10 次为 1 个疗程。

【足针】

取穴：肝（双侧）、胆（双侧）、内侠溪（双侧）、内太溪（双侧）、4 号（双侧）、18 号（双侧）。

方法：一般患者采用平卧位，用长 1 寸 30 号或 28 号毫针进行针刺，将针刺入 0.5 ～ 1 寸时，进行捻转提插，得气后留针 20 分钟，每隔 5 ～ 10 分钟捻针 1 次。10 次为 1 个疗程，疗程间休息 3 ～ 5 天。

【颊针】

取穴：取上焦、背等穴。

方法：以直径 0.14 ～ 0.20mm 的 1 寸毫针，采用双针刺，针刺得气后留针时间 20 ～ 40 分钟。每日 1 次，5 次为 1 个疗程。

【腹针】

取穴：胸部、引气归元（由中脘、下脘、气海、关元 4 穴组成）。

方法：以直径 0.20mm、长 30 ～ 50mm 的毫针，轻轻捻转，缓慢进针，进针后施术分三步进行，即候气、行气、催气。进针后停留 3 ～ 5 分钟为候气；3 ～ 5 分钟后再摇转，使局部产生针感为行气；再隔 5 分钟运针 1 次，使之向四周或远端传导为催气。均直刺，深刺至地部，留针 20 ～ 30 分钟出针。治疗的第 1 ～ 3 次连续针灸每日 1 次，第 3 次后隔日针灸 1 次，6 次为 1 个疗程。

【脐针】

取穴：震、巽等。

方法：31 ～ 38 号粗细的 1 寸毫针，以捻转手法进针，深度为 0.1 ～ 1 寸，不需强刺激手法，留针 10 ～ 20 分钟。每日 1 次，10 次为 1 个疗程。

第十七节　淋证

淋证是以小便频数，淋沥刺痛，欲出未尽，小腹拘急，或痛引腰腹为主症的病证。西医学中的急慢性尿路感染、泌尿道结核、尿路结石、急慢性前列腺炎、化学性膀胱炎、乳糜尿以及尿道综合征等病具有淋证表现者，均可参照本节辨证论治。

病因多为房室不节、忍精不泄或手淫太过，劳伤精气，肾气不足，封藏失职；或日久肾阳亏损，命门火衰而不能蒸化；或嗜食辛辣肥甘厚腻，或思虑过度，损伤脾气，脾虚运化失职，气不固精，精微下渗；或湿热内蕴，败精壅滞，清浊不分，而发为本病。

【耳针】

取穴：①主穴：艇角、三焦、膀胱、肾，可配用尿道、交感。②配穴：根据临床症状酌加穴位；如伴见肛门、会阴胀痛等症状者加肛门；见尿频、尿急、尿痛等症状者加尿道、外生殖器。

方法：每次选 3 ～ 5 穴，毫针刺，中等刺激。亦可用揿针埋藏或王不留行籽贴压。

【头针】

取穴：根据临床淋证症状的不同选取额旁 3 线、顶中线等。

方法：常规头针操作，可长时间留针。

【眼针】

取穴：下焦区（双侧）、肾区（双侧）、膀胱区（双侧）。

方法：一般行眶外横刺法，刺入后以有酸、麻、胀等得气感为佳，不施用任何手法，可做刮柄法促使得气，留针 5 ～ 15 分钟。每日治疗 1 次，5 次为 1 个疗程。亦可行眶外埋针治疗。

【舌针】

取穴：重点选取与患病部位相关的舌穴。①主穴：膀胱穴、肾穴。②配穴：根据辨证所涉及的脏腑选取相应的脏腑穴位。

方法：针刺治疗前先清洁口腔，一般用 3% 的高锰酸钾溶液或淡盐水漱口。选用

30 号、1.5 寸的毫针，快速刺入并提插或捻转 5 ～ 7 下，不留针。每日 1 次，10 次为 1 个疗程。

【腕踝针】

取穴：根据症状选取患侧下 1。

方法：一般选用 30 号、1.5 寸的毫针，局部常规消毒后，针与皮肤呈 30°，快速进入真皮下，然后压平针身，使针体贴着皮肤浅层行进，以针下松软、无针感为宜。进针方向以朝向病所为原则，不做提插捻转手法，一般留针 30 分钟。隔日 1 次，10 次为 1 个疗程。

【面针】

取穴：肾、大肠。

方法：一般取 0.5 ～ 1.5 寸的毫针，快速刺入皮下 0.2 ～ 0.3 寸，得气后留针 10 ～ 30 分钟，每隔 5 ～ 10 分钟运针 1 次。每日或隔日 1 次，10 次为 1 个疗程。

【口针】

取穴：泌尿穴（泌尿穴Ⅰ、Ⅱ、Ⅲ）、生殖穴（Ⅰ、Ⅱ）。

方法：患者正坐，半张口，暴露穴区。选用 26 ～ 32 号、0.5 ～ 1.5 寸的毫针，斜刺或平刺口针穴区，进针 0.1 ～ 0.3 寸，不行针，留针 20 ～ 30 分钟。每日治疗 1 次，10 次为 1 个疗程。

【鼻针】

取穴：生殖器、肾、膀胱、卵巢。

方法：选用 30 ～ 32 号、0.5 寸的毫针，斜刺 0.3 ～ 0.5 寸，患者得气或流泪、打喷嚏后留针，每隔 5 ～ 10 分钟间歇行针 1 次。每日 1 次，10 次为 1 个疗程。

【人中针】

取穴：沟 6 穴。

方法：患者坐位或仰卧位。一般选用 28 ～ 30 号、0.5 ～ 1 寸的不锈钢毫针，常规消毒，每次只取 1 穴，刺入 10 ～ 15mm，针感以得气为度。久病邪深者，留针时间宜长，反之则短，或不留针。一般疗程宜短，发作期不分疗程，有效即可。每日或隔日 1 次，一般 10 次为 1 个疗程。

【手针】

取穴：命门穴、肾穴。

方法：用 28 ～ 30 号、1 ～ 1.5 寸的毫针，快速透皮，深度 3 ～ 5 分，以不刺入骨膜为准。一般用捻转、提插的强刺激手法，留针 3 ～ 5 分钟。每日 1 次，10 次为 1 个疗程。

【颊针】

取穴：取下焦、骶等穴。

方法：以直径 0.14 ～ 0.20mm 的 1 寸毫针，采用双针刺，针刺得气后留针时间

20～40分钟。每日1次，10次为1个疗程。

【腹针】

取穴：横骨（双侧）、经中（双侧）、止泻；性功能障碍者可配肠遗。

方法：以直径0.18mm、长30～50mm的毫针，轻轻捻转，缓慢进针，进针后施术分三步进行，即候气、行气、催气。进针后停留3～5分钟为候气；3～5分钟后再摇转，使局部产生针感为行气；再隔5分钟运针1次，使之向四周或远端传导为催气。均直刺，深刺至地部，留针20～30分钟出针。每日1次，10次为1个疗程。

【脐针】

取穴：巽、坎等，如脾虚气陷加艮、坤。

方法：31～38号粗细的1寸毫针，以捻转手法进针，深度为0.1～1寸，不需强刺激手法，留针10～20分钟。每日1次，10次为1个疗程。

第十八节　消渴

消渴是由于阴亏燥热，五脏虚弱所导致的以多饮、多食、多尿、形体消瘦为特征的病证。

消渴与西医学糖尿病基本一致。

消渴的病变脏腑主要在肺、胃、肾，又以肾为关键。临床上根据患者的症状不同，病变轻重程度不同，可分为上、中、下三消。病变脏腑各有侧重，上消属肺燥，中消属胃热，下消属肾虚，亦可肺燥、胃热、肾虚三焦同病。消渴多由先天禀赋不足，素体阴虚，复因饮食失节、情志不遂或劳欲过度所致。若先天禀赋不足，五脏虚羸，精气不足，复因调摄失宜，终致精亏液竭而发为消渴；若饮食失节，过食肥甘、醇酒厚味，脾胃受损，脾胃运化失司，积热内蕴，消谷伤津耗液，发为消渴；若情志失调，五志过极，气机郁结，郁而化火，火热炽盛，可上铄肺津，中灼胃液，下耗肾阴，引发消渴；房室不节，劳欲太过，耗伤肾精，虚火内生，阴虚火旺，消灼津液而发为消渴。本病迁延日久，燥热阴虚可阴损及阳，导致气阴两虚、阴阳两虚之证。

【耳针】

取穴：①主穴：三焦、内分泌。②配穴：皮肤瘙痒者，加耳背肺、耳背沟、对屏尖、肺；糖尿病眼病者，加屏间后、肝等。

方法：常规耳针操作，可采用毫针刺法、耳穴埋针及耳穴贴压等刺激方法。

【头针】

取穴：①主穴：额旁1线、额旁2线、额旁3线。②配穴：如出现糖尿病并发症，下肢麻木、疼痛、瘫痪，配顶中线、顶旁1线；眼病，如白内障等，配枕上正中线、枕上旁线。

方法：常规头针操作，可长时间留针。

【眼针】

取穴：肺、胃、肾区。

方法：采用眶外横刺法，得气以局部酸、麻、胀、重或温热、清凉等感觉为宜，或针感直达病所。一般采用静留针法，留针 5 ～ 15 分钟。

【舌针】

取穴：胰穴。

方法：用拇指、食指和中指捏住针柄，快速刺入穴位并捻转 5 ～ 7 下或小幅快速提插 5 ～ 7 下。做完基本手法后即可快速取针，多数情况下不留针。

【腕踝针】

取穴：双侧上 1。

方法：选用 25mm 或 40mm 的毫针。针身与皮肤呈 15°～ 30°，快速刺入皮下，不捻针，不可出现得气感，一般情况下留针 20 ～ 30 分钟。

【面针】

取穴：肺、胃、肾。

方法：根据部位选择横刺、斜刺或直刺。得气后留针 10 ～ 30 分钟，每隔 5 ～ 10 分钟捻针 1 次，或用皮内埋针法。

【口针】

取穴：胰穴。

方法：常规口针操作。隔日 1 次，10 次为 1 个疗程。

【鼻针】

取穴：肺、胃、肾。

方法：采用斜刺或平刺，快速刺入所选定的穴位，针刺深度视具体部位而定，以 2 ～ 5mm 为宜，留针 10 ～ 30 分钟。

【颊针】

取穴：取中焦、下焦等穴。

方法：以直径 0.14 ～ 0.20mm 的 1 寸毫针，采用双针刺，针刺得气后留针时间 20 ～ 40 分钟。每日 1 次，10 次为 1 个疗程。

【腹针】

取穴：中脘、下脘、气海、关元、滑肉门（双侧）、外陵（双侧）。

方法：患者仰卧位，根据从上至下、从中至旁的原则，逐次在所选穴位上快速进针，均用 0.35mm×40mm 毫针直刺，进针时避开腹部的血管、毛孔，进针时宜轻、缓，采用轻捻转、慢提插的方法，均中刺。每日 1 次，每次留针 30 分钟，30 次为 1 个疗程。

【脐针】

取穴：坤、坎、震等。

方法：31 ～ 38 号粗细的 1 寸毫针，以捻转手法进针，深度为 0.1 ～ 1 寸，不需强刺激手法，留针 10 ～ 20 分钟。每日 1 次，10 次为 1 个疗程。

第二十一章　妇儿科病证

第一节　月经不调

月经不调又称月经失调,指月经的周期及其量、色、质发生改变,常伴有其他症状,包括月经先期(经早)、月经后期(经迟)、月经先后无定期(经乱)。

月经不调多见于西医学的排卵型功能失调性子宫出血和月经稀发病。

月经先期,多由忧思过度,郁久化热,热结冲任,或阳盛体质,过食辛辣,热郁胞宫,或久病伤阴,虚热内生,热扰冲任,血热妄行所致;或由饮食劳倦,脾气虚损,气不摄血而妄行。月经后期,多因寒邪外侵,寒凝血阻,经脉闭阻,或久病体虚、产育过多,阴阳虚损,冲任不足,或饮食不节,劳思过度,日久伤脾,气血生成不足,胞宫失养,均可导致经血不能按期满溢。月经先后无定期,或因情志不畅,肝失条达,气滞血瘀;或饮食劳倦,日久伤脾,统摄失职;或肾气不足,开合失司,冲任失调,血海蓄溢失常,以致经行先后无定期。

【耳针】

取穴:盆腔、内生殖器、内分泌、肝、脾、肾。

方法:常规耳针操作,可采用毫针刺法、耳穴埋针及耳穴贴压等刺激方法,急性期重刺激。

【头针】

取穴:额旁3线。

方法:一般选用28～30号、1～1.5寸的毫针,针体与头皮呈15°～30°进针,常规头针操作,留针20～30分钟。每日1次,10次为1个疗程。

【眼针】

取穴:①主穴:双侧下焦区。②配穴:肾、肝、脾。

方法:选用30号、0.5寸的毫针,行眶外横刺法,刺入后以有酸、麻、胀等得气感为佳,不施用任何手法,为促进得气,可做刮柄,留针5～15分钟。每日治疗1次,5次为1个疗程。亦可行眶外埋针治疗。

【舌针】

取穴:子宫穴、卵巢穴、肾穴、肝穴、脾穴。

方法:毫针快速点刺,不留针。每日1次,针5次间隔2～3日,10次为1个疗程。

【面针】

取穴：膀胱、子处、肾、脐。

方法：一般取 0.5 ～ 1.5 寸的毫针，以右手持针，左手作押手配合，双手同时用力，快速刺入皮下 0.2 ～ 0.3 寸，得气后留针 10 ～ 30 分钟，每隔 5 ～ 10 分钟运针 1 次。每日或隔日 1 次，10 次为 1 个疗程，疗程间隔 1 周左右。

【口针】

取穴：生殖。

方法：患者正坐，半张口，医者用纱布垫在患者上、下唇部，以手指将两唇上下拉开。常规消毒，选用 26 ～ 32 号、0.5 ～ 1.5 寸的毫针斜刺，进针约 0.1 寸，不捻针，不行针，留针 20 ～ 30 分钟。每日治疗 1 次，10 次为 1 个疗程。

【鼻针】

取穴：肾、前阴、卵巢、膀胱。

方法：选用 30 ～ 32 号、0.5 寸的毫针，以轻捷的手法，迅速捻转刺入皮下，然后根据穴位所在的位置斜刺或透刺 0.3 ～ 0.5 寸，得气后留针 10 ～ 30 分钟，每隔 5 ～ 10 分钟间歇运针 1 次。每日 1 次，10 次为 1 个疗程。

【颊针】

取穴：取下焦穴。

方法：以直径 0.14 ～ 0.20mm 的 1 寸毫针，采用双针刺，针刺得气后留针时间 20 ～ 40 分钟。每日 1 次，10 次为 1 个疗程。

【腹针】

取穴：①主穴：中极、关元、中脘、气门。②配穴：外四满、经中等。

方法：以直径 0.16 ～ 0.22mm、长 30 ～ 50mm 的毫针，按腹针的标准化取穴，刺主穴时将针进入地部，患者可无针刺反应或略有胀感，次穴将针刺入人部。每日 1 次，直至月经周期正常。

【脐针】

取穴：坤、坎、震、巽等。

方法：31 ～ 38 号粗细的 1 寸毫针，以捻转手法进针，深度为 0.1 ～ 1 寸，不需强刺激手法，留针 10 ～ 20 分钟。每日 1 次，10 次为 1 个疗程。

第二节　痛经

痛经是指妇女每次经期或行经前后出现小腹疼痛，或痛连腰骶，甚则剧痛难以耐受的病证。常见于青年女性。

痛经常见于西医学的盆腔器质性疾病，如子宫内膜异位症、盆腔炎、妇科肿瘤、宫颈狭窄、子宫前后倾等。

痛经多由经期机体受寒饮冷，寒邪凝于冲任；或情志不畅，郁结伤肝，肝郁气滞，经血瘀滞胞宫；或素体本虚，或大病久病，气血亏虚，或禀赋不足，肝肾素虚，致使冲任气血虚少，胞宫经脉失养，致发痛经。

【耳针】

取穴：①主穴：角窝上、内分泌、皮质下。②配穴：根据临床症状灵活选取腹、神门、肝。

方法：常规耳针操作，可采用毫针刺法、耳穴埋针及耳穴贴压等刺激方法，急性期重刺激。

【头针】

取穴：额旁 3 线。

方法：一般选用 28～30 号、1～1.5 寸的毫针，针体与头皮呈 15°～30°进针，常规头针操作，留针 20～30 分钟。每日 1 次，10 次为 1 个疗程。

【眼针】

取穴：①主穴：双侧下焦区。②配穴：肝、肾。

方法：选用 30 号、0.5 寸的毫针，行眶外横刺法，刺入后以有酸、麻、胀等得气感为佳，不施用任何手法，为促进得气，可做刮柄。留针 5～15 分钟，或适当延长留针时间，以缓解疼痛为度。每日治疗 1 次，5 次为 1 个疗程。亦可行眶外埋针治疗。

【舌针】

取穴：①主穴：子宫穴。②配穴：肝穴、胃穴。

方法：毫针快速点刺，不留针。每日 1 次，针 5 次间隔 2～3 日，10 次为 1 个疗程。

【腕踝针】

取穴：双侧下 1。

方法：一般选用 30 号、1.5 寸的毫针，局部常规消毒后，针与皮肤呈 30°，快速进入皮下。然后轻捻针柄，使针体贴着皮肤浅层行进，以针下有松软感为宜，不可出现得气感，进针方向以朝向病端为原则。一般留针 30 分钟，不做提插捻转。隔日 1 次，10 次为 1 个疗程。

【面针】

取穴：膀胱、子处、脐、肾、肝。

方法：一般取 0.5～1.5 寸的毫针，以右手持针，左手作押手配合，双手同时用力，快速刺入皮下 0.2～0.3 寸，得气后留针 10～30 分钟，每隔 5～10 分钟运针 1 次。每日或隔日 1 次，10 次为 1 个疗程，疗程间隔 1 周左右。

【口针】

取穴：生殖。

方法：患者正坐，半张口，医者用纱布垫在患者上、下唇部，以手指将两唇上下拉开。常规消毒，选用 26～32 号、0.5～1.5 寸的毫针斜刺，进针约 0.1 寸，不捻针，不行针，留针 20～30 分钟。每日治疗 1 次，10 次为 1 个疗程。

【鼻针】

取穴：肾、前阴、卵巢、膀胱。

方法：选用 30～32 号、0.5 寸的毫针，以轻捷的手法，迅速捻转刺入皮下，然后根据穴位所在的位置斜刺或透刺 0.3～0.5 寸，得气后留针 10～30 分钟，每隔 5～10 分钟间歇运针 1 次。每日 1 次，10 次为 1 个疗程。

【足针】

取穴：痛经 1 穴、痛经 2 穴、前列腺、下腹部。

方法：用 28～30 号、1～1.5 寸的毫针，以快速进针法刺入。急性头痛用强刺激手法（泻法），将针刺入 0.5～1 寸，进行捻转提插，得气后留针 20 分钟，每隔 5～10 分钟捻针 1 次。慢性头痛用弱刺激手法（补法），将针刺入 2～5 分深，轻捻转数次出针，或留针 15 分钟。10 次为 1 个疗程。

【颊针】

取穴：取下焦、骶穴。

方法：以直径 0.14～0.20mm 的 1 寸毫针，采用双针刺，针刺得气后留针 20～40 分钟。每日 1 次，10 次为 1 个疗程。

【腹针】

取穴：①主穴：中脘、下脘、气海、关元。②配穴：水道（双侧）、大横（双侧）、气旁（双侧）、下风湿点（双侧）。

方法：以直径 0.16～0.22mm、长 30～50mm 的毫针，按腹针的标准化取穴，腹部进针时应避开血管，施术要轻、缓。针刺腹部，抵达预计深部时，采用腹针行针三步法，使针感向四周和远处扩散。

【脐针】

取穴：坤、乾、坎等。

方法：31～38 号粗细的 1 寸毫针，以捻转手法进针，深度为 0.1～1 寸，不需强刺激手法，留针 10～20 分钟。每日 1 次，10 次为 1 个疗程。

第三节　经闭

经闭又称闭经，指发育正常的女性年逾 18 岁，月经仍未来潮，或已形成月经周期，而又停经 3 个月以上（妊娠和哺乳期除外）。

经西医学将前者称为原发性闭经，后者称为继发性闭经。

经闭多由禀赋不足，肾气素亏，或久病大病，产孕过多，阴血耗损，或劳思过度，脾胃受损，气血生化乏源，而致精血枯竭，血海虚空，无血可下，遂见血枯经闭；或受寒饮冷，寒凝血滞，或情志不舒，气机郁结，气滞血瘀；或因脾虚失运，痰湿凝滞，胞脉闭阻而致血滞经闭。

【耳针】

取穴：内分泌、皮质下、肝、肾。

方法：常规耳针操作，可采用毫针刺法、耳穴埋针及耳穴贴压等刺激方法，急性期重刺激。

【头针】

取穴：额旁 3 线。

方法：一般选用 28 ～ 30 号、1 ～ 1.5 寸的毫针，针体与头皮呈 15°～ 30°进针，常规头针操作，留针 20 ～ 30 分钟。每日 1 次，10 次为 1 个疗程。

【眼针】

取穴：①主穴：双侧下焦区。②配穴：肝、肾。

方法：选用 30 号、0.5 寸的毫针，行眶外横刺法，刺入后以有酸、麻、胀等得气感为佳，不施用任何手法，为促进得气，可做刮柄。留针 5 ～ 15 分钟，或适当延长留针时间，以缓解疼痛为度。每日治疗 1 次，5 次为 1 个疗程。亦可行眶外埋针治疗。

【舌针】

取穴：①主穴：子宫。②配穴：肝、肾。

方法：毫针快速点刺，不留针。每日 1 次，针 5 次间隔 2 ～ 3 日，10 次为 1 个疗程。

【腕踝针】

取穴：双侧下 1。

方法：一般选用 30 号、1.5 寸的毫针，局部常规消毒后，针与皮肤呈 30°，快速进入皮下。然后轻捻针柄，使针体贴着皮肤浅层行进，以针下有松软感为宜，不可出现得气感，进针方向以朝向病端为原则。一般留针 30 分钟，不做提插捻转。隔日 1 次，10 次为 1 个疗程。

【面针】

取穴：膀胱、子处、脐、肾。

方法：一般取 0.5 ～ 1.5 寸的毫针，以右手持针，左手作押手配合，双手同时用力，快速刺入皮下 0.2 ～ 0.3 寸，得气后留针 10 ～ 30 分钟，每隔 5 ～ 10 分钟运针 1 次。每日或隔日 1 次，10 次为 1 个疗程，疗程间隔 1 周左右。

【口针】

取穴：生殖。

方法：患者正坐，半张口，医者用纱布垫在患者上、下唇部，以手指将两唇上下拉开。常规消毒，选用 26 ～ 32 号、0.5 ～ 1.5 寸的毫针斜刺，进针约 0.1 寸，不捻针，不行针，留针 20 ～ 30 分钟。每日治疗 1 次，10 次为 1 个疗程。

【鼻针】

取穴：肾、前阴、膀胱。

方法：选用 30 ～ 32 号、0.5 寸的毫针，以轻捷的手法，迅速捻转刺入皮下，然后根据穴位所在的位置斜刺或透刺 0.3 ～ 0.5 寸，得气后留针 10 ～ 30 分钟，每隔 5 ～ 10 分钟间歇运针 1 次。每日 1 次，10 次为 1 个疗程。

【颊针】

取穴：取下焦、骶穴。

方法：以直径 0.14 ～ 0.20mm 的 1 寸毫针，采用双针刺，针刺得气后留针 20 ～ 40 分钟。每日 1 次，10 次为 1 个疗程。

【腹针】

取穴：①主穴：中脘、下脘、气海、关元。②配穴：通经、商曲、气穴、滑肉门、外陵、上风湿点。

方法：以直径 0.16 ～ 0.22mm、长 30 ～ 50mm 的毫针，按腹针的标准化取穴，主穴及风湿点均深刺，余穴均中刺，留针 40 分钟。每周 5 次，10 次为 1 个疗程，疗程间不休息，月经来潮后改为每周 2 ～ 3 次，治疗 2 ～ 3 个月经周期以巩固疗效。

第四节　崩漏

崩漏指妇女非周期性子宫出血。"崩"指发病急骤，暴下如注，出血量大；"漏"指发病势缓，淋漓不净，出血量少。崩与漏常相互转化，如血崩日久，气血耗伤，可变成漏；漏下日久，病势日进，也可成崩，临床上常并称"崩漏"。本病以青春期和更年期女性多见。

崩漏常见于西医学的无排卵型功能失调性子宫出血及多种原因引起的阴道出血。

崩与漏的出血症状不同，但病机一致，皆为冲任不固，固摄失司。常见病因有情志不畅，肝郁化火，或外感热邪，或过食辛辣，热伤冲任，血热妄行；或劳思过度，饮食不节，损伤脾胃，脾虚气弱，统摄无权；或素体肾气不足，又或房事过度，损伤肾元，封藏失司，冲任不能固摄经血，而致非时而下，而成崩漏。

【耳针】

取穴：①主穴：盆腔、内分泌、皮质下。②配穴：根据临床症状灵活选取肝、肾、脾、肾上腺、缘中。

方法：常规耳针操作，可采用毫针刺法、耳穴埋针及耳穴贴压等刺激方法，急性期重刺激。

【头针】

取穴：额旁 3 线。

方法：一般选用 28 ～ 30 号、1 ～ 1.5 寸的毫针，针体与头皮呈 15°～ 30°进针，常规头针操作，留针 20 ～ 30 分钟。每日 1 次，10 次为 1 个疗程。

【眼针】

取穴：①主穴：双侧下焦区。②配穴：肾、肝、脾。

方法：选用 30 号、0.5 寸的毫针，行眶外横刺法，刺入后以有酸、麻、胀等得气感为佳，不施用任何手法，为促进得气，可做刮柄，留针 5 ～ 15 分钟。每日治疗 1 次，5 次为 1 个疗程。亦可行眶外埋针治疗。

【舌针】

取穴：①主穴：子宫穴、卵巢穴。②配穴：肾穴、肝穴、脾穴。

方法：毫针快速点刺，不留针。每日 1 次，针 5 次间隔 2 ～ 3 日，10 次为 1 个疗程。

【面针】

取穴：膀胱、子处、肾、脐。

方法：一般取 0.5 ～ 1.5 寸的毫针，以右手持针，左手作押手配合，双手同时用力，快速刺入皮下 0.2 ～ 0.3 寸，得气后留针 10 ～ 30 分钟，每隔 5 ～ 10 分钟运针 1 次。每日或隔日 1 次，10 次为 1 个疗程，疗程间隔 1 周左右。

【口针】

取穴：生殖。

方法：患者正坐，半张口，医者用纱布垫在患者上、下唇部，以手指将两唇上下拉开。常规消毒，选用 26 ～ 32 号、0.5 ～ 1.5 寸的毫针斜刺，进针约 0.1 寸，不捻针，不行针，留针 20 ～ 30 分钟。每日治疗 1 次，10 次为 1 个疗程。

【鼻针】

取穴：前阴、卵巢。

方法：选用 30 ～ 32 号、0.5 寸的毫针，以轻捷的手法，迅速捻转刺入皮下，然后根据穴位所在的位置斜刺或透刺 0.3 ～ 0.5 寸，得气后留针 10 ～ 30 分钟，每隔 5 ～ 10 分钟间歇运针 1 次。每日 1 次，10 次为 1 个疗程。

【颊针】

取穴：取下焦穴。

方法：以直径 0.14 ～ 0.20mm 的 1 寸毫针，采用双针刺，针刺得气后留针时间 20 ～ 40 分钟。每日 1 次，10 次为 1 个疗程。

【腹针】

取穴：①主穴：中脘、下脘、气海、关元。②配穴：石门、阴交。

方法：以直径 0.16 ～ 0.22mm、长 30 ～ 50mm 的毫针，按腹针的标准化取穴，主穴均深刺，余穴均中刺，留针 40 分钟。每日 1 次，10 次为 1 个疗程。

第五节　绝经前后诸症

绝经前后诸症指从接近绝经至绝经1年内出现的月经紊乱、潮热汗出、眩晕耳鸣、心悸失眠、情志异常、骨质疏松、浮肿、便溏等一系列症状。

西医学中，围绝经期综合征、双侧卵巢手术切除或放疗后双侧卵巢功能衰竭也可出现类似症状。

绝经前后诸症是由肾气渐衰，冲任亏虚，天癸将竭，精血不足，阴阳平衡失调，脏腑气血不相协调所致。调养应以固肾为主，兼以疏肝健脾。

【耳针】

取穴：①主穴：内分泌、三焦、神门、交感、皮质下。②配穴：肝、肾、心、脾。

方法：常规耳针操作，可采用毫针刺法、耳穴埋针及耳穴贴压等刺激方法，急性期重刺激。

【眼针】

取穴：下焦、肾、肝、心、脾。

方法：每次选1～2个穴，用30号、0.5寸的毫针，行眶外横刺法，刺入后以有酸、麻、胀等得气感为佳，不施用任何手法，为促进得气，可做刮柄。留针5～15分钟，或适当延长留针时间，以缓解疼痛为度。每日治疗1次，5次为1个疗程。亦可行眶外埋针治疗。

【面针】

取穴：膀胱、子处、脐、肾。

方法：一般取0.5～1.5寸的毫针，以右手持针，左手作押手配合，双手同时用力，快速刺入皮下0.2～0.3寸，得气后留针10～30分钟，每隔5～10分钟运针1次。每日或隔日1次，10次为1个疗程，疗程间隔1周左右。

【腹针】

取穴：中脘、下脘、气海、关元、滑肉门、外陵、气穴、水分、关元下、大横。

方法：以直径0.16～0.22mm、长30～50mm的毫针，按腹针的标准化取穴，腹部进针时应避开血管，施术要轻、缓。针刺腹部，抵达预计深部时，采用腹针行针三步法，使针感向四周和远处扩散。

【脐针】

取穴：离、震、坎等。肝郁脾虚加巽；心脾两虚加坤；肝肾阴虚加坤、乾。

方法：31～38号粗细的1寸毫针，以捻转手法进针，深度为0.1～1寸，不需强刺激手法，留针10～20分钟。每日1次，10次为1个疗程。

第六节　带下病

带下病指妇女阴道分泌物明显增多，色、质、气味发生改变，或有全身、局部症状者。

本病类似于西医学的阴道炎、子宫颈炎、盆腔炎、妇科肿瘤等病所致的白带增多。

本病主因冲任不固，带脉失约，而致水湿浊液下注。可因饮食劳倦，损伤脾胃，水湿不运，聚而下注，伤及冲任；或素体肾气不足或房劳多产，下元亏虚，带脉失约，阴液滑脱；或情志不畅，郁滞化火，以致湿热下注。

【耳针】

取穴：内分泌、内生殖器、肝、脾、肾、膀胱、三焦。

方法：每次选 3 ～ 5 穴，毫针刺，中等刺激，留针 20 ～ 30 分钟。亦可用揿针埋藏或王不留行籽贴压，左右两耳交替治疗，每 3 ～ 5 日为 1 个疗程。

【腕踝针】

取穴：双侧下 1、下 2。

方法：一般选用 30 号、1.5 寸的毫针，局部常规消毒后，针与皮肤呈 30°，快速进入皮下。然后轻捻针柄，使针体贴着皮肤浅层行进，以针下有松软感为宜，不可出现得气感，进针方向以朝向病端为原则，一般留针 30 分钟，不做提插捻转。隔日 1 次，10 次为 1 个疗程。

【鼻针】

取穴：肾、前阴、卵巢。

方法：选用 30 ～ 32 号、0.5 寸的毫针，以轻捷的手法，迅速捻转刺入皮下，然后根据穴位所在的位置斜刺或透刺 0.3 ～ 0.5 寸，得气后留针 10 ～ 30 分钟，每隔 5 ～ 10 分钟间歇运针 1 次。每日 1 次，10 次为 1 个疗程。

【颊针】

取穴：取下焦穴。

方法：以直径 0.14 ～ 0.20mm 的 1 寸毫针，采用双针刺，针刺得气后留针时间 20 ～ 40 分钟。每日 1 次，10 次为 1 个疗程。

【腹针】

取穴：中脘、下脘、气海、关元、曲骨、阴交、大赫、气穴、带脉、五枢等。

方法：以直径 0.16 ～ 0.22mm、长 30 ～ 50mm 的毫针，按腹针的标准化取穴，腹部进针时应避开血管，施术要轻、缓。针刺腹部，抵达预计深部时，采用腹针行针三步法，使针感向四周和远处扩散，留针 20 分钟。每日 1 次，10 次为 1 个疗程。

【脐针】

取穴：巽、坤、震、坎等。

方法：31～38号粗细的1寸毫针，以捻转手法进针，深度为0.1～1寸，不需强刺激手法，留针10～20分钟。每日1次，10次为1个疗程。

第七节　缺乳

缺乳又称乳少、乳汁不行，指产后或哺乳期，乳汁分泌甚少或全无，不能满足婴儿的正常需求。

西医学认为，影响泌乳的神经体液机理是复杂的，雌二醇、胎盘生乳素、垂体泌乳素等激素参与刺激乳腺分泌细胞的生长与发育，在胎盘娩出后，孕酮和雌二醇水平突然下降，进而开始泌乳。正常情况下，泌乳大部分是由婴儿吸吮乳头所给予的刺激所控制的。泌乳素是泌乳的基础，每一次吸吮乳头的动作都可使之上升。此外，乳汁的分泌与乳腺的发育、产妇的营养、健康状况、情绪等有关。

中医学认为，气血充足，冲任得养，肝气条达，乳汁正常分泌。若素体气血虚弱，或分娩失血过多，又因孕期、产后调养不当，或产后过劳，气血耗损，气血生化不足，则乳汁生化乏源；或因产后情志所伤，肝失条达，乳络不通，乳汁运行不畅，而致缺乳。

【耳针】

取穴：脾、肝、胃。

方法：常规耳针操作，可采用毫针刺法、耳穴埋针及耳穴贴压等刺激方法，急性期重刺激。

【头针】

取穴：额旁2线。

方法：一般选用28～30号、1～1.5寸的毫针，针体与头皮呈15°～30°进针，常规头针操作，留针20～30分钟。每日1次，10次为1个疗程。

【眼针】

取穴：脾、胃、肝、胆。

方法：选用30号、0.5寸的毫针，行眶外横刺法，刺入后以有酸、麻、胀等得气感为佳，不施用任何手法，为促进得气，可做刮柄。留针5～15分钟，或适当延长留针时间，以缓解疼痛为度。每日治疗1次，5次为1个疗程。亦可行眶外埋针治疗。

【舌针】

取穴：脾、胃、肝。

方法：毫针快速点刺，不留针。每日1次，针5次间隔2～3日，10次为1个疗程。

【腕踝针】

取穴：上 2。

方法：一般选用 30 号、1.5 寸的毫针，局部常规消毒后，针与皮肤呈 30°，快速进入皮下。然后轻捻针柄，使针体贴着皮肤浅层行进，以针下有松软感为宜，不可出现得气感，进针方向以朝向病端为原则。一般留针 30 分钟，不做提插捻转。隔日 1 次，10 次为 1 个疗程。

【面针】

取穴：膺乳（双侧）。

方法：一般取 0.5 ～ 1.5 寸的毫针，以右手持针，左手作押手配合，双手同时用力，快速刺入皮下 0.2 ～ 0.3 寸，得气后留针 10 ～ 30 分钟，每隔 5 ～ 10 分钟运针 1 次。每日或隔日 1 次，10 次为 1 个疗程，疗程间隔 1 周左右。

第八节　疳证

疳证是以形体消瘦、面黄发疏、腹部膨隆、精神萎靡等为特征的一种慢性疾病。本病 5 岁以下儿童多发。本病起病缓慢，病情随病程迁延加重，严重影响儿童生长发育。

本病类似于西医学中的慢性营养障碍性疾病及多种维生素缺乏症。

本病多因喂养不当，饮食失调，积滞胃脘，损伤脾胃，运化失宜，气血不足，机体失养；或因偏食、久病不愈、病后失调、感染虫疾等，损伤脾胃，耗伤气血，而成疳。

【耳针】

取穴：胃、脾、大肠、小肠、神门、皮质下。

方法：常规耳针操作，可采用毫针刺法、耳穴埋针、耳穴贴压及耳穴刺血等刺激方法。

【舌针】

取穴：胃穴、脾穴、大肠穴、小肠穴。

方法：毫针快速点刺，不留针。每日 1 次，针 5 次间隔 2 ～ 3 日，10 次为 1 个疗程。

【腕踝针】

取穴：双侧下 1、下 2 配下 3。

方法：一般选用 30 号、1.5 寸的毫针，局部常规消毒后，针与皮肤呈 30°，快速进入皮下。然后轻捻针柄，使针体贴着皮肤浅层行进，以针下有松软感为宜，不可出现得气感，进针方向以朝向病端为原则。一般留针 30 分钟，不做提插捻转。隔日 1 次，10 次为 1 个疗程。

【面针】

取穴：脾、胃、肝、胆。

方法：一般取 0.5～1.5 寸的毫针，以右手持针，左手作押手配合，双手同时用力，快速刺入皮下 0.2～0.3 寸，得气后留针 10～30 分钟，每隔 5～10 分钟运针 1 次。每日或隔日 1 次，10 次为 1 个疗程，疗程间隔 1 周左右。

【鼻针】

取穴：胃穴、肝穴、消化三角穴、脾穴、大肠穴。

方法：选用 30～32 号、0.5 寸的毫针，以轻捷的手法，迅速捻转刺入皮下，然后根据穴位所在的位置斜刺或透刺 0.3～0.5 寸，得气后留针 10～30 分钟，每隔 5～10 分钟间歇运针 1 次。每日 1 次，10 次为 1 个疗程。

【口针】

取穴：消化区。

方法：患者正坐，半张口，医者用纱布垫在患者上、下唇部，以手指将两唇上下拉开。常规消毒，选用 26～32 号、0.5～1.5 寸的毫针斜刺，进针约 0.1 寸，不捻针，不行针，留针 20～30 分钟。每日治疗 1 次，10 次为 1 个疗程。

【颊针】

取穴：取中焦、下焦等穴。

方法：以直径 0.14～0.20mm 的 1 寸毫针，采用双针刺，针刺得气后留针时间 20～40 分钟，每日 1 次，10 次为 1 个疗程。

【腹针】

取穴：神阙、关元、中脘、下脘等梅花刺。

方法：以直径 0.16～0.22mm、长 30～50mm 的毫针，进针后施术分三步进行，即候气、行气、催气。进针后停留 3～5 分钟为候气；3～5 分钟后再摇转，使局部产生针感为行气；再隔 5 分钟运针 1 次，使之向四周或远端传导为催气。均直刺。每日 1 次，10 次为 1 个疗程。

【脐针】

取穴：艮、坤等，如食积加乾。

方法：31～38 号粗细的 1 寸毫针，以捻转手法进针，深度为 0.1～1 寸，不需强刺激手法，留针 10～20 分钟。每日 1 次，10 次为 1 个疗程。

第九节　遗尿

遗尿是指 5 周岁以上的儿童，在睡中小便自遗，醒后方觉的一种病证，又称尿床、夜尿症。

西医学认为，遗尿多见于神经发育尚未成熟，大脑皮层、皮层下中枢功能失调者。偶因疲劳或睡前饮水过多而遗尿者，不作病态论。本病临床可分为原发性、继发性两个方面，前者是指持续的或持久的遗尿，其间控制排尿的时期从未超过 1 年；后者是指小儿控制排尿至少 1 年，但继后又出现遗尿。小儿遗尿症大多数属于功能性的。

中医学认为，遗尿的发生多因肾气不足，下元亏虚，或脾肺两虚，下焦湿热等，导致膀胱约束无权。

【耳针】

取穴：肾、膀胱、肝、皮质下、内分泌、尿道。

方法：常规耳针操作，可采用毫针刺法、耳穴埋针、耳穴贴压及耳穴刺血等刺激方法。

【头针】

取穴：额旁 3 线、顶中线。

方法：常规头针操作，可长时间留针。

【眼针】

取穴：下焦区、肝区、肾区。

方法：选用 30 号、0.5 寸的毫针，行眶外横刺法，刺入后以有酸、麻、胀等得气感为佳，不施用任何手法，为促进得气，可做刮柄，留针 5 ～ 15 分钟。每日治疗 1 次，5 次为 1 个疗程。亦可行眶外埋针治疗。

【舌针】

取穴：下焦穴、肝穴、肾穴、膀胱穴。

方法：毫针快速点刺，不留针。每日 1 次，针 5 次间隔 2 ～ 3 日，10 次为 1 个疗程。

【腕踝针】

取穴：双侧下 1。

方法：一般选用 30 号、1.5 寸的毫针，局部常规消毒后，针与皮肤呈 30°，快速进入皮下。然后轻捻针柄，使针体贴着皮肤浅层行进，以针下有松软感为宜，不可出现得气感，进针方向以朝向病端为原则。一般留针 30 分钟，不做提插捻转。隔日 1 次，10 次为 1 个疗程。

【面针】

取穴：膀胱、肝、肾点。

方法：一般取 0.5 ～ 1.5 寸的毫针，以右手持针，左手作押手配合，双手同时用力，快速刺入皮下 0.2 ～ 0.3 寸，得气后留针 10 ～ 30 分钟，每隔 5 ～ 10 分钟运针 1 次。每日或隔日 1 次，10 次为 1 个疗程，疗程间隔 1 周左右。

【鼻针】

取穴：膀胱穴、肝穴、肾穴。

方法：选用 30 ～ 32 号、0.5 寸的毫针，以轻捷的手法，迅速捻转刺入皮下，然后根据穴位所在的位置斜刺或透刺 0.3～0.5 寸，得气后留针 10～30 分钟，每隔 5～10 分钟间歇运针 1 次。每日 1 次，10 次为 1 个疗程。

【颊针】

取穴：取下焦、骶等穴。

方法：以直径 0.14～0.20mm 的 1 寸毫针，采用双针刺，针刺得气后留针时间 20～40 分钟。每日 1 次，10 次为 1 个疗程。

【腹针】

取穴：中极、中极下、关元、石门、气海、水分、横骨（双侧）、太乙、大巨（双）等穴梅花刺。脾肺两虚取中极、关元等；肾气不足取石门、气海等；下焦湿热取中极下、大巨、水分等。

方法：以直径 0.16～0.22mm、长 30～50mm 的毫针，进针后施术分三步进行，即候气、行气、催气。进针后停留 3～5 分钟为候气；3～5 分钟后再摇转，使局部产生针感为行气；再隔 5 分钟运针 1 次，使之向四周或远端传导为催气，均直刺。每日 1 次，10 次为 1 个疗程。

【脐针】

取穴：坎、坤等，如脾肺两虚加兑，下焦湿热加震、巽。

方法：31～38 号粗细的 1 寸毫针，以捻转手法进针，深度为 0.1～1 寸，不需强刺激手法，留针 10～20 分钟，每日 1 次，10 次为 1 个疗程。

第十节　注意力缺陷多动症

注意力缺陷多动症亦称儿童轻微脑功能障碍综合征，是指小儿智力正常或接近正常，以不同程度的学习困难、自我控制能力弱、活动过多、注意力不集中、情绪不稳定和行为异常为主要临床特征的一种综合性障碍。

西医学认为，注意力缺陷多动症的发生常与脑外伤、难产、早产、颅内出血、窒息和某些传染病、中毒等有关。近年积累的资料提示本病有神经生理基础异常，认为多动和注意力不集中可能与脑内儿茶酚胺系统（去甲肾上腺素等，其前身为多巴胺）功能不足有关。

中医学认为，注意力缺陷多动症的发生常由于先天禀赋不足，肾精虚衰，阳亢风动；或饮食失调，气血不足，心脾两虚，心神失养，髓海空虚，元神失控。其病位在心、脑，与肝、脾、肾关系密切。

针灸治疗本病有较好的疗效，能大大改善症状，使注意力集中。多种微针系统疗法对本病有较好的疗效。

【耳针】

取穴：①主穴：皮质下、脑干、神门。②配穴：根据临床症状灵活选穴。阴虚阳亢加肝、肾；心脾两虚加心、脾等穴区。

方法：常规耳针操作，可采用毫针刺法、耳穴埋针及耳穴贴压等刺激方法。

【头针】

取穴：根据临床症状的不同选取顶中线、顶旁1线、顶旁2线、顶颞前斜线、额中线。

方法：常规头针操作，留针20～40分钟。隔日1次，10次为1个疗程。

【眼针】

取穴：双侧肝区、肾区。

方法：眼针常规操作，留针5～15分钟。每日治疗1次，5次为1个疗程。亦可行眶外埋针治疗。

【舌针】

取穴：心、脾、肝、肾。

方法：按舌针常规操作，留针5分钟后出针。每日1次，针5次间隔2～3天，10次为1个疗程。

【腕踝针】

取穴：双侧上4、上5。

方法：常规腕踝针操作，一般留针30分钟，不做提插捻转。隔日1次，10次为1个疗程。

【面针】

取穴：心、脾、肝、肾。

方法：面针常规操作，得气后留针10～30分钟，每隔5～10分钟运针1次。每日或隔日1次，10次为1个疗程，疗程间隔1周左右。

【鼻针】

取穴：心、脾、肝、肾。

方法：鼻针常规操作，得气后留针10～30分钟，每隔5～10分钟间歇运针1次。每日1次，10次为1个疗程。

【人中针】

取穴：沟1、沟2、沟3。

方法：选用直径0.45mm、长15～50mm的毫针，以轻捷的手法快速进针，刺入皮下，施以提、插、捻、转，得气后出针。每日1次，10次为1个疗程。

【口针】

取穴：神经区、头部区。

方法：口针常规操作，进针约0.1寸，不捻针，不行针，留针20～30分钟。每日治疗1次，10次为1个疗程。

【颊针】

取穴：取头、上焦、中焦等穴。

方法：以直径 0.14 ～ 0.20mm 的 1 寸毫针，采用双针刺，针刺得气后留针时间 20 ～ 40 分钟。每日 1 次，10 次为 1 个疗程。

第二十二章　皮外伤科病证

第一节　瘾疹

瘾疹是以皮肤出现成片、成块的风团，异常瘙痒为主症的疾病，因其时隐时现，又名风疹、风疹块，是常见的过敏性皮肤病。其特征是皮肤上出现淡红色或苍白色瘙痒性疹块。急性者短期发作后多可痊愈，消退后不留任何痕迹。慢性者常反复发作，缠绵难愈。

本病相当于西医学的急、慢性荨麻疹。

瘾疹多由腠理不固，风邪乘虚侵袭，遏于肌肤所致；或体质素虚；或食用鱼虾荤腥食物，以及有肠道寄生虫的食物等，导致胃肠积热，复感风邪，使内不得疏泄，外不得透达，郁于肌肤之间而发。

【耳针】

取穴：肺、对屏尖、风溪、神门、内分泌、敏感点。

方法：常规耳针操作，可采用毫针刺法、耳穴埋针及耳穴贴压等刺激方法，急性期重刺激。

【眼针】

取穴：肺区（双侧）、心区（双侧）、肝区（双侧）。

方法：选用 30 号、0.5 寸的毫针，行眶外横刺法，刺入后以有酸、麻、胀等得气感为佳，不施用任何手法，为促进得气，可做刮柄，留针 5～15 分钟。每日治疗 1 次，5 次为 1 个疗程。亦可行眶外埋针治疗。

【腕踝针】

取穴：主穴取上 1（双侧），外阴瘙痒明显者加下 1（双侧）。

方法：一般选用 30 号、1.5 寸的毫针，局部常规消毒后，针与皮肤呈 30°，快速进入皮下。然后轻捻针柄，使针体贴着皮肤浅层行进，以针下有松软感为宜，不可出现得气感，进针方向以朝向病端为原则。一般留针 30 分钟，不做提插捻转。隔日 1 次，10 次为 1 个疗程。

【口针】

取穴：皮肤区、五脏区。

方法：患者正坐，半张口，医者用纱布垫在患者上、下唇部，以手指将两唇上下拉开。常规消毒，选用 26 ～ 32 号、0.5 ～ 1.5 寸的毫针斜刺，进针约 0.1 寸，不捻针，不行针，留针 20 ～ 30 分钟。每日治疗 1 次，10 次为 1 个疗程。

【手针】

取穴：止痒穴（双侧）、肺穴（双侧）、后头穴（双侧）。

方法：手取自然弯曲位，选用 28 ～ 30 号、0.5 寸的毫针，紧靠骨膜外面垂直于掌面直刺入穴位，以不刺入骨膜为准，深度 3 ～ 5 分。一般用捻转、提插的强刺激手法，留针 3 ～ 5 分钟。每日治疗 1 次，10 次为 1 个疗程。

【足针】

取穴：腰穴（双侧）、15 号（双侧）、21 号（双侧）、26 号（双侧）。

方法：患者平卧位，选用 30 号或 28 号、1 寸的毫针，刺入 2 ～ 5 分，轻捻转数下出针，或留针 15 分钟。10 次为 1 个疗程，疗程间休息 3 ～ 5 天。

第二节　乳痈

乳痈是指乳房红肿疼痛，乳汁排出不畅，以致结脓成痈为主的病证。本病多发生于产后哺乳的产妇，尤其是初产妇更为多见，发病多在产后 2 ～ 4 周，故又有产后乳痈之称。未分娩时、非哺乳期或妊娠后期也可偶见本病。

本病相当于西医学中的急性乳腺炎。本病主要分为急性单纯性乳腺炎与急性化脓性乳腺炎两种，前者主要表现为乳房胀痛，局部皮温高、压痛，出现边界不清的硬结，有触痛。后者主要表现为局部皮肤红、肿、热、痛，出现较明显的硬结，触痛更甚，同时可出现寒战、高热、头痛、无力、脉数等全身症状。腋下可出现肿大的淋巴结，有触痛，化验示血白细胞升高，严重时可合并败血症。

中医学认为，足阳明胃经过乳房，足厥阴肝经至乳下，因此乳痈的发生多由于忧思恼怒，肝气失于疏泄；或过食肥甘厚味，胃腑积热；或因乳头皮肤破裂，外邪火毒侵入乳房等，乳房脉络不通，排乳不畅，郁热火毒与积乳互凝，结脓成痈。

【耳针】

取穴：①主穴：胸、内分泌、肾上腺、神门。②配穴：根据临床症状灵活选取肝、脾、下屏间。

方法：常规耳针操作，可采用毫针刺法、耳穴埋针及耳穴贴压等刺激方法，急性期重刺激。

【腕踝针】

取穴：患侧上 2、上 4。

方法：一般选用 30 号、1.5 寸的毫针，局部常规消毒后，针与皮肤呈 30°，快速进入皮下。然后轻捻针柄，使针体贴着皮肤浅层行进，以针下有松软感为宜，不可出现得气感，进针方向以朝向病端为原则。一般留针 30 分钟，不做提插捻转。隔日 1 次，

10 次为 1 个疗程。

【面针】

取穴：膺乳、肝。

方法：一般取 0.5 ～ 1.5 寸的毫针，以右手持针，左手作押手配合，双手同时用力，快速刺入皮下 0.2 ～ 0.3 寸，得气后留针 10 ～ 30 分钟，每隔 5 ～ 10 分钟运针 1 次。每日或隔日 1 次，10 次为 1 个疗程，疗程间隔 1 周左右。

【鼻针】

取穴：胸、乳。

方法：选用 30 ～ 32 号、0.5 寸的毫针，以轻捷的手法，迅速捻转刺入皮下，然后根据穴位所在的位置斜刺 0.3 ～ 0.5 寸，得气后留针 10 ～ 30 分钟，每隔 5 ～ 10 分钟间歇运针 1 次。每日 1 次，10 次为 1 个疗程。

【人中针】

取穴：沟 4。

方法：选用 26 号毫针，快速进针，直刺后根据症状向上或向下斜刺 0.3 ～ 0.5 寸，稍施捻转，留针 5 ～ 10 分钟。每日 1 次，10 次为 1 个疗程。

【第二掌骨侧针】

取穴：肺心点附近的敏感点。

方法：针刺之前用爪切法找准压痛点，选用 30 号毫针，在压痛点上沿着第二掌骨的桡侧面边缘刺入，针尖指向手心方向，针入 8 分，每隔 5 ～ 10 分钟捻转数下，以保持针感。每日 1 ～ 2 次，10 次为 1 个疗程。

【颊针】

取穴：取上焦穴。

方法：以直径 0.14 ～ 0.20mm 的 1 寸毫针，采用双针刺，针刺得气后留针时间 20 ～ 40 分钟。每日 1 次，10 次为 1 个疗程。

【脐针】

取穴：艮、震等，如肝阳上亢加巽，胃腑积热加乾、坤。

方法：31 ～ 38 号粗细的 1 寸毫针，以捻转手法进针，深度为 0.1 ～ 1 寸，不需强刺激手法，留针 10 ～ 20 分钟。每日 1 次，10 次为 1 个疗程。

第三节　乳癖

乳癖是指以妇女乳房部的慢性、良性多发性肿块和胀痛为主症的病证，又称乳痰、乳核。本病多见于中青年妇女，少数病例可恶变。

本病相当于西医学的乳腺小叶增生和慢性囊性增生、乳房纤维瘤等疾病。

中医学认为，足阳明胃经过乳房，足厥阴肝经至乳下，足太阴脾经行乳外。乳癖的发生多与情志内伤、忧思恼怒有关，郁怒伤肝，思虑伤脾，或因冲任失调，气滞痰凝，阻滞乳络而成。本病的基本病机为气滞痰凝，冲任失调。病在胃、肝、脾三经。

【耳针】

取穴：①主穴：胸、内分泌、肾上腺、神门。②配穴：根据临床症状灵活选取肝、脾、下屏间。

方法：常规耳针操作，可采用毫针刺法、耳穴埋针及耳穴贴压等刺激方法，急性期重刺激。

【腕踝针】

取穴：患侧上 2、上 4。

方法：一般选用 30 号、1.5 寸的毫针，局部常规消毒后，针与皮肤呈 30°，快速进入皮下。然后轻捻针柄，使针体贴着皮肤浅层行进，以针下有松软感为宜，不可出现得气感，进针方向以朝向病端为原则。一般留针 30 分钟，不做提插捻转。隔日 1 次，10 次为 1 个疗程。

【面针】

取穴：膺乳、肝。

方法：一般取 0.5 ～ 1.5 寸的毫针，以右手持针，左手作押手配合，双手同时用力，快速刺入皮下 0.2 ～ 0.3 寸，得气后留针 10 ～ 30 分钟，每隔 5 ～ 10 分钟运针 1 次。每日或隔日 1 次，10 次为 1 个疗程，疗程间隔 1 周左右。

【鼻针】

取穴：胸、乳。

方法：选用 30 ～ 32 号、0.5 寸的毫针，以轻捷的手法，迅速捻转刺入皮下，然后根据穴位所在的位置斜刺 0.3 ～ 0.5 寸，得气后留针 10 ～ 30 分钟，每隔 5 ～ 10 分钟间歇运针 1 次。每日 1 次，10 次为 1 个疗程。

【人中针】

取穴：沟 4。

方法：选用 26 号毫针，快速进针，直刺后根据症状向上或向下斜刺 0.3 ～ 0.5 寸，稍施捻转，留针 5 ～ 10 分钟。每日 1 次，10 次为 1 个疗程。

【第二掌骨侧针】

取穴：肺心点附近的敏感点。

方法：针刺之前用爪切法找准压痛点，选用 30 号毫针，在压痛点上沿着第二掌骨的桡侧面边缘刺入，针尖指向手心方向，针入 8 分，每隔 5 ～ 10 分钟捻转数下，以保持针感。每日 1 ～ 2 次，10 次为 1 个疗程。

【颊针】

取穴：取上焦穴。

方法：以直径 0.14 ～ 0.20mm 的 1 寸毫针，采用双针刺，针刺得气后留针时间

20～40 分钟。每日 1 次，10 次为 1 个疗程。

【脐针】

取穴：艮、震等，如肝郁气滞加巽，脾气不足加坤。

方法：31～38 号粗细的 1 寸毫针，以捻转手法进针，深度为 0.1～1 寸，不需强刺激手法，留针 10～20 分钟。每日 1 次，10 次为 1 个疗程。

第四节　痤疮

痤疮是青春期常见的一种毛囊及皮脂腺炎症，中医学称肺风粉刺。本病好发于 15～30 岁青年男女，但近年来，成人发病率有升高的趋势，多见于颜面、胸背等处，多数青春期过后自然痊愈，少数严重者终身留有瘢痕。

本病多由肺经风热，熏蒸肌肤，或过食辛辣油腻之物，脾胃湿热蕴积，侵蚀肌肤，或因冲任不调，肌肤疏泄功能失畅而发。

【耳针】

取穴：肛门、直肠、大肠、神门、脾、肾上腺。

方法：毫针刺，每次选取 2～3 穴，中等刺激，每次留针 20～30 分钟。每日 1 次。

【腕踝针】

取穴：双侧上 1、上 2、上 3。

方法：一般选用 30 号、1.5 寸的毫针，局部常规消毒后，针与皮肤呈 30°，快速进入皮下，然后轻捻针柄，使针体贴着皮肤浅层行进，以针下有松软感为宜，不可出现得气感，进针方向以朝向病端为原则。一般留针 30 分钟，不做提插捻转。隔日 1 次，10 次为 1 个疗程。

【面针】

取穴：肺、心、脾、肝、胃、大肠。

方法：一般取 0.5～1.5 寸的毫针，以右手持针，左手作押手配合，双手同时用力，快速刺入皮下 0.2～0.3 寸，得气后留针 10～30 分钟，每隔 5～10 分钟运针 1 次。每日或隔日 1 次，10 次为 1 个疗程。

【鼻针】

取穴：头面、肺、脾、胃、肾等。

方法：选用 30～32 号、0.5 寸的毫针，斜刺 0.3～0.5 寸，患者得气或流泪、打喷嚏后留针，每隔 5～10 分钟间歇行针 1 次。每日 1 次，10 次为 1 个疗程。

【足针】

取穴：面、三叉神经、肺、脾、肝、胃等。

方法：患者平卧，选用 30 号或 28 号、1 寸毫针，刺入 2～5 分深，轻捻转数下出针，或留针 15 分钟。10 次为 1 个疗程。

【腹针】

取穴：引气归元（中脘、下脘、关元、气海）、腹四关（双侧滑肉门、双侧外陵）、调脾气（双侧大横）。中脘、下脘、关元、气海、大横（双侧）中刺，滑肉门（双侧）、外陵（双侧）浅刺。肺经风热型加商曲（双侧），浅刺；胃肠湿热型加建里，浅刺；肝经郁热型加水分，浅刺；冲任失调型加气穴、气旁（双侧），中刺。

方法：以直径 0.16～0.22mm、长 30～50mm 的毫针，进针后施术分三步进行，即候气、行气、催气。进针后停留 3～5 分钟为候气；3～5 分钟后再摇转，使局部产生针感为行气；再隔 5 分钟运针 1 次，使之向四周或远端传导为催气。隔日 1 次，每次留针 30 分钟，10 次为 1 个疗程。

【脐针】

取穴：乾、艮、离、兑、坤等。

方法：31～38 号粗细的 1 寸毫针，以捻转手法进针，深度为 0.1～1 寸，不需强刺激手法，留针 10～20 分钟。每日 1 次，10 次为 1 个疗程。

第五节 痔疮

痔疮为发生于肛肠部的一种慢性疾病，以肛门内外出现小肉状突起物，并常常伴有肿痛、瘙痒、流水、出血等症为特征，又称痔核。男女均可发病，以青壮年、经产妇多见。

西医学根据痔疮发生部位的不同，分内痔、外痔和混合痔，发于肛门齿线以上者为内痔，齿线以下者为外痔，齿线上下均有者为混合痔。

痔疮发生多与久坐或站立工作、负重远行、妊娠多产、泄痢日久、长期便秘及嗜食辛辣等有关，湿热内生，湿热下注，脉络郁阻，结聚肛肠而发病。病久可致脾气下陷。督脉过肛门，足太阳经别入肛中，故本病主要与膀胱经、督脉有关。

【耳针】

取穴：①主穴：直肠下段、大肠、神门、脑、脾。②配穴：根据临床症状灵活选取肺、肛门、交感等穴区。

方法：常规耳针操作，可采用毫针刺法、耳穴埋针及耳穴贴压等刺激方法。

【头针】

取穴：足运感区。

方法：一般选用 28～30 号、1～1.5 寸的毫针，针体与头皮呈 15°～30°进针，常规头针操作，留针 20～40 分钟。隔日 1 次，10 次为 1 个疗程。

【眼针】

取穴：取大肠区，配合左侧腹结皮内针。

方法：选用 30 号、0.5 寸的毫针，行眶外横刺法，刺入后以有酸、麻、胀等得气感为佳，不施用任何手法，为促进得气，可做刮柄，留针 5 ～ 15 分钟。每日治疗 1 次，5 次为 1 个疗程。亦可行眶外埋针治疗。

【舌针】

取穴：大肠。

方法：毫针快速点刺，不留针。每日 1 次，针 5 次间隔 2 ～ 3 日，10 次为 1 个疗程。

【腕踝针】

取穴：双侧下 6。

方法：一般选用 30 号、1.5 寸的毫针，局部常规消毒后，针与皮肤呈 30°，快速进入皮下，然后轻捻针柄，使针体贴着皮肤浅层行进，以针下有松软感为宜，不可出现得气感，进针方向以朝向病端为原则。一般留针 30 分钟，不做提插捻转。隔日 1 次，10 次为 1 个疗程。

【面针】

取穴：心、脾、肝、大肠、痔点。

方法：一般取 0.5 ～ 1.5 寸的毫针，以右手持针，左手作押手配合，双手同时用力，快速刺入皮下 0.2 ～ 0.3 寸，得气后留针 10 ～ 30 分钟，每隔 5 ～ 10 分钟运针 1 次。每日或隔日 1 次，10 次为 1 个疗程，疗程间隔 1 周左右。

【口针】

取穴：神经、泌尿区。

方法：患者正坐，半张口，医者用纱布垫在患者上、下唇部，以手指将两唇上下拉开。常规消毒，选用 26 ～ 32 号、0.5 ～ 1.5 寸的毫针斜刺，进针约 0.1 寸，不捻针，不行针，留针 20 ～ 30 分钟。每日治疗 1 次，10 次为 1 个疗程。

【鼻针】

取穴：大肠。

方法：选用 30 ～ 32 号、0.5 寸的毫针，以轻捷的手法，迅速捻转刺入皮下，留针 10 ～ 30 分钟，每隔 5 ～ 10 分钟间歇运针 1 次。每日 1 次，10 次为 1 个疗程。

【足针】

取穴：膀胱、肛门。

方法：患者平卧，选用 30 号或 28 号、1 寸毫针，刺入 2 ～ 5 分深，轻捻转数下出针，或留针 15 分钟。10 次为 1 个疗程，疗程间休息 3 ～ 5 天。

【颊针】

取穴：下焦。

方法：以直径 0.14 ～ 0.20mm 的 1 寸毫针，采用双针刺，针刺得气后留针时间 20 ～ 40 分钟。每日 1 次，10 次为 1 个疗程。

【脐针】

取穴：乾、坤等。

方法：31～38号粗细的1寸毫针，以捻转手法进针，深度为0.1～1寸，不需强刺激手法，留针10～20分钟。每日1次，10次为1个疗程。

第六节　急性扭挫伤

急性扭挫伤是由于躯干或关节附近的韧带及组织，突然受到扭曲或拉扯所造成。常见的部位有腰、脚踝、膝、腕、手肘及肩关节。

扭挫伤的主要病理变化为皮下出血和软组织损伤。本病一般多有外伤史，临床主要症状有局部红肿热痛、瘀血肿胀、关节功能活动障碍、活动时疼痛加剧等。

本病属于中医"跌打损伤""伤筋"的范畴。中医认为，本病因外伤导致筋脉受损，气血运行受阻，局部气血瘀滞。

【耳针】

取穴：①主穴：敏感点、神门。②配穴：根据临床症状选取肾上腺、肝、脾、肾等穴区。

方法：常规耳针操作，可采用毫针刺法、耳穴埋针及耳穴贴压等刺激方法，急性期重刺激。

【眼针】

取穴：上肢部、肩部取双侧上焦区；下肢部、踝部取双侧下焦区；腰部取肾区、下焦区、膀胱。

方法：选用30号、0.5寸的毫针，行眶外横刺法，刺入后以有酸、麻、胀等得气感为佳，不施用任何手法，为促进得气，可做刮柄，留针5～15分钟。每日治疗1次，5次为1个疗程。治疗期间嘱患者活动患部。

【腕踝针】

取穴：上肢部、肩部取双侧上4、上5、上6；下肢部、腰部取双侧下6。

方法：一般选用30号、1.5寸的毫针，局部常规消毒后，针与皮肤呈30°，快速进入皮下。然后轻捻针柄，使针体贴着皮肤浅层行进，以针下有松软感为宜，不可出现得气感，进针方向以朝向病端为原则。一般留针30分钟，不做提插捻转。隔日1次，10次为1个疗程。

【面针】

取穴：根据扭伤的部位选取手、臂、背、股、膝、膝髌、胫、足。

方法：一般取0.5～1.5寸的毫针，以右手持针，左手作押手配合，双手同时用力，快速刺入皮下0.2～0.3寸，得气后留针10～30分钟，每隔5～10分钟运针1次。每日1次，10次为1个疗程。

【口针】

取穴：根据扭伤的部位选取相应的穴位。上肢区域取肩前、肩后、上臂、臂内、外腕、内腕；下肢区域取大腿、膝关节、小腿、足踝；腰部区域取腰、尾骶。

方法：患者正坐，半张口，医者用纱布垫在患者上、下唇部，以手指将两唇上下拉开。常规消毒，选用 26 ～ 32 号、0.5 ～ 1.5 寸的毫针斜刺，进针约 0.1 寸，不捻针，不行针，留针 20 ～ 30 分钟。每日治疗 1 次，5 次为 1 个疗程。

【鼻针】

取穴：腰背部扭伤选用腰脊。

方法：选用 30 ～ 32 号、0.5 寸的毫针，以轻捷的手法，迅速捻转刺入皮下 0.3 ～ 0.5 寸，得气后留针 10 ～ 30 分钟，每隔 5 ～ 10 分钟间歇运针 1 次。每日 1 次，5 次为 1 个疗程。

【人中针】

取穴：根据扭伤的部位选取相应的穴位。腰部取沟5；上肢部取沟3；下肢部取沟8。

方法：选用 26 号毫针，快速进针，直刺后向上斜刺 0.3 ～ 0.5 寸，稍施捻转，留针 5 分钟或不留针。每日 1 ～ 2 次。

【手针】

取穴：根据扭伤的部位选取相应的穴位，如踝、肩、腰、腰痛、脊柱。

方法：选用 28 号、1 寸毫针直刺 0.3 ～ 0.6 寸，快速捻转、提插，行强刺激手法，留针 5 分钟，治疗时患者可配合活动患部。每日 1 ～ 2 次。

【第二掌骨侧针】

取穴：腰部扭伤取肾、腰；膝部扭伤取腿。

方法：针刺之前用爪切法找准压痛点，选用 30 号毫针，在压痛点上沿着第二掌骨的桡侧面边缘刺入，针尖指向手心方向，针入 8 分，每隔 5 ～ 10 分钟捻转数下以保持针感。每日 1 ～ 2 次。

【足针】

取穴：腰部扭伤取腰痛点、新穴 18 号。

方法：选用 28 号、1.5 寸的毫针，直刺 1 寸，得气后留针 20 分钟，每隔 5 ～ 10 分钟捻转数下以保持针感。每日 1 ～ 2 次。

【颊针】

取穴：根据扭伤的部位选取相应的穴位。上肢区域取肩、肘、腕、手；下肢区域取髋、膝、踝、足。

方法：以直径 0.14 ～ 0.20mm 的 1 寸毫针，采用双针刺，针刺得气后留针时间 20 ～ 40 分钟。每日 1 ～ 2 次。

【腹针】

取穴：腰部扭伤取引气归元（中脘、下脘、气海、关元）。据疼痛部位不同可配伍天枢（同侧或两侧）、大横（同侧或两侧）、气穴（同侧或两侧）。

方法：取直径 0.16 ～ 0.22mm、长 30 ～ 50mm 的毫针，进针后施术分三步进行，即候气、行气、催气。进针后停留 3 ～ 5 分钟为候气；3 ～ 5 分钟后再摇转，使局部产生针感为行气；再隔 5 分钟运针 1 次，使之向四周或远端传导为催气。中脘、下脘、气海、关元均深刺，天枢、大横、气穴采用三星法浅刺。每日 1 次，每次留针 30 分钟。

【脐针】

取穴：震、坎、乾、坤。

方法：取 31 ～ 38 号粗细的 0.5 寸毫针，以捻转手法进针，深度为 0.1 ～ 1 寸，常规捻转行针后，指导患者卧位缓慢屈伸、旋转腰部 10 分组，然后带针下地行走 20 分钟。每日 1 次，10 次为 1 个疗程。

第二十三章　五官科病证

第一节　目赤肿痛

目赤肿痛是指以白睛突发红赤、睑肿疼痛为主要特征的时行眼疾。古代文献又称天行赤眼、天行赤热等，俗称红眼病。本病常呈暴发流行，患者多有接触史，双眼同时或先后发病。

目赤肿痛可见于西医学的流行性结膜炎、假性结膜炎及流行性角膜结膜炎等。

本病多因猝感风热时邪、疫疬之气，上犯白睛，郁而不宣；或素有肝胆积热，又疫疬之气相召，内外合邪，上攻于目，导致目睛经脉闭阻，血壅气滞而发病。

【耳针】

取穴：眼、肝、肺、心、肾上腺。

方法：每次选用3～4穴，毫针刺，重刺激，留针30分钟。亦可用揿针埋藏或王不留行籽贴压；或耳尖或耳背静脉用三棱针点刺出血。

【头针】

取穴：枕上旁线。

方法：常规头针操作。

【腕踝针】

取穴：双侧上2。

方法：常规腕踝针操作。

【口针】

取穴：眼。

方法：常规口针操作。

【鼻针】

取穴：头、耳。

方法：常规鼻针操作。

【手针】

取穴：眼、肝。

方法：用捻转、提插的强刺激手法。

【颊针】

取穴：头、上焦。

方法：常规颊针操作，用泻法。

第二节　眼睑下垂

上睑下垂即眼睑下垂，重者称睑废，是上睑提举无力，不能抬起，以致睑裂变窄，甚至遮盖部分或全部瞳仁，影响视力的一种眼病。本病常见于重症肌无力眼肌型、眼外伤、动眼神经麻痹等疾病中。

中医学认为，本病有先天、后天之分。气虚不能上提，血虚不能养筋为其主要病机。本病可因先天禀赋不足，肝肾两虚；肌腠空疏，风邪客于胞睑，阻滞经络，气血不和；脾虚气弱，中气不足，筋肉失养，经筋弛缓，以致胞睑松弛无力而下垂。

针灸能有效改善本病的临床症状，多种微针系统疗法对本病亦有较好的疗效。

【耳针】

取穴：脾、胃、肝、肾、皮质下、眼。

方法：常规耳针操作，可采用毫针刺法、耳穴埋针及耳穴贴压等刺激方法。

【头针】

取穴：①主穴：视区、额旁2线。②配穴：额中线。

方法：常规头针操作，中度刺激。

【眼针】

取穴：①主穴：脾、胃、上焦。②配穴：肝、肾。

方法：常规眼针操作，用补法。

【舌针】

取穴：①主穴：脾、中焦。②配穴：肝、肾、目。

方法：常规舌针操作，不留针。

【腕踝针】

取穴：①主穴：双侧上1。②配穴：双侧上2。

方法：常规腕踝针操作。

【面针】

取穴：①主穴：脾、胃。②配穴：肝、肾。

方法：常规面针操作，中度刺激。

【口针】

取穴：眼区、五脏区。

方法：常规口针操作。

【鼻针】

取穴：①主穴：脾。②配穴：肝、肾、心。

方法：常规鼻针操作，中度刺激，或用上焦、中焦针法。

【颊针】

取穴：头、上焦。

方法：常规颊针操作，中度刺激。

【腹针】

取穴：引气归元（中脘、下脘、气海、关元）、腹四关（双侧滑肉门、双侧外陵）。

方法：常规腹针操作，三部候气行针。中脘、下脘、气海、关元中刺，滑肉门（双侧）、外陵（双侧）浅刺。

第三节　近视

近视是以视近清楚、视远模糊为主症的眼病，为眼科屈光不正的疾病之一，古称能近怯远症，清代黄庭镜的《目经大成》中称其为近视，与今相同。本病多见于青少年。

近视发生的原因与先天遗传和不良用眼习惯有关，多由阅读、书写、近距离工作时照明不足或光线强烈，或姿势不正，或持续时间过久，或在走路、乘车过程中看书等，导致眼睛过度疲劳而引起。

中医学认为，本病多因先天禀赋不足，后天发育不良，劳心伤神，心阳耗损，使心、肝、肾气血亏虚，加上用眼不当，使目络瘀阻，目失所养。

针灸治疗本病多用于假性近视，能有效提高视力；对于真性近视，针灸可以延缓病情加重。多种微针系统疗法对本病有较好的疗效。

【耳针】

取穴：①主穴：眼、肝、目1、目2。②配穴：肾、心、神门。

方法：常规耳针操作，可采用毫针刺法、耳穴埋针及耳穴贴压等刺激方法。

【眼针】

取穴：①主穴：肝、胆、上焦。②配穴：脾、胃、血络明显区。

方法：常规眼针操作，用补法。

【舌针】

取穴：①主穴：目穴。②配穴：肝穴、肾穴。

方法：毫针快速点刺，不留针。

【腕踝针】

取穴：①主穴：双侧上1。②配穴：双侧上2。

方法：常规腕踝针操作。

【面针】

取穴：①主穴：肝、胆、肺、心。②配穴：脾、胃。

方法：常规面针操作，中度刺激。

【鼻针】

取穴：①主穴：肝、肺、心。②配穴：脾。

方法：常规鼻针操作，中度刺激，或用上焦、中焦针法。

【口针】

取穴：眼区。

方法：常规口针操作。

【腹针】

取穴：引气归元（中脘、下脘、气海、关元）、商曲（双侧）、天枢（双侧）。

方法：常规腹针操作，三部候气行针。上述穴位均为中刺。

第四节　耳聋、耳鸣

耳鸣、耳聋均为听觉异常。耳鸣以自觉耳内鸣响为主症，耳聋以听力减退或听觉丧失为主症。两者既可单独出现，亦常同时或先后出现。

耳鸣、耳聋可见于西医学的多种疾病，包括耳科疾病、药物中毒、脑血管疾病、高血压、动脉硬化、糖尿病、贫血、感染性疾病及外伤性疾病等。

本病多因风邪侵袭少阳经脉，循经上犯耳窍；或情志刺激，气郁化火，肝胆火盛，循经上扰耳窍；或过食肥甘，酿痰化热，痰火郁结，邪气上扰，壅遏耳窍；或先天不足、房劳过度、久病虚损，致肾精亏损；或脾胃虚弱，精血不足，耳窍失养，导致耳鸣、耳聋的发生。

【耳针】

取穴：内耳、肝、胆、脾、肺、肾、三焦。

方法：每次选用 3 ～ 4 穴，毫针刺。亦可用揿针埋藏或王不留行籽贴压。

【头针】

取穴：两侧颞后线。

方法：头针常规操作。

【腕踝针】

取穴：双侧上 1、上 4。

方法：常规腕踝针操作。

【鼻针】

取穴：头面、耳。

方法：常规鼻针操作。

【手针】

取穴：脊柱、三焦、肾。

方法：常规手针操作。

【足针】

取穴：耳、肾、内临泣、内侠溪。

方法：常规足针操作。

【颊针】

取穴：头、颈。

方法：常规颊针操作，中度刺激。

【腹针】

取穴：引气归元（中脘、下脘、气海、关元）、商曲（双侧）、阴都（双侧）。

方法：常规腹针操作，三部候气行针。中脘、下脘、气海、关元深刺，商曲、阴都中刺。

【脐针】

取穴：震、巽、坎、离。

方法：常规脐针操作。

第五节　鼻渊

鼻渊是以鼻流浊涕、量多不止为主要特征的鼻病，又称为鼻窒。

鼻渊多见于于西医学的急、慢性鼻炎。

本病多由外感风寒、风热，郁闭肺系，致肺失宣降，邪热上壅鼻窍；或脾肺气虚，邪滞鼻窍；或邪毒久留，气滞血瘀所致。

针灸疗法能有效改善鼻塞、流涕症状。多种微针系统疗法对本病有较好的疗效。

【耳针】

取穴：内鼻、外鼻、肺、脾、肾上腺、内分泌、神门。

方法：常规耳针操作，可采用毫针刺法、耳穴埋针及耳穴贴压等刺激方法。

【舌针】

取穴：鼻穴、肺穴。

方法：常规舌针操作。

【眼针】

取穴：上焦区、肺区。

方法：常规眼针操作。

【腕踝针】

取穴：上1区。

方法：常规腕踝针操作。

【第二掌骨侧针法】

取穴：头区最敏感的压痛点。

方法：第二掌骨侧常规针法操作。

第六节　咽喉肿痛

咽喉肿痛是表现为咽喉部红肿疼痛、吞咽不适的病症，常见于口咽和喉咽部疾患中。

咽喉肿痛多见于西医学的急、慢性咽喉炎，急性扁桃体炎等病。

本病常因气候急剧变化，起居不慎，肺卫失固，风热邪毒侵袭咽喉；或因肺肾亏损，虚火上炎，熏蒸咽喉所致。

针灸疗法对咽喉肿痛疗效确切。多种微针系统疗法对本病均有较好的疗效。

【耳针】

取穴：扁桃体区压痛点、咽喉、肺、颈、气管、肾、大肠、轮1～6。

方法：常规耳针操作，可采用毫针刺法、耳穴埋针及耳穴贴压等刺激方法。急性咽炎行中强刺激，慢性咽炎施弱刺激。

【舌针】

取穴：咽喉穴、金津、玉液、肺穴。

方法：常规舌针操作，金津、玉液快速点刺，出血2～3滴。

【眼针】

取穴：肺区、上焦区。

方法：常规眼针操作。

【腕踝针】

取穴：上1区。

方法：常规腕踝针操作。

【第二掌骨侧针】

取穴：头穴、肺心穴。

方法：按第二掌骨侧疗法常规操作。

【鼻针】

取穴：咽喉穴、肺穴。

方法：常规鼻针操作，行轻捻转手法。

【面针】

取穴：咽喉穴、肺穴。

方法：常规面针操作。

【手针】

取穴：咽喉穴、扁桃体穴。

方法：常规手针操作。

第七节　牙痛

牙痛是指牙齿因各种原因引起的疼痛，为口腔疾患中的常见症状。

本病可见于西医学的龋齿、牙髓炎、牙周炎、牙龈炎、根尖周炎和牙本质过敏等病。遇冷、热、酸、甜等刺激时牙痛发作或加重，没有季节性，任何年龄均可发病。

本病多因风热侵袭，或胃火上炎，或肾阴亏损，虚火上炎所致。

针灸疗法对多数牙痛均有疗效，但对于龋齿、牙髓炎等类牙痛患者，在针灸止痛后还要请牙医进行诊治。多种微针疗法对本病均有疗效。

【耳针】

取穴：①主穴：牙、神门、口、三焦、面颊、屏尖。②配穴：上牙痛配加上颌、胃；下牙痛配加下颌、大肠；胃火牙痛配合耳尖；虚火牙痛配肾。

方法：常规耳针操作，可采用毫针刺法、耳穴埋针及耳穴贴压等刺激方法。耳尖穴可点刺放血。

【眼针】

取穴：上焦区。

方法：常规眼针操作。

【人中针】

取穴：沟1。

方法：按人中针疗法常规操作。

【腕踝针】

取穴：前牙肿痛取上1，后牙肿痛取上2。

方法：常规腕踝针疗法操作。

【第二掌骨侧针】

取穴：头区压痛点。

方法：常规第二掌骨侧疗法操作。

【足针】

取穴：牙痛1、牙痛2。

方法：常规足针疗法操作。

第二十四章 其他

第一节 戒断综合征

戒断综合征是指戒烟或戒酒，或戒断其他可成瘾的毒品后出现的头痛、乏力、全身不适、心悸不宁、手足无措、精力不集中，甚至出现烦躁不安、恶心呕吐、流涎等临床症状的一组综合征。

中医学无此病名，但在"郁证""多寐""痫证""虚损"等病证中有类似症状。

戒烟综合征与长期吸烟有关，戒毒综合征与长期使用镇静安眠药或吸毒有关。本病的基本病机是毒邪久滞，内扰心神。

【耳针】

1.通用于戒断综合征（烟草、酒精、毒品等戒断综合征）

取穴：①主穴：肺、神门、内分泌、皮质下。②配穴：心、肝、胃、肾上腺。

方法：每次选 2～4 穴，可采用毫针刺法、耳穴埋针、耳穴贴压等刺激方法。

2.戒酒

取穴：口、肺、肝、脾、胃、三焦、神门、内分泌。

方法：每次选 2～4 穴，可采用毫针刺法、耳穴埋针及耳穴贴压等刺激方法。

3.戒毒

取穴：心、肺、脾、神门、交感、内分泌、皮质下。

方法：每次选 2～4 穴，可采用毫针刺法、耳穴埋针及耳穴贴压等刺激方法。

【头针】

取穴：额中线、顶颞后斜线、顶中线、额旁 1 线、顶旁 1 线、颞后线等。

方法：常规头针操作，可长时间留针。

【腕踝针】

取穴：上 1、下 1（适用于烟草戒断综合征）。

方法：常规腕踝针操作。

【颊针】

取穴：取头、上焦、颈等穴。

方法：以直径 0.14～0.20mm 的 1 寸毫针，采用双针刺，针刺得气后留针时间

20 ～ 40 分钟。三日 1 次，5 次为 1 个疗程。

【腹针】

取穴：中脘、下脘、气海、关元、气穴（双侧）、气旁（双侧）、关元下等。肝气郁结者取四满（双侧）、日月（双侧）、石门；痰凝瘀结者加商曲（双侧）等。

方法：以直径 0.16 ～ 0.22mm、长 30 ～ 50mm 的毫针，进针后施术分三步进行，即候气、行气、催气。进针后停留 3 ～ 5 分钟为候气；3 ～ 5 分钟后再捻转，使局部产生针感为行气；再隔 5 分钟运针 1 次，使之向四周或远端传导为催气。均直刺。每日 1 次，6 次为 1 个疗程。

【脐针】

取穴：离、乾等，如痰凝瘀结加震、坤。

方法：31 ～ 38 号粗细的 1 寸毫针，以捻转手法进针，深度为 0.1 ～ 1 寸，不需强刺激手法，留针 10 ～ 20 分钟。每日 1 次，10 次为 1 个疗程。

第二节　肥胖症

肥胖症是指由于能量摄入超过消耗，人体脂肪积聚过多，体重超过标准体重的 20% 以上的疾病。本病分为单纯性和继发性两类：前者不伴有明显神经或内分泌系统功能变化，临床上最为常见；后者常继发于神经、内分泌和代谢疾病，或与遗传、药物有关。

肥胖者对感染的抵抗力较低，容易发生冠心病、高血压、糖尿病、痛风、胆石症等，各关节还可出现退行性病变，常有腰酸、关节疼痛等症状。妇女易见月经减少，常有闭经、不孕等现象。

中医学有很多关于肥胖的论述，认为其发生常与暴饮暴食、过食肥甘、安逸少动、情志不舒、先天禀赋等因素有关。本病与胃、肠、脾、肾关系密切。基本病机是痰热积聚与胃肠，或脾虚不能运化痰浊，而致痰湿浊脂滞留。

【耳针】

取穴：①主穴：口、胃、三焦、神门。②配穴：肺、肾、小肠、缘中、肾上腺、内分泌。

方法：每次选 2 ～ 4 穴，可采用毫针刺法、耳穴埋针、耳穴贴压、耳穴按摩等刺激方法。

【头针】

取穴：顶中线、额旁 1 线、额旁 2 线、额旁 3 线等。

方法：常规头针操作。

【腕踝针】

取穴：双侧下1。

方法：常规腕踝针操作。

【颊针】

取穴：取中焦、下焦、背、腰等穴。

方法：以直径0.14～0.20mm的1寸毫针，采用双针刺，针刺得气后留针时间20～40分钟.三日1次，5次为1个疗程。

【腹针】

取穴：中脘、下脘、气海、关元、滑肉门（双侧）、外陵（双侧）、大横（双侧）等。

方法：以直径0.16～0.22mm、长30～50mm的毫针，进针后施术分三步进行，即候气、行气、催气。进针后停留3～5分钟为候气；3～5分钟后再捻转，使局部产生针感为行气；再隔5分钟运针1次，使之向四周或远端传导为催气。均直刺，深度为中刺。每日1次，6次为1个疗程。

【脐针】

取穴：艮、坤、乾等，如痰湿瘀滞加兑、坎。

方法：31～38号粗细的1寸毫针，以捻转手法进针，深度为0.1～1寸，不需强刺激手法，留针10～20分钟。每日1次，10次为1个疗程。

第三节　竞技综合征

竞技综合征是指竞技（如考试、比赛）前或竞技过程中所出现的一系列证候，临床表现复杂，如心悸气急、头晕、头痛、烦躁、口干、食欲不振、恶心呕吐、腹痛、腹泻或便秘、月经紊乱、视物模糊、双手颤抖、智力减退、思维僵化、血压上升，甚至精神变态、晕厥，乃至猝然死亡等。本病好发于考试的学生或运动员，常会引起竞技水平不能正常发挥。

竞技综合征多是由于心理素质差，对考试、比赛事件产生歪曲的认知，面临考试、比赛而产生高度的紧张、焦虑和恐惧；或由于学习方法不灵活，用脑不科学，阻碍了学习能力的提高和发挥；或由于生活不规律，造成不良的身心状态。本病由于生理、心理、社会之间的关系不协调，使神经、消化、心血管系统功能紊乱所致。

【耳针】

取穴：①主穴：心、神门、肝、脾、皮质下。②配穴：内分泌、胃、交感、额、枕。

方法：每次选3～5穴，可采用毫针刺法、耳穴埋针、耳穴贴压等刺激方法。

【腕踝针】

取穴：双侧上 1。

方法：常规腕踝针操作。

【颊针】

取穴：取头、上焦、颈等穴。

方法：以直径 0.14 ～ 0.20mm 的 1 寸毫针，采用双针刺，针刺得气后留针时间 20 ～ 40 分钟。每日 1 次，10 次为 1 个疗程。

【腹针】

取穴：中脘、下脘、气海、关元、滑肉门（双侧）、外陵（双侧）、大横（双侧）、上风湿点（双侧）等。

方法：以直径 0.16 ～ 0.22mm、长 30 ～ 50mm 的毫针，进针后施术分三步进行，即候气、行气、催气。进针后停留 3 ～ 5 分钟为候气；3 ～ 5 分钟后再捻转，使局部产生针感为行气；再隔 5 分钟运针 1 次，使之向四周或远端传导为催气。均直刺。每日 1 次，6 次为 1 个疗程。

【脐针】

取穴：离、乾等，如肝郁脾虚加坤，心脾两虚加震、巽等。

方法：31 ～ 38 号粗细的 1 寸毫针，以捻转手法进针，深度为 0.1 ～ 1 寸，不需强刺激手法，留针 10 ～ 20 分钟。每日 1 次，10 次为 1 个疗程。

第四节　美容

一、黄褐斑

黄褐斑俗称蝴蝶斑，也叫妊娠斑。中医学称之为肝斑或黧黑斑，是一种常见的获得性色素沉着性皮肤病。本病多发于双侧面颊部、颧部，对称分布，边界清晰，状如蝴蝶，还容易发生在前额、颈部、上唇等部位。病变部位通常为淡棕色、灰色、棕灰色、棕黑色，甚至深蓝色的斑疹，大小不一，可相互融合成片状、弓形或环形状。表面无鳞屑、不浸润、无红斑、无丘疹等，也无自觉症状，发展缓慢，可持续数月或数年。

西医学认为，黄褐斑的病因尚不明确，一般认为与内分泌功能失调有关，常见于妇女妊娠期或口服避孕药者，也见于慢性胃肠疾病、肝病、结核、癌瘤、恶性淋巴瘤和慢性酒精中毒等病症。长期应用某些药物如苯妥英钠、冬眠灵、避孕药均可诱发黄褐斑。此外，强烈的日晒、化妆品的不当应用也可诱发黄褐斑。黄褐斑也见于未婚、未孕的正常女性或男性，其病因不明。

中医认为，黄褐斑多因情志不畅，阴阳失衡，肝、脾、肾功能失调等，引起气滞血瘀，精气血不能上荣于面所致。

【耳针】

取穴：①主穴：内分泌、肝、肺、面颊。②配穴：与月经失调有关者，加内生殖器；肝肾阴虚者，加肾、耳背肝；气滞血瘀者，加心；食少纳呆者，加脾、胃。

方法：每次选 2 ～ 4 穴，可采用毫针刺法、耳穴埋针、耳穴贴压、耳穴按摩等刺激方法。严重者可选肺、内分泌等穴位点刺出血。

【腹针】

取穴：中脘、下脘、气海、关元、上风湿点（双侧）、滑肉门（双侧）、天枢（双侧）、外陵（双侧）等。

方法：以直径 0.16 ～ 0.22mm、长 30 ～ 50mm 的毫针，进针后施术分三步进行，即候气、行气、催气。进针后停留 3 ～ 5 分钟为候气；3 ～ 5 分钟后再捻转，使局部产生针感为行气；再隔 5 分钟运针 1 次，使之向四周或远端传导为催气。均直刺，深度为中刺。每日 1 次，6 次为 1 个疗程。

【脐针】

取穴：乾、震、坤、坎等。

方法：31 ～ 38 号粗细的 1 寸毫针，以捻转手法进针，深度为 0.1 ～ 1 寸，不需强刺激手法，留针 10 ～ 20 分钟。每日 1 次，10 次为 1 个疗程。

二、靓肤增白，防皱除皱

我国人民大多属于黄色人种，正常人的面色微黄，略带红润，稍有光泽，面部皮肤富有弹性，无皱纹或仅有少许皱纹。但是，某些人由于遗传因素、地域、工作环境、偏食、疾病、年龄增长等影响，造成皮肤偏黑、偏黄，枯槁失泽，皮肤松弛而缺乏弹性，皱纹增多，在一定程度上影响了容貌美观。

【耳针】

1. 靓肤增白

取穴：肝、肺、肾、皮质下、内分泌。

方法：每次选 2 ～ 4 穴，可采用毫针刺法、耳穴埋针、耳穴贴压、耳穴按摩等刺激方法。

2. 防皱除皱

取穴：内分泌、皮质下、肺、相应部位的耳穴。

方法：每次选 2 ～ 4 穴，可采用毫针刺法、耳穴埋针、耳穴贴压、耳穴按摩等刺激方法。

【腹针】

取穴：中脘、下脘、气海、关元、商曲（双侧）、气穴（双侧）、滑肉门（双侧）等。

方法：以直径 0.16～0.22mm、长 30～50mm 的毫针，进针后施术分三步进行，即候气、行气、催气。进针后停留 3～5 分钟为候气；3～5 分钟后再捻转，使局部产生针感为行气；再隔 5 分钟运针 1 次，使之向四周或远端传导为催气。均直刺，深度为中刺。每日 1 次，6 次为 1 个疗程。

参考文献

[1] 陈少宗.全息生物医学理论与临床应用.济南：黄河出版社，1991.

[2] 周建伟，张凡.全息诊疗学.成都：四川科学技术出版社，2008.

[3] 郑卫东.全息诊断治疗学.西安：陕西科学技术出版社，1995.

[4] 陆寿康.刺法灸法学.北京：中国中医药出版社，2003.

[5] 郭长青.中国微针疗法.北京：学苑出版社，2007.

[6] 梁繁荣.针灸学.上海：上海科学技术出版社，2006.

[7] 王富春，王之虹.当代微针疗法大全.北京：科学技术出版社，1997.

[8] 王雪苔.中华针灸图鉴.北京：人民军医出版社，2004.

[9] 陆瘦康.针刺手法百家集成.北京：中国中医药出版社，1998.

[10] 李莱田，于溯等.全息医学大全.北京：中国医药科技出版社，1997.

[11] 齐凤军.全息诊疗学.武汉：湖北科学技术出版社，2009.

[12] 针灸技术操作规范第 2 部分：头针（GB/T 21709.2–2008），北京：中国标准出版社，2009.

[13] 针灸技术操作规范第 3 部分：耳针（GB/T 21709.3–2008），北京：中国标准出版社，2009.

[14] 耳穴名称与定位（GB/T 13734–2008），北京：中国标准出版社，2009.

[15] 针灸技术操作规范第 15 部分：眼针（GB/T 21709.15–2009），北京：中国标准出版社，2009.

[16] 针灸技术操作规范第 17 部分：鼻针（GB/T 21709.17–2009），北京：中国标准出版社，2009.

[17] 针灸技术操作规范第 18 部分：口唇针（GB/T 21709.18–2009），北京：中国标准出版社，2009.

[18] 针灸技术操作规范第 19 部分：腕踝针（GB/T 21709.19–2009），北京：中国标准出版社，2009.

[19] 黄丽春.耳穴诊断学.北京：科学技术文献出版社，2004.

[20] 刘士佩.新编耳穴望诊彩色图谱.上海：上海科学技术文献出版社，2002.

[21] 薄智云.腹针疗法.北京：中国科学技术出版社，1999.

[22] 薄智云.腹针无痛治百病.北京：科学普及出版社，2006.

[23] 罗翌，吕海涛，叶烨，等.试谈薄氏腹针疗法与脏腑经络理论的关系.新中

医，2008，40（9）：104-105.

[24] 彭静山.眼科疗法.沈阳：辽宁科技出版社，1990.

[25] 彭静山.彭静山观眼识病眼针疗法.北京：人民军医出版社，2009.

[26] 孙介光，孙雪然.实用舌针学.北京：人民军医出版社，2008.

[27] 张时宜.面针探讨与临床应用.中国针灸，1997，（3）：143-147.

[28] 南京中医学院.关于面针的初步研究.江苏中医药，1960，（9）：16-24.

[29] 刘金荣.口针疗法.郑州：中原农民出版社，1991.

[30] 刘金荣.口针治疗坐骨神经痛 233 例小结.河北中医，1984，（2）：43.

[31] 曾庆华.实用眼耳鼻喉针灸学.北京：人民卫生出版社，1998.

[32] 张震康，邱蔚六，皮昕.口腔颌面外科临床解剖学.济南：山东科学技术出版社，2001.

[33] 赵宏岩，祖薇，窦筠.鼻针疗法探讨.中国中医药信息杂志，1998.5（9）：52.

[34] 吴绪平，张淑蓉，金来星.现代针灸治疗大成.北京：中国医药科技出版社，2006.

[35] 郭长青，张莉，马惠芳.针灸学现代研究与应用.北京：学苑出版社出版，1998.

[36] 冯春祥.中国特种针法全书.北京：华夏出版社，1995.

[37] 孟庆良.足针治疗癔病性瘫痪 30 例.医学理论与实践，1992，5（1）：33.

[38] 任元芬，黄永泉，郑祖钧.足针治疗小儿遗尿 60 例的临床观察.针灸临床杂志，2000，16（3）：27-28.

[39] 吴汉芳，杨梅，罗正启.足部反射区按摩治疗感冒 70 例.湖北体育科技，2000，（2）：48-50.

[40] 牛承园，柳艳杰，牛承爽.足部反射区按摩治疗便秘 108 例.现代中西医结合杂志，2004，13（1）：88-89.

[41] 齐永.脐针疗法、脐全息与脐诊法.中国针灸杂志，2004，24（10）：732-737.

[42] 董志航，齐永.脐针疗法临床应用举隅.上海中医药杂志，2004，38（3）：39-40.

[43] 何玲.微针疗法治百病 [M].北京：人民军医出版社，2005.

[44] 刘公望.针灸全书 [M].北京：华夏出版社，1998.

[45] 石学敏.中国针灸奇术 [M].天津：天津科技出版社，1992.

[46] 陈灏珠.实用内科学 [M].北京：人民卫生出版社，2000.

[47] 王小艳.运动神经元病的中医证候分布规律研究.广州：广州中医药大学，2007：41-38.

[48] 刘希茹.腕踝针与体针治疗面肌痉挛 66 例疗效观察.中国针灸,1996,(4):19.

[49] 唐智斌,潘达.眼针体针并用治疗面肌痉挛 50 例.上海针灸杂志,2002,21(5):35.

[50] 肖炜,陈燕云,王春雷,等.薄氏腹针治疗周围性面瘫临床观察.中医药临床杂志,2008,20(4):397-399.

[51] 李良平.腕踝针治疗周围性面瘫 40 例临床观察.中国针灸,2001,21(4):199-200.

[52] 贾春生,马铁明.微针系统诊疗学.北京:中国中医药出版社,2012.

[53] 贾春生,马铁明.微针系统诊疗学.2 版.北京:中国中医药出版社,2016.

[54] 黄丽春.耳穴治疗学.北京:科学技术文献出版社,2009.

[55] 王鹏琴,彭静山.眼针疗法研究.北京:人民卫生出版社,2015.

[56] 孙介光,孙雪然.实用舌针学.北京:人民军医出版社,2008.

[57] 王永洲.颊针疗法.北京:人民卫生出版社,2017.

[58] 徐晶,石晶,王建岭,等.Clinical application rules of different micro needle system therapy. World Journal of Acupuncture-Moxibustion,2019,29(04):290-293.

[59] 鲍娜,王琼,孙彦辉,等.基于数据挖掘的耳穴疗法临床应用规律的研究.针刺研究,2017,42(1):90-94.

[60] 鲍娜,王琼,贾叶娟,等.基于数据挖掘技术探讨耳穴疗法的刺激方法及取穴规律.针刺研究,2017,42(4):372-376.

[61] 刘敬萱,王锐卿,张子迪,等.中国耳针不同流派比较与分析.中国针灸,2020,40(12):1363-1368.

[62] 王琼,李晓峰,徐晶,等.基于数据挖掘的头针疗法临床应用特点研究.针刺研究,2018,43(3):199-203.

[63] 张子迪,王锐卿,刘敬萱,等.头针不同流派比较与分析.针刺研究,2021,46(9):6.

[64] 李天玉,张莘,贾春生,等.基于数据挖掘的眼针疗法临床应用特点研究.针刺研究,2019,44(5):377-382.

[65] 杨克,杜玉茱,石晶,等.利用数据挖掘技术探析腕踝针疗法的优势病种及临床应用特点.中国针灸,2019,36(6):673-678.

[66] 贾叶娟,邢海娇,吕九亨;等.基于数据挖掘的手针疗法临床应用病种规律和特点.针刺研究,2019,44(3):220-225.

[67] 王锐卿,张子迪,刘敬萱,等.手针不同流派比较.中国针灸,2020,40(11):1223-1228.

[68] 张选平,李晓菲,覃亮,等.Clinical Application of the Second Metarpal Bone

Lateral Needling. World Journal of Acupuncture-Moxibustion，2018，28（3）:219-211.

[69] 王锐卿，贾春生.足针与足部反射区疗法进展研究.时珍国医国药，2019（30）10：2472-2476.

[70] 吕九亨，王建岭，潘丽佳，等. 基于数据挖掘技术的腹针疗法应用特点研究.针刺研究，2019，45（3）：237-242.